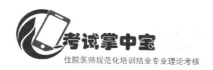

考试掌中宝
住院医师规范化培训结业专业理论考核

全科住院医师规范化培训结业专业理论考核

考前重点辅导

住院医师规范化培训结业专业理论考核命题研究委员会
组编

U0220007

上海科学技术出版社

图书在版编目（CIP）数据

全科住院医师规范化培训结业专业理论考核考前重点
辅导 / 住院医师规范化培训结业专业理论考核命题研究
委员会组编. -- 上海：上海科学技术出版社，2023.4
考试掌中宝・住院医师规范化培训结业专业理论考核
ISBN 978-7-5478-6109-7

Ⅰ. ①全… Ⅱ. ①住… Ⅲ. ①家庭医学—资格考试—
自学参考资料 Ⅳ. ①R499

中国国家版本馆CIP数据核字(2023)第046393号

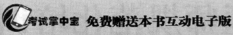

- 经典例题，引导考点，知识全面覆盖
- 结构分明，条理清晰，重点一目了然
- 紧扣考纲，梳理剖析，复习事半功倍

使用方法：扫描二维码→手机号注册账号并输入授权码→根据页面提示下载APP并在相应
模块中使用

微信添加您的
专属备考客服

医考问答
学习社区

全科住院医师规范化培训结业专业理论考核考前重点辅导

住院医师规范化培训结业专业理论考核命题研究委员会　组编

上海世纪出版(集团)有限公司
上海 科 学 技 术 出 版 社　出版、发行
(上海市闵行区号景路 159 弄 A 座 9F - 10F)
邮政编码 201101　　www.sstp.cn
常熟市华顺印刷有限公司印刷
开本 787×1092　1/16　印张 18.75
字数：430 千字
2023 年 4 月第 1 版　2023 年 4 月第 1 次印刷
ISBN 978 - 7 - 5478 - 6109 - 7/R・2722
定价：98.00 元

前　言

　　住院医师规范化培训是毕业后医学教育的重要组成部分,是培养合格临床医师的关键阶段,顺利通过考核是成为合格临床医师的必经途径。

　　住院医师规范化培训考核包括过程考核和结业考核,考核合格者颁发统一的住院医师规范化培训合格证书。结业考核包括专业理论考核和临床实践能力考核,重点考察临床医师岗位胜任能力。其中,结业专业理论考核在全国实行统一考试,考试时间一般由国家卫生健康委员会人才交流服务中心确定,考试形式为使用计算机作答,题型包括共用题干单选题、单选题和案例分析题(不定项选择题)。注意,共用题干单选题和案例分析题的答题过程是不可逆的,即不能退回上一问,只能进入下一问。临床实践能力考核时间由各省级卫生健康行政部门根据《住院医师规范化培训结业考核实施办法(试行)》规定另行确定。

　　近年,随着住院医师规范化培训制度的不断完善,结业专业理论考核呈现出难度逐渐加大、内容更加繁杂的趋势。同时,参与培训的大多数考生因忙于临床工作而使备考时间不足,加上缺乏理想的复习指导用书,导致考核效果往往不理想。为帮助广大考生顺利、高效地通过结业专业理论考核,我们按照最新住院医师规范化培训结业专业理论考试大纲,结合历年考试经验,以实用、高效为原则,用心编写了本套考前重点辅导的系列书籍。

　　本书在编写时以最新考试大纲为框架,分章节编写,按照对考点"了解""掌握"等不同层次的要求合理安排内容,以例题为引导,通过选择有代表性的经典例题,进行知识梳理、考点分析,既帮助考生了解出题角度和形式,也以考点串联整体,化繁为简,突出重点,让复习效果事半功倍。

　　为了方便考生复习迎考,本书包括纸质版和配套的手机 APP 应用版,使考生随时随地互动复习,反复强化,加深记忆,帮助广大考生轻松通过考试。

　　由于编写人员经验水平有限,书中难免存在疏漏与不足之处,敬请使用本书的广大考生及其他读者予以批评指正。

住院医师规范化培训结业专业理论考核

命题研究委员会

2022 年 9 月

目 录

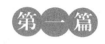

公 共 理 论

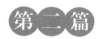

专 业 理 论

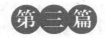

第三篇

基 本 技 能

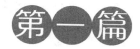

公共理论

第一章

政 策 法 规

 例题 1
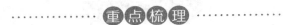

卫生法的溯及力问题,属于卫生法的(A)

A. 时间效力　　　　　B. 空间效力　　　　　C. 地域效力

D. 对人的效力　　　　E. 空间效力和对人的效力

·············· 重 点 梳 理 ··············

1. **卫生法基本理论**　①主要形式,包括宪法中卫生方面的规范、卫生法律、卫生行政法规、卫生标准等。②效力,包括卫生法对人的效力、空间效力和时间效力。③卫生法的解释,可分为正式解释与非正式解释。

2. **医疗机构管理法律制度**

(1) 医疗机构执业要求:①任何单位或个人,未取得"医疗机构执业许可证"或者未经备案,不得开展诊疗活动。②必须将"医疗机构执业许可证"、诊疗科目、诊疗时间和收费标准悬挂于明显处所。③必须按照核准登记或者备案的诊疗科目开展诊疗活动。④不得使用非卫生技术人员从事医疗卫生技术工作。⑤工作人员上岗工作,必须佩戴载有本人姓名、职务或者职称的标牌。⑥对危重患者应当立即抢救,对限于设备或者技术条件不能诊治的患者,应当及时转诊等。

(2) 医疗机构的校验:床位在 100 张以上的综合医院、中医医院、中西医结合医院、民族医医院及专科医院、疗养院、康复医院、妇幼保健院、急救中心、临床检验中心和专科疾病防治机构的校验期为 3 年;其他医疗机构的校验期为 1 年。

3. **执业医师法律制度**

(1) 执业医师资格考试条件:①具有高等学校相关医学专业本科以上学历,在执业医师指导下,在医疗卫生机构中参加医学专业工作实践满 1 年。②具有高等学校相关医学专业专科学历,取得执业助理医师执业证书后,在医疗卫生机构中执业满 2 年。

(2) 执业助理医师资格考试条件:具有高等学校相关医学专业专科以上学历,在执业医师指导下,在医疗卫生机构中参加医学专业工作实践满 1 年的,可以参加执业助理医师资格考试。

(3) 医师在执业活动中享有的权利

1) 在注册的执业范围内,按照有关规范进行医学诊查、疾病调查、医学处置、出具相应的医学证明文件,选择合理的医疗、预防、保健方案。

2）获取劳动报酬，享受国家规定的福利待遇，按照规定参加社会保险并享受相应待遇。

3）获得符合国家规定标准的执业基本条件和职业防护装备。

4）从事医学教育、研究、学术交流。

5）参加专业培训，接受继续医学教育。

6）对所在医疗卫生机构和卫生健康主管部门的工作提出意见和建议，依法参与所在机构的民主管理。

7）法律、法规规定的其他权利。

（4）医师在执业活动中履行的义务

1）树立敬业精神，恪守职业道德，履行医师职责，尽职尽责救治患者，执行疫情防控等公共卫生措施。

2）遵循临床诊疗指南，遵守临床技术操作规范和医学伦理规范等。

3）尊重、关心、爱护患者，依法保护患者隐私和个人信息。

4）努力钻研业务，更新知识，提高医学专业技术能力和水平，提升医疗卫生服务质量。

5）宣传推广与岗位相适应的健康科普知识，对患者及公众进行健康教育和健康指导。

6）法律、法规规定的其他义务。

（5）执业注册：除有《中华人民共和国执业医师法》规定不予注册的情形外，卫生健康主管部门应当自受理申请之日起 20 个工作日内准予注册，将注册信息录入国家信息平台，并发给医师执业证书。

（6）医师考核：国家实行医师定期考核制度。

1）县级以上人民政府卫生健康主管部门或者其委托的医疗卫生机构、行业组织应当按照医师执业标准，对医师的业务水平、工作业绩和职业道德状况进行考核，考核周期为 3 年。

2）对考核不合格的医师，县级以上人民政府卫生健康主管部门应当责令其暂停执业活动 3～6 个月，并接受相关专业培训。暂停执业活动期满，再次进行考核，对考核合格的，允许其继续执业。

（7）法律责任

1）医师在执业活动中有下列行为之一的，由县级以上人民政府卫生健康主管部门责令改正，给予警告；情节严重的，责令暂停 6 个月以上 1 年以下执业活动直至吊销医师执业证书：①在提供医疗卫生服务或开展医学临床研究中，未按照规定履行告知义务或者取得知情同意。②对需要紧急救治的患者，拒绝急救处置，或者由于不负责任延误诊治。③遇有自然灾害、事故灾难、公共卫生事件和社会安全事件等严重威胁人民生命健康的突发事件时，不服从卫生健康主管部门调遣。④未按照规定报告有关情形。⑤违反法律、法规、规章或者执业规范，造成医疗事故或者其他严重后果。

2）医师在执业活动中有下列行为之一的，由县级以上人民政府卫生健康主管部门责令改正，给予警告，没收违法所得，并处 1 万元以上 3 万元以下的罚款；情节严重的，责令暂停 6 个月以上 1 年以下执业活动直至吊销医师执业证书：①泄露患者隐私或者个人信息。②出具虚假医学证明文件，或者未经亲自诊查、调查，签署诊断、治疗、流行病学等证明文件或者有关出生、死亡等证明文件。③隐匿、伪造、篡改或者擅自销毁病历等医学文书及有关资料。④未按照规定使用麻醉药品、医疗用毒性药品、精神药品、放射性药品等。⑤利用职务之便,索要、非法收受财物或者牟取其他不正当利益,或者违反诊疗规范,对患者实施不必要的检查、治疗造成不良后果。⑥开展禁止类医疗技术临床应用。

例题2

根据医疗损害责任相关规定,什么时候必须要取得患方的明确同意才能够实施医疗行为(C)

A. 任何诊断活动   B. 任何治疗活动

C. 实施手术、特殊检查、特殊治疗时   D. 仅在实施手术时

E. 仅在特殊检查时

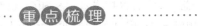 重点梳理

医疗事故与损害法律制度

1. 病历书写、查阅、复制

(1) 因紧急抢救未能及时填写病历的,医务人员应当在抢救结束后6小时内据实补记,并加以注明。任何单位和个人不得篡改、伪造、隐匿、毁灭或者抢夺病历资料。

(2) 患者有权查阅、复制其门诊病历、住院志、体温单、医嘱单、化验单(检验报告)、医学影像学检查资料、特殊检查同意书、手术同意书、手术及麻醉记录、病理资料、护理记录、医疗费用以及国务院卫生主管部门规定的其他属于病历的全部资料。患者死亡的,其近亲属可以依照规定,查阅、复制病历资料。

2. 尸检 患者死亡,医患双方对死因有异议的,应当在患者死亡后48小时内进行尸检;具备尸体冻存条件的,可以延长至7日。

3. 不属于医疗事故的情形 ①在紧急情况下为抢救垂危患者生命而采取紧急医学措施造成不良后果的。②在医疗活动中由于患者病情异常或者患者体质特殊而发生医疗意外的。③在现有医学科学技术条件下,发生无法预料或者不能防范的不良后果的。④无过错输血感染造成不良后果的。⑤因患方原因延误诊疗导致不良后果的。⑥因不可抗力造成不良后果的。

4. 医疗机构的法律责任 医疗机构违反《医疗事故处理条例》的规定,有下列情形之一的,由卫生行政部门责令改正、给予警告;对负有责任的主管人员和其他直接责任人员依法给予行政处分或者纪律处分;情节严重的,由原发证部门吊销其执业证书或者资格证书:①承担尸检任务的机构没有正当理由,拒绝进行尸检的。②涂改、伪造、隐匿、销毁病历资料的。

5. 医疗机构承担赔偿责任的情形 ①未尽到说明义务。医务人员在诊疗活动中应当向患者说明病情和医疗措施。需要实施手术、特殊检查、特殊治疗的,医务人员应当及时向患者说明医疗风险、替代医疗方案等情况,并取得其明确同意;不能或者不宜向患者说明的,应当向患者的近亲属说明,并取得其明确同意。医务人员未尽到前述义务,造成患者损害的,医疗机构应当承担赔偿责任。②未尽到与当时医疗水平相应的诊疗义务。③泄露患者隐私。

例题3

母婴保健技术服务不包括(E)

A. 产前诊断

B. 遗传病诊断

C. 新生儿疾病筛查

D. 实施医学上需要的节育手术

E. 内科诊疗

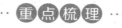

1. 母婴保健法律制度

(1) 婚前医学检查包括对下列疾病的检查:①严重遗传性疾病,是指由于遗传因素先天形成,患者全部或者部分丧失自主生活能力,后代再现风险高,医学上认为不宜生育的遗传性疾病。②指定传染病,是指《中华人民共和国传染病防治法》中规定的获得性免疫缺陷综合征(艾滋病)、淋病、梅毒、麻风病及医学上认为影响结婚和生育的其他传染病。③有关精神病,是指精神分裂症、躁狂抑郁型精神病及其他重型精神病。

(2) 婚前医学检查意见:①经婚前医学检查,对患指定传染病在传染期内或者有关精神病在发病期内的,医师应当提出医学意见;准备结婚的男女双方应当暂缓结婚。②经婚前医学检查,对诊断患医学上认为不宜生育的严重遗传性疾病的,医师应当向男女双方说明情况,提出医学意见;经男女双方同意,采取长效避孕措施或者施行结扎手术后不生育的,可以结婚。但有关婚姻的法律规定禁止结婚的除外。③经婚前医学检查,医疗、保健机构不能确诊的,应当转到设区的市级以上人民政府卫生行政部门指定的医疗、保健机构确诊。

(3) 终止妊娠医学意见。经产前诊断,有下列情形之一的,医师应当向夫妻双方说明情况,并提出终止妊娠的医学意见:①胎儿患严重遗传性疾病的。②胎儿有严重缺陷的。③因患严重疾病,继续妊娠可能危及孕妇生命安全或者严重危害孕妇健康的。

(4) 行政管理

1) 医疗保健机构开展婚前医学检查、遗传病诊断、产前诊断,以及施行结扎手术和终止妊娠手术的,必须符合国务院卫生行政部门规定的条件和技术标准,并经县级以上地方人民政府卫生行政部门许可。

2) 从事遗传病诊断、产前诊断的人员,必须经过省、自治区、直辖市人民政府卫生行政部门的考核,并取得相应的合格证书。从事婚前医学检查、施行结扎手术和终止妊娠手术的人员,必须经过县级以上地方人民政府卫生行政部门的考核,并取得相应的合格证书。

(5) 法律责任

1) 医疗、保健机构或者人员未取得母婴保健技术许可,擅自从事婚前医学检查、遗传病诊断、产前诊断、终止妊娠手术和医学技术鉴定或者出具相关医学证明的,由卫生行政部门给予警告,责令停止违法行为,没收违法所得;违法所得5 000元以上的,并处违法所得3倍以上5倍以下的罚款;没有违法所得或者违法所得不足5 000元的,并处5 000元以上20 000元以下的罚款。

2) 违反规定进行胎儿性别鉴定的,由卫生行政部门给予警告,责令停止违法行为;对医疗、保健机构直接负责的主管人员和其他直接责任人员,依法给予行政处分。进行胎儿性别鉴定2次以上的或者以营利为目的进行胎儿性别鉴定的,并由原发证机关撤销相应的母婴保健技术执业资格或者医师执业证书。

2. 传染病防治法律制度

(1) 传染病分类:①甲类,包括鼠疫、霍乱。②乙类,包括新型冠状病毒感染、人感染 H7N9 禽流感、炭疽、严重急性呼吸综合征(传染性非典型肺炎)、艾滋病、病毒性肝炎、脊髓灰质炎、麻疹、流行性出血热、狂犬病、流行性乙型脑炎、登革热、细菌性和阿米巴痢疾、肺结核、伤寒和副伤寒、流行性脑脊髓膜炎、百日咳、白喉、新生儿破伤风、猩红热、布鲁菌病、淋病、梅毒、钩端螺旋体病、血吸虫病、疟疾。③丙类,包括流行性感冒(包括甲型 H1N1 流感)、流行性腮腺炎、风疹、急性出血性结膜炎、麻风病、流行性和地方性斑疹伤寒、黑热病、包虫病、丝虫病,除霍乱、细菌性和阿米巴痢疾、伤寒和副伤寒以外的感染性腹泻病,手足口病。

(2) 甲类传染病预防控制措施的适用:除甲类传染病外,对乙类传染病中传染性非典型肺炎、肺炭疽,采取甲类传染病的预防、控制措施。

(3) 医疗机构采取的控制措施

1) 医疗机构发现甲类传染病时,应及时采取下列措施:①对患者、病原携带者,予以隔离治疗,隔离期限根据医学检查结果确定。②对疑似患者,确诊前在指定场所单独隔离治疗。③对医疗机构内的患者、病原携带者、疑似患者的密切接触者,在指定场所进行医学观察并采取其他必要的预防措施。对拒绝隔离治疗或隔离期未满擅自脱离隔离治疗的,可以由公安机关协助医疗机构采取强制隔离治疗措施。

2) 医疗机构发现乙类或者丙类传染病患者,应当根据病情采取必要的治疗和控制传播措施。医疗机构对本单位内被传染病病原体污染的场所、物品及医疗废物,必须依照法律、法规的规定实施消毒和无害化处置。

3. 药品及处方管理法律制度

(1) 禁止生产、销售、使用假药。有下列情形之一的,为假药:①药品所含成分与国家药品标准规定的成分不符。②以非药品冒充药品或以他种药品冒充此种药品。③变质的药品。④药品所标明的适应证或功能主治超出规定范围。

(2) 禁止生产、销售、使用劣药。有下列情形之一的,为劣药:①药品成分的含量不符合国家药品标准。②被污染的药品。③未标明或者更改有效期的药品。④未注明或者更改产品批号的药品。⑤超过有效期的药品。⑥擅自添加防腐剂、辅料的药品。⑦其他不符合药品标准的药品。

(3) 处方书写的规则

1) 患者一般情况、临床诊断填写清晰、完整,并与病历记载相一致。

2) 每张处方限于 1 名患者的用药。

3) 字迹清楚,不得涂改;如需修改,应当在修改处签名并注明修改日期。

4) 药品名称应当使用规范的中文名称书写,没有中文名称的可以使用规范的英文名称书写;医疗机构或者医师、药师不得自行编制药品缩写名称或者使用代号;书写药品名称、剂量、规格、用法、用量要准确规范,药品用法可用规范的中文、英文、拉丁文或者缩写体书写,但不得使用"遵医嘱""自用"等含混不清字句。

5) 患者年龄应当填写实足年龄,新生儿、婴幼儿写日、月龄,必要时要注明体重。

6) 西药和中成药可以分别开具处方,也可以开具一张处方,中药饮片应当单独开具处方。

7) 开具西药、中成药处方,每一种药品应当另起一行,每张处方不得超过 5 种药品。

8) 中药饮片处方的书写,一般应当按照"君、臣、佐、使"的顺序排列;调剂、煎煮的特殊要求注明在药品右上方,并加括号,如布包、先煎、后下等;对饮片的产地、炮制有特殊要求的,应当在药品名称之前写明。

9) 药品用法用量应当按照药品说明书规定的常规用法用量使用,特殊情况需要超剂量使用用时,应当注明原因并再次签名。

10) 除特殊情况外,应当注明临床诊断。

11) 开具处方后的空白处画一斜线以示处方完毕。

12) 处方医师的签名式样和专用签章应当与院内药学部门留样备查的式样相一致,不得任意改动,否则应当重新登记留样备案。

(4) 处方保管的管理:①处方由调剂处方药品的医疗机构妥善保存。普通处方、急诊处方、儿科处方保存期限为 1 年,医疗用毒性药品、第二类精神药品处方保存期限为 2 年,麻醉药品和第一类精神药品处方保存期限为 3 年。处方保存期满后,经医疗机构主要负责人批准、登记备案,方可销毁。②医疗机构应当根据麻醉药品和精神药品处方开具情况,按照麻醉药品和精神药品品种、规格对其消耗量进行专册登记,登记内容包括发药日期、患者姓名、用药数量。专册保存期限为 3 年。

(5) 医师出现下列情形之一的,由县级以上卫生行政部门给予警告或者责令暂停 6 个月以上 1 年以下执业活动;情节严重的,吊销其执业证书:①未取得处方权或者被取消处方权后开具药品处方的。②未按照《处方管理办法》规定开具药品处方的。③违反《处方管理办法》其他规定的。

例题 4

《中华人民共和国献血法》规定,对献血者每次采集血液量应当是(D)

A. 不少于 200 mL,不多于 400 mL。两次采血间隔不少于 6 个月

B. 不少于 200 mL,不多于 400 mL。两次采血间隔不少于 1 年

C. 一般为 200 mL,一般不得超过 400 mL。两次采血间隔不少于 1 年

D. 一般为 200 mL,最多不得超过 400 mL。两次采血间隔不少于 6 个月

E. 一般为 200 mL,最多不得超过 400 mL。两次采血间隔不少于 3 个月

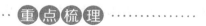

··········· 重点梳理 ···········

血液管理法律制度

1. 医疗机构临床用血管理 ①公民临床用血时只交付用于血液的采集、储存、分离、检验

等费用,无偿献血者临床需要用血时,免交上述规定的费用;无偿献血者的配偶和直系亲属临床需要用血时,可以按照省、自治区、直辖市人民政府的规定免交或减交上述规定的费用。②为保障公民临床急救用血的需要,国家提倡并指导择期手术的患者自身储血,动员家庭、亲友、所在单位及社会互助献血。

2. 临床用血申请 ①同一患者一天申请备血量少于 800 mL 的,由具有中级以上专业技术职务任职资格的医师提出申请,上级医师核准签发后,方可备血。②同一患者一天申请备血量在 800~1 600 mL 的,由具有中级以上专业技术职务任职资格的医师提出申请,经上级医师审核,科室主任核准签发后,方可备血。③同一患者一天申请备血量达到或超过 1 600 mL 的,由具有中级以上专业技术职务任职资格的医师提出申请,科室主任核准签发后,报医务部门批准,方可备血。上述规定不适用于急救用血。

3. 血站的采血要求 《中华人民共和国献血法》规定,血站对献血者必须免费进行必要的健康检查;身体状况不符合献血条件的,血站应当向其说明情况,不得采集血液。血站对献血者每次采集血液量一般为 200 mL,不得超过 400 mL,两次采集间隔期不少于 6 个月。严格禁止血站违反规定对献血者超量、频繁采集血液。

4. 血站的供血要求 《中华人民共和国献血法》规定,血站应当根据国务院卫生行政部门制定的标准,保证血液质量。①血站对采集的血液必须进行检测,未经检测或者检测不合格的血液,不得向医疗机构提供。②临床用血的包装、储存、运输,必须符合国家规定的卫生标准和要求。③无偿献血的血液必须用于临床,不得买卖,血站不得将无偿献血的血液出售给单采血浆站或者血液制品生产单位。

5. 法律责任

(1) 医疗机构出售无偿献血的血液的,由县级以上地方人民政府予以取缔,没收违法所得,可以并处 10 万元以下的罚款;构成犯罪的,依法追究刑事责任。

(2) 血站违反规定向医疗机构提供不符合国家规定标准的血液的,由县级以上人民政府卫生行政部门责令改正;情节严重,造成经血液途径传播的疾病传播或者有传播严重危险的,限期整顿,对直接负责的主管人员和其他直接责任人员,依法给予行政处分;构成犯罪的,依法追究刑事责任。

例题 5

医疗机构发现发生或者可能发生传染病暴发流行时,应当(B)

A. 在 1 小时内向所在地县级人民政府卫生行政主管部门报告

B. 在 2 小时内向所在地县级人民政府卫生行政主管部门报告

C. 在 4 小时内向所在地县级人民政府卫生行政主管部门报告

D. 在 6 小时内向所在地县级人民政府卫生行政主管部门报告

E. 在 8 小时内向所在地县级人民政府卫生行政主管部门报告

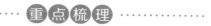

突发公共卫生事件的应急处理条例

1. 突发公共卫生事件的范围　包括重大传染病疫情、群体性不明原因疾病、重大食物和职业中毒,以及其他严重影响公众健康的事件。

2. 医疗卫生机构的职责　《突发公共卫生事件应急条例》规定,突发事件监测机构、医疗卫生机构和有关单位发现下列需要报告情形之一的,应当在2小时内向所在地县级人民政府卫生行政主管部门报告:①发生或者可能发生传染病暴发、流行。②发生或者发现不明原因的群体性疾病。③发生传染病菌种、毒种丢失。④发生或者可能发生重大食物和职业中毒事件。接到报告的卫生行政主管部门应当在2小时内向本级人民政府报告,并同时向上级人民政府卫生行政主管部门和国务院卫生行政主管部门报告。任何单位和个人对突发事件,不得隐瞒、缓报、谎报或者授意他人隐瞒、缓报、谎报。

3. 法律责任　医疗卫生机构有下列行为之一的,由卫生行政主管部门责令改正、通报批评、给予警告;情节严重的,吊销"医疗机构执业许可证";对主要负责人、负有责任的主管人员和其他直接责任人员依法给予降级或者撤职的纪律处分;造成传染病传播、流行或者对社会公众健康造成其他严重危害后果,构成犯罪的,依法追究刑事责任:①未依照规定履行报告职责,隐瞒、缓报或者谎报的。②未依照规定及时采取控制措施的。③未依照规定履行突发事件监测职责的。④拒绝接诊患者的。⑤拒不服从突发事件应急处理指挥部调度的。

第二章

循证医学与临床科研设计

 例题

循证医学的实施步骤不包括（B）

A. 提出问题　　　　B. 查找问题　　　　C. 查找证据

D. 评价证据　　　　E. 后效评价

·········· 重点梳理 ··········

1. **概述**　循证医学是指在充分考虑患者意愿的条件下,医务人员认真、明智、深思熟虑地把从科学研究中获得的最佳证据,结合自己的专业知识和经验运用到临床决策中。其有三个基本要素:①临床研究的最佳证据。②临床医师的经验与技能。③患者的基本价值观与愿望。

2. **实践循证医学的步骤**

(1) 提出临床问题:常用国际上的 PICO 格式,其中,P——何种疾病或患病人群;I——干预措施;C——对比因素;O——与患者相关联的结果。

(2) 寻找证据:需要确定检索资源、制定检索策略。

(3) 评价证据:对得到的证据进行真实性评估,并加以充分理解和掌握,才能更好地应用到临床实践。真实性指一项研究产生结论的正确性和可靠度,即所得的结果是否反映了欲进行研究结果的真实情况。

(4) 应用证据:常用的证据等级划分标准有牛津大学循证医学中心的证据等级标准和GRADE 系统标准。

(5) 后效评价:即对实施结果进行追踪和再评估,修正错误,发现更好的方法。

3. **获取证据的策略**　随机对照临床试验结论是循证医学最高级别的证据,也是权威临床指南最重要的证据基础。获取证据的策略是依据证据等级金字塔从高到低依次检索。

4. **基本概念**

(1) 病因与危险因素:概率论的因果观层面,病因定义为能使人群中发病概率升高的因素,当其中的一个或多个因子不存在时,人群中疾病频率就会下降。概率论因果观层面的病因一般称为危险因素,体现了多病因论的思想,不仅具有病因理论上的科学性和合理性,而且具有重要的公共卫生学意义。

具有下列任何一种含义者即可称为危险因素:①某个因素或暴露状态与特定结果(如疾病的发生)的概率增大有联系,但不一定是因果联系,该因素为危险标记。②一种能增加某种疾病或其他特定结局发生概率的因素,该因素为决定因素。③一种决定因素能通过干预措施改变其影响和作用,并通过这种干预降低疾病或其他特定结局发生的概率。为了避免混淆,这种决定因素可以称为可预防危险因素。值得注意的是,危险因素虽与疾病的发生、消长有一定的因果关系,但缺乏充分依据能阐明其明确的致病效应。

(2) 发病率:是病因研究的基础,即暴露有关可疑病因或危险因素后,发病人数占可能发病总人数的百分比。

组别	发病人数	未发病人数	总人数	累积发病率
暴露组或治疗组	a	b	n_e	$I_e = a/n_e$
非暴露组或对照组	c	d	n_0	$I_0 = c/n_0$

(3) 效应:是暴露或治疗对结局作用的大小,多用暴露组和非暴露组间结局事件发生率的差别或治疗组与对照组的差别来表达。

(4) 效应指标:用于测量效应大小的指标叫效应指标。效应指标的种类有很多,病因学研究最常用的是基于结局是二分类变量的各种相对和绝对指标,如下表。

相对指标	绝对指标
① 相对危险度$(RR) = I_e/I_0$ ② 比值比$(OR) = ad/bc$ ③ 归因危险度百分比$(ARP) = (I_e - I_0)/I_e$,$ARP > 0$ 称为相对危险增加率,$ARP < 0$ 称为相对危险减少率 ④ 人群归因危险度百分比$(PAR\%)$ $PAR\% = (I_t - I_0)/I_t$,I_t 代表全人群的率,I_0 为非暴露组的率 $PAR\% = P_e(RR-1)/[P_e(RR-1)+1] \times 100\%$,$P_e$ 表示人群中有某种暴露者的比例	① 归因危险度$(AR) = I_e - I_0$,>0 的 AR 称为绝对危险增加,<0 的 AR 称为绝对危险减少 需治疗人数$(NNT) = 1/AR$ ② 人群归因危险度$(PAR) = I_t - I_0$

1) 相对危险度(RR):又称为危险度比或率比。测量的是暴露与疾病(或结局事件)关联的相对强度。在队列研究和随机对照试验研究中,是指暴露组(干预组)发病或死亡的危险性与非暴露组(对照组)发病或死亡的危险性之比,其反映的是病因对疾病危险作用的相对大小,或治疗对结局事件作用的相对大小。若结局是不良事件,则:

$RR > 1$ 时,表示暴露增加疾病的危险,是疾病的危险因素。

$RR < 1$ 时,表示暴露可降低疾病的危险,是疾病的预防因素或称之为保护性因素。

$RR = 1$ 时,表示暴露与疾病无关联。

当结局为有益事件时,RR 的意义则刚好相反。

2) 比值比(OR):队列研究和临床试验的数据多可以直接计算相对危险度,但一般病例对照研究数据则只能估计比值比。当结局事件发生率比较低时(如低于 10%),比值比的大小和临床意义与 RR 相同,可将比值比当作 RR 的近似值来解释和应用,其意义表示病例组中暴露于该因素者与未暴露者的比值为对照组中该项比值的倍数。

鉴别指标	相同点	不同点
RR	是表示研究因素与疾病结局间关联强度的指标	一般用于前瞻性队列研究或临床试验研究
OR	同上	在病例对照研究和横断面研究中运用的 RR 的替代性指标,是 RR 的近似估计值

3) 归因危险度(AR):又称为特异危险度、危险度差、率差和超额危险度,是暴露组发病率与对照组发病率相差的绝对值。它表示危险特异地归因于暴露因素的程度。若结局是不良事件,AR 是暴露组与非暴露组发病率差别的绝对值,即暴露者单纯由于暴露而增加的发病危险的绝对数,则:

$AR = 0$ 时,说明两组之间无差异。

$AR < 0$ 时,说明暴露能降低不良事件发生的危险,是保护因素。

$AR > 0$ 时,说明暴露可增加不良事件发生的危险性,是危险因素。

若事件为有益事件时,AR 的公共卫生和临床意义则刚好相反。

鉴别指标	相同点	不同点
RR	是表示关联强度的重要指标,彼此密切相关	说明暴露者与非暴露者比较相应疾病危险增加的倍数,具有病因学的意义
AR	同上	指暴露者与非暴露者比较,所增加的疾病发生的数量,如果暴露因素消除,就可减少这个数量的疾病发生;更具有疾病预防和公共卫生学上的意义

注:RR 和 AR 是通过比较暴露组与对照组,说明暴露的生物学效应,即暴露的致病作用有多大。

4) 归因危险度百分比(ARP,$AR\%$):又称为病因分值或归因分值,是指暴露人群中的发病或死亡归因于暴露的部分占全部发病或死亡的百分比。

5) 人群归因危险度(PAR):是指总人群发病率中归因于暴露的部分。

6) 人群归因危险度百分比($PARP$,$PAR\%$):又称为人群病因分值或人群归因分值,指 PAR 占总人群全部发病(或死亡)的百分比。

注意,PAR 和 $PAR\%$ 是通过比较暴露组与全人群,说明暴露对一个具体人群的危害程度,以及消除这个因素后该人群中的发病率或死亡率可能降低的程度,它们既与 RR 和 AR 有关,又与人群中暴露的比例有关。

7) 估计可信区间:由于随机误差的存在,以上效应的点估计不能代表效应的真实值,可信区间(CI)可用来表达由随机误差引起的效应估计的不确定性,一般用 $95\%CI$ 表达。$95\%CI$ 的含义是真实效应有 95% 可能在这个区间之内。传统的显著性检验和相应 P 值的临床意义不易解释,因此应尽可能避免单独使用它们来评估研究结果。

5. 常用病因学研究设计类型

(1) 观察性研究

1) 描述性研究:①病例报告,特点为快、无对照、无设计,用于提供病因线索。②横断面研究,特点为有设计、无对照,用于描述分布,寻找病因线索。

2)分析性研究:①病例对照研究,特点为由果及因,按有无疾病分组,可初步验证因果关系。②队列研究,特点为由因及果,按暴露状况分组,验证因果关系。

(2)实验性研究:常用随机对照试验,其特点为随机化分组,人为干预,可验证因果关系,研究疗效、副作用。随机对照试验的主要特征:

1)属于前瞻性研究:干预在前,效应在后,因果论证强度高。

2)随机分组:采用随机的方法把研究对象分配到实验组或对照组,以控制研究中的偏倚和混杂。

3)具有均衡可比的对照组:实验流行病学研究中的对象均来自同一总体的样本人群,其基本特征、自然暴露因素等应相似。

4)有人为给予的干预措施:是与观察性研究(自然状态)的根本不同点。

研究设计类型	性质描述	论证强度
随机对照试验	前瞻性,可行性差	+ + + +
队列研究	前瞻性,可行性较好	+ + +
病例对照研究	回顾性,可行性好	+ +
横断面研究	断面,可行性好	+

6. 疾病病因与危险因素研究结果的评价原则 关于疾病病因与危险因素研究结果是否能够确定病因,病因学研究的科学性和研究结论的可信度如何,其研究的水平和价值多大,从循证医学实践的角度,需要从真实性、重要性和实用性三个方面进行评价。

(1)真实性评价

1)研究对象是否有明确的定义,各组除了暴露因素外,其他重要的方面是否相似和可比。

2)试验组和对照组有关暴露和结局的测量方法是否相同——是否采用盲法或客观的方法测量暴露和结局。在病因学研究中,对于所致疾病的诊断标准和结果指标的测量方法,在试验组和对照组间应保持一致,而且观测方法宜为盲法,这样才能保证结果的真实性。

3)随访时间是否足够长,随访是否完整。

4)结果是否满足因果推断标准。

因果推断标准:①是否因在先,果在后,满足因果时间顺序。致病因素引起发病,必然是因在前,果在后,时序性是构成因果关系的基础。②是否存在剂量效应关系。剂量效应关系是指暴露因素(危险因素或治疗效应)的剂量、程度或暴露时间与疾病发生的进展和程度存在显著的相关关系。③是否有停止暴露或减少暴露后发病率下降的研究。疾病在人群中的分布特点和消长的变化,往往与相关的危险因素消长的变化相吻合。当危险因素存在时,该病的发病率和患病率往往较高;反之,当其减弱或消除时,该病的发病率及患病率也随之下降。④有无在其他不同研究中反映因果联系的一致性。对某危险因素与某种疾病关系的研究,如果在不同地区、不同时间、不同研究者和不同设计方案的研究中都获得一致结论的话,这种病因学的因果效应就较可信。⑤生物学合理性,如果病因学研究(或治疗措施副作用研究)揭示的因果关系有生物学的可解释性(病理生理的改变),则可增加因果联系的证据强度和结果的真实性。

（2）重要性评价

1）因果联系强度的大小：评价病因学研究结果的重要性常借助于一些反应暴露与疾病的因果关联强度的效应指标。如在临床试验和队列研究中，定性指标有事件发生率（如病死率、生存率、治愈率等）、相对危险度、归因危险度百分比、人群归因危险度与人群归因危险度百分比等。病例对照研究则多用比值比（OR）进行评价。对于定量指标，则较为单一，主要是计算组间均数差值。

在判断 RR 和 OR 的意义时，有必要进行敏感度分析，这有助于对潜在的混杂因素影响进行"调整"或"修正"。①当 RR（或 OR）＞1 时，如果调整后的 RR（或 OR）较调整前的 RR（或 OR）明显变小（趋向 1）；或当 RR（或 OR）＜1 时，如果调整后的 RR（或 OR）较调整前的 RR（或 OR）明显变大（趋向 1），则应该怀疑原来的结果。②相反，如果调整后的 RR 或 OR 与调整前相比保持不变或比调整前明显增大，则可以更确信该因果关联的真实性。一般 RR 或 OR 越远离 1，则越有价值。

2）研究结果的精确性，即可信区间是否较窄：除评价因果关系的联系强度点估计强度外，还需评价其精确性，方法是计算 RR 或 OR（或其他效应指标）的 95%CI。如果 95%CI 的范围较窄，则其精确度就高。统计学意义的判定可通过假设检验和区间估计加以实现。若假设检验的 P 小于预先设置的检验水准（一般为 0.05），则可认为组间差异有统计学意义。区间估计的下限值和上限值不包括 1.0，同样表明在相应的检验水准结果有统计学意义。这里要强调的是，若组间差异无临床意义，P 再小或 95%CI 再窄也无临床应用价值。

（3）实用性评价

1）自己的患者是否与文献报道的患者非常不同。

2）患者可以得到的益处和危害是什么。

3）患者的意愿、期望是什么。

4）措施是否可行。

7. 诊断试验

（1）准确性评价

常用指标：灵敏度高的试验主要用于排除无病的对象，此时阴性结果最有意义。特异度高的试验主要用于确诊有病的对象，此时阳性结果最有意义。

指标	别称	含义	说明
灵敏度	敏感度或真阳性率	一项诊断试验能将真正有病的人正确诊断为患者的能力，或采用金标准诊断为"有病"的病例中，此项诊断试验检测为阳性例数的比例	灵敏度越大，试验发现阳性的可能性越大；若试验结果为阴性，则更容易排除被检查者患病的可能，即漏诊率越低
漏诊率	假阴性率	一项诊断试验将真正有病的人错误地诊断为非患者的概率	—
特异度	真阴性率	指一项诊断试验能将真正无病的人正确诊断为非患者的能力；或采用金标准诊断"无病"的例数中，诊断试验结果为阴性的比例	真阴性例数越多，特异度越高，误诊率则越低

续 表

指标	别称	含义	说明
误诊率	假阳性率	指一项诊断试验将实际无病的人错误诊断为患者的概率	—
准确性	—	指诊断试验中真阳性和真阴性在总检例数中的比例	灵敏度和特异度是准确性的两个基本特征。一个理想的诊断试验,灵敏度和特异度均为100%,即假阳性和假阴性均为0

（2）临床应用评估指标及意义：预测值受患病率影响,似然比不受患病率影响。

1）阳性预测值：是指诊断试验阳性结果中真正有病的概率。

2）阴性预测值：是指诊断试验阴性结果中真正无病的概率。

3）阳性似然比（+LR）：是诊断试验中,真阳性率与假阳性率的比值。表明该诊断试验阳性时,患病与不患病机会的比值。比值越大,则患病的机会越大。一般认为+LR≥10预示该诊断试验具有较高的临床价值。

4）阴性似然比（-LR）：是诊断试验中,假阴性率与真阴性率的比值。表明实际判断阴性的可能性是正确判断阴性可能性的倍数,即该诊断试验为阴性时,患病与不患病机会的比值。比值越小,试验的价值越大。一般认为-LR≤0.10预示该诊断试验有较高的诊断价值。

注意：预测值是试验阳/阴性时患病/不患病的概率,其受患病率影响。

（3）计算公式

试验	有病人数	无病人数	合计
阳性	a	b	$a+b$
阴性	c	d	$c+d$
合计	$a+c$	$b+d$	$a+b+c+d$

灵敏度 $= a/(a+c) \times 100\%$。

漏诊率 $= 1 -$ 灵敏度。

特异度 $= d/(b+d) \times 100\%$。

误诊率 $= 1 -$ 特异度。

准确性 $= (a+d)/(a+b+c+d)$。

阳性预测值 $= a/(a+b)$。

阴性预测值 $= d/(c+d)$。

阳性似然比 $=$ 灵敏度/（1-特异度） $=$ 灵敏度/误诊率。

阴性似然比 $=$ （1-灵敏度）/特异度 $=$ 漏诊率/特异度。

（4）患病率：指诊断试验的全部例数中,真正有病例数所占的比例。灵敏度和特异度提示有病患者和无病对象出现诊断试验阳性和阴性结果的机会分别有多大,但临床医师需要了解的是,诊断试验结果阳性或阴性时,患病和不患病的机会有多大,即诊断试验结果对疾病判断的可靠性怎样。

当诊断试验用于患病率很低的人群时,即使灵敏度很高,阳性预测值也不会很高,在阳性结果中可能存在较多的假阳性。同样,当用于患病率很高的人群时,即使特异度很高的诊断试验,阴性结果中仍然会有不少假阴性结果的出现。

(5)验前概率:是指临床医师在应用某一诊断性试验前估计该疾病的患病概率,即该疾病的患病率,通常可从文献中查找得到。

(6)验后概率:是指在进行完某一诊断性试验后,根据需诊断的疾病的验前概率和该诊断试验的阳性似然比计算而得出,即在不同患病率情况下该试验的预测值。

似然比是诊断性试验综合评价的理想指标,能够依据灵敏度、特异度、试验的阳性或阴性结果,计算出患病的概率,即验后概率,便于在诊断试验之后,更确切地对患者做出诊断。

(7)ROC曲线:又称受试者工作曲线,指在诊断试验中,通过多次连续分组测定的数据进行制图。制图时以该试验灵敏度(真阳性率)为纵坐标,以 1 - 特异度(假阳性率)为横坐标,依据连续分组测定所得数据,分别计算出的灵敏度和特异度标入图中,连成曲线,即为 ROC 曲线。曲线上的任意一点代表某项诊断试验的特定阳性标准值所相对应的灵敏度和特异度对子。

(8)诊断试验研究的评价原则

1)是否将研究的诊断试验与金标准进行了盲法比较:被研究的诊断性试验在临床应用之前,应与金标准进行盲法比较,根据四格表计算出灵敏度、特异度、阳性和阴性预测值、准确性和似然比等。

诊断性研究中诊断试验的金标准是指当前临床医师公认的诊断疾病最可靠的方法,也称为诊断标准,它能正确区分"有病"与"无病"。临床诊断常用的金标准,包括病原学诊断、病理学诊断、外科手术发现、特殊的影像学诊断,临床综合性诊断标准、长期临床随访所得出的肯定结果等,均可作为金标准。但应注意,有些疾病诊断的金标准是相对的,又被称为相对金标准。

2)研究中纳入病例的选择是否有代表性:如评价筛选诊断试验价值,可选择普通人群作为研究对象;评价临床诊断试验价值,则应选择病例作为研究对象。同时,病例还应包括不同病期、不同病情程度(轻、中、重)、有无并发症及典型和非典型病例等,以使研究的结果具有代表性。对照组应包括由金标准确认无该病,但有易于与该病混淆的其他病例,而不是健康正常人。

3)研究对象的来源是否正确叙述:患病率对诊断试验的预测值等最后分析结果有很大的影响。某一诊断试验其灵敏度和特异度是相对固定的,而在临床工作中,我们更注重的是诊断试验的阳性预测值,同时又要减少假阳性例数,希望通过该诊断试验能提高对疾病诊断的预测能力,充分发挥诊断试验的效率。

4)诊断性试验是否具有很好的重复性:诊断试验需重复操作,其重复性是诊断试验临床应用的先决条件。诊断试验要求重复测定值应处于相对稳定状态,即多次测定同一标本,应结果接近,方法可靠。

5)诊断性试验的正常值的确定是否合理、可靠:是否为最佳临界点直接影响到诊断性试验的灵敏度和特异度及其他重要指标。

6）联合试验的选择是否合理、科学：诊断试验的联合方式包括平行试验和系列试验。平行试验的应用可提高灵敏度和阴性预测值，但降低了特异度和阳性预测值；系列试验提高了特异度和阳性预测值，但同时降低了敏感度和阴性预测值。

7）诊断性试验的操作方法是否仔细叙述。

8）诊断性试验的临床实用性如何。

8. 随机对照试验（RCT）　3大基本原则是设立对照、随机分组与采用盲法，也是控制偏倚的重要措施。

（1）对照组的类型

1）安慰剂对照：安慰剂的外观（如剂型、大小、颜色、重量、气味、口味等）与试验药尽可能保持一致，但不含试验药物的有效成分。安慰剂对照可以确定受试药物的"真实"或"绝对"效力与不良反应，适用于测试新疗法疗效的双盲试验。

2）空白对照：对照组受试者不接受任何对照药物。仅适用于安慰剂盲法试验无法执行，或执行起来极为困难的情形下。如试验组为放射治疗或外科手术等。

3）阳性对照：在很多临床情况下，特别是当某种疾病已有了肯定的疗法时，安慰剂对照并不符合伦理，需要与目前临床上公认的标准疗法作比较，旨在考核新疗法在疗效或安全性方面是否等同或优于已为临床所采用的疗法。

注意，一个RCT不一定只有一个对照组，可以根据研究需要设立多个对照组。

（2）盲法

设盲程度	说明	补充
双盲	试验的研究者和受试者对随机分组都不知晓	如条件许可，试验应尽可能采用双盲，尤其在试验的主要结局指标易受主观因素干扰时。如双盲不可行，则应优先考虑单盲试验
单盲	研究医师了解分组情况，受试者不知晓被分配在试验组还是对照组	
开放性	在某些特殊情况下，由于一些原因而无法进行盲法试验时，如不同外科手术方式的比较，则进行开放性的试验	

（3）优点：设计及执行良好的随机对照试验能为临床问题提供最强的证据，被认为是评价干预效果的金标准。

（4）局限性：①RCT具体实施时有一定的难度，对伦理学的要求非常高。②如果所要研究的结局发生率很低，则需要很大的样本、随访时间很长，花费大。③RCT受试者有相对严格的入选标准和排除标准，试验对各种因素的控制较为严格，理想RCT环境下的治疗效力与真实临床环境中的治疗效果存在差距，因此RCT试验结果应用于其他人群时会受到一定影响，即存在外推性或外部真实性的问题。

（5）样本量估计意义：进行随机试验前应该正确地计算样本量。经过计算得到的样本量，当得到阳性结果时，假阳性的概率很小；当得到阴性结果时，假阴性的概率同样很小。

(6) 随机分组:是通过随机的方法,使每个受试者都有同等的机会进入试验组或对照组,从而实现各种已知的与未知的可能影响结果的预后因素组间分布均衡,最大限度地减少分配偏倚。随机化的基本类型:①简单随机;②区组随机;③分层随机。随机分组隐藏是隐藏随机序列的措施。

9. **非随机对照试验(NRCT)** 与 RCT 区别在于研究分组时没有采用随机化,受试者分组是由研究者决定或由患者等的意愿决定。仅仅在"不可能"或"非常困难"将受试者随机分配到试验组和对照组的情况下采用,而且研究结果主要用于探索目的。

10. **单病例随机对照试验** 适用于相对稳定的症状或疾病,用来测试半衰期短并可快速测量疗效的药物。如慢性疾病且需长期治疗者,或心理精神性疾病的治疗性研究,确定个体患者的最佳治疗。

11. **交叉对照研究**

(1) 定义:通常指交叉组设计的随机对照试验,即将受试者随机分配到试验组和对照组。分别给予不同的干预措施,经过一个治疗效应期及洗脱期后,再将试验组和对照组接受的干预措施互换,最后将结果进行比较的试验方法。

(2) 优点:与经典设计的 RCT 比,其优点是每例患者先后接受试验组或对照组的治疗,消除了不同个体间的差异,所需要样本量较少。

(3) 缺点:①应用病种范围受限,通常用于慢性病患者症状改善评价,对于治愈性治疗或快速变化的病症,交叉试验通常不可行或不符合伦理规范。②为避免前一阶段药物对后一阶段药物的影响,必须安排足够长的洗脱期以消除延滞效应。③交叉设计整个研究观察期较长,患者的病情和观察指标的自然波动无法避免,患者的依从性不容易得到保证。

12. **治疗性研究**

(1) 文献评价原则:包括真实性、重要性和实用性。

(2) 效果大小的评价指标:①相对危险度;②相对危险度减少;③绝对危险度减少;④NNT。

(3) 效果精确性的评价指标:可信区间表示精确度或范围,通常用 95%CI 表示。95%CI 范围越窄,估计越准确。

13. **预后研究的各种率**

指标	含义	说明
病死率	指在某病患者总人数中,死于该病的患者所占的比例	常用于病程短且容易死亡的疾病,如各种传染病、急性中毒等,一般以百分号(%)为单位
疾病死亡率	是指一定的时期内(通常指一年),某一人群中因为某病死亡的人数所占的比例	一般以 1/100 000 或 1/10 000 为单位
治愈率	指治愈的患者人数占该病接受治疗患者总数的比例	—
缓解率	指进行某种治疗后,进入疾病临床消失期的病例数占总治疗例数的百分比	有完全缓解率、部分缓解率和自发缓解率之分

续 表

指标	含义	说明
复发率	指疾病经过一定的缓解或痊愈后又重复发作的患者数占观察患者总数的百分比	—
总体生存率	指从疾病临床过程的某一点开始(一般为确诊时间),一段时间后存活的病例数占总观察例数的百分比	用于长病程致死性疾病,病程较短的癌症可用 1 年生存率,一般癌症用 5 年生存率表示预后
无病生存率	指疾病经过治疗达到临床缓解后,没有临床疾病复发或死亡的患者占所有临床患者的比例	常用于癌症的结局判断
无进展生存率	指疾病诊断或进入临床试验随机化分组后,没有进展或死亡的患者占所有临床患者的比例	常用于癌症的结局判断

14. 预后研究的最佳设计方案与步骤 ①前瞻性队列研究是预后研究的最佳设计方案。②队列研究的基本步骤是收集队列、随访、确定结局、统计分析。

15. 预后性研究设计注意点 ①研究对象应该有统一的随访起点。②研究对象应该具有代表性,注意避免样本的偏倚。③判断患者的结局应该采用客观标准,尽量用盲法判断。④多因素分析是常用的校正混杂因素的统计方法。⑤报告预后结局的指标主要包括生存率、中位生存时间、生存曲线;Kaplan-Meier 生存曲线是常用的生存分析方法。

16. 失访对结果的影响 判断失访对结论的影响一般遵从"5 和 20"原则。失访率<5%,其研究结果偏倚少,结果可靠;如失访率>20%则严重影响结果真实性,"5 和 20"之间结果比较可靠。

17. 健康相关生命质量评估 常用量表来评估和动态随访目标人群健康相关生命质量的水平和变化。

(1) 量表主要分为 2 种:①测量患者一般健康状态的普适量表;②疾病特异性的专用量表。这 2 种类型量表评估的是患者健康相关生命质量的不同方面,因而具有互补性。

(2) 可靠性:即信度,是对测定工具所得结果的稳定性和对变化反应性的评估。

(3) 有效性:即效度,是指量表包含内容是否全面反映被检测者生命质量内涵,是否实现生命质量测定目的。

18. Meta 分析应用于临床决策过程 ①确定需要回答的问题。②检索 Meta 分析研究证据。③评估所获得的 Meta 分析质量。④结合临床环境应用 Meta 分析进行临床决策。⑤后效评价。

19. Meta 分析的异质性来源 临床异质性、方法学异质性和统计学异质性。

20. 资料的类型 医学研究中通常将资料分成三种类型。

(1) 计量资料:又称定量资料,包括离散型资料变量(是离散型变量的测量结果)和连续型资料(是连续型变量的测量结果)。离散型变量只取整数值,如一个月中的手术患者数;连续型的变量可以取实数轴上的任何数值,如血压、身高的数值。

(2) 无序分类资料:指变量值为某种属性,其取值无次序关系,相互独立,如性别(男、女)、婚姻状况(未婚、已婚、离异、丧偶或其他)。

(3) 有序分类资料：又称等级资料，指变量值为某种属性，且其取值存在次序关系，具有半定量性质，表现为等级大小或程度，如文化程度（小学及以下、初中、高中、大学及以上）、疗效评价（痊愈、显效、有效、无效）。

21. 医学科研的基本步骤 ①科研选题。②科研设计。③基金申请。④研究实施。⑤总结归纳。

22. 常用统计学指标

(1) 算术均数：简称均数，是一组变量值之和除以变量值个数所得的商。适用于呈正态或近似正态分布的定量资料。

(2) 几何均数：用 G 表示，适用于某些呈非正态分布，但数据经过对数变换后呈正态分布的资料，也可用于观察值之间呈倍数或近似倍数变化（等比关系）的资料，如抗体的平均滴度、药物的平均效价等。计算几何均数时观察值中不能有 0；一组观察值中不能同时有正、负值。

(3) 中位数：是一组由小到大按顺序排列的观察值中位次居中的数值，用 M 表示。在全部观察值中，小于和大于中位数的观察值个数相等。可用于描述任何分布，特别是偏态分布资料以及频数分布的一端或两端无确切数据资料的中心位置。

(4) 极差：也叫全距，用 R 表示，是一组资料的最大值与最小值之差。全距越大，说明资料的离散程度越大。全距仅考虑两端数值之间的差异，未考虑其他数据的变异情况，且不稳定易受极端值大小的影响。

(5) 四分位数间距：用 Q 表示。Q 越大，说明资料的离散程度越大。通常用于描述偏态分布资料的离散程度。

(6) 标准差：反映一组观察值的离散程度，标准差小，离散程度小，均数的代表性好。

| 第三章 |

医 学 伦 理 学

 例题

对于阑尾切除术后患者,宜采取的医患模式是(C)

A. 主动-被动型　　　　B. 被动-主动型　　　　C. 指导合作型

D. 共同参与型　　　　E. 合作-指导型

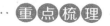

（一）医学伦理学的理论基础和规范体系

1. 医学伦理学的含义及研究对象　医学伦理学是研究医学道德现象的学问,是医学与伦理学的交叉学科。一方面,医学伦理学是规范伦理学在医疗卫生领域中的具体应用,即医学伦理学属于应用规范伦理学。另一方面,医学的人文属性日益被人们所关注,医学人文已成为医学学科群的一个分支。医学伦理学以医学科学发展和医疗卫生实践中的道德现象作为自己的研究对象。

2. 医学伦理的指导原则　防病治病,救死扶伤;实行社会主义人道主义;全心全意为人民身心健康服务。

3. 医学伦理的基本原则

（1）尊重原则

1）含义:在医护实践中,尊重原则是指对患者的人格尊严及其自主性的尊重。

2）患者实现自主性的条件:①它是建立在医护人员为患者提供适量、正确且患者能够理解的信息基础之上的。②患者必须具有一定的自主能力。对于丧失自主能力(如精神病患者的发作期,处于昏迷状态和植物状态的患者等)或缺乏自主能力的患者(如婴幼儿、少年患者,先天性严重智力低下的患者等),其自主性可由家属、监护人或代理人代理。③患者作出决定时情绪必须处于稳定状态。患者虽有自主能力,但由于情绪处于过度紧张、恐惧或冲动状态,往往失去自制或难以作出自主性决定。④患者的自主性决定必须是经过深思熟虑的。⑤患者自主性决定不会与他人、社会的利益发生严重冲突。即当患者的自主性会对他人、社会利益构成严重危害时,也要受到必要的限制。

3）尊重原则对医务人员的要求:①平等尊重患者及其家属的人格与尊严。②尊重患者知情同意和选择的权利,对于缺乏或丧失知情同意和选择能力的患者,应该尊重家属或监护人的知情同意和选择的权利。但在生命的危急时刻,家属或监护人不在场而又来不及赶到医院时,医务人员出于患者的利益和责任,可以按照相关规定行使特殊干涉权。③要履行帮助、劝导,甚至限制患者选择的权利。为了使患者知情同意和选择,医务人员要帮助患者,如提供正确、适量、适度的信息,并让患者能够理解,在此前提下让患者自由地同意和选择;如果患者的选择不当,此时应劝导患者,不要采取听之任之、出问题自负的态度,劝导无效仍应尊重患者或家属的自主权。

(2) 不伤害原则

1) 含义:医学实践中,不伤害是指在诊治、护理过程中不使患者的身心受到损伤。不伤害原则并不是要求医务人员绝对不能对患者带来任何伤害,而是强调医务人员不应当有故意伤害患者的行为,其注重的是医务人员行为的动机,必须是出于善意的。一般在医疗、护理上必需的或者是属于适应证范围内的,那么所实施的诊治、护理手段就是符合不伤害原则的。

2) 不伤害原则对医务人员的要求:①树立为患者利益和健康着想的动机,杜绝有意和责任伤害。②尽力提供最佳的诊治、护理手段,防范无意但可知的伤害,把不可避免但可控的伤害控制在最低限度。③对有危险或有伤害的医护措施要进行评估,要选择利益大于危险或伤害的措施等。

(3) 有利原则

1) 含义:有利原则又称有益原则。在医学实践中,有利原则有狭义和广义之分。狭义的有利原则是指医务人员履行对患者有利的德行,即医务人员的诊治护理行为对患者确有助益,能够减轻患者痛苦,促进其身心康复;广义的有利原则不仅要求对患者有利,而且医务人员的医护行为还应有利于医学事业和医学科学的发展,有利于促进人群、人类的健康和福利。通常所强调的有利原则首先是从狭义上来说的。

2) 有利原则对医务人员的要求:①医务人员的行为要与解除患者的痛苦有关。②医务人员的行为可能减轻或解除患者的痛苦。③医务人员的行为对患者利害共存时,要使行为给患者带来最大的益处和最小的危害。④医务人员的行为使患者受益的同时不给他人带来太大的伤害等。

(4) 公正原则

1) 含义:公正原则是指以形式公正与内容公正的有机统一为依据,分配和实现医疗和健康利益的伦理原则。

2) 形式公正:是指分配负担和收益时,相同的人同样对待,不同的人不同对待。在医护实践中,即指类似的个案以同样的准则处理,不同的个案以不同的准则处理,在我国仅限于基本的医疗和护理。

3) 内容公正:是指根据哪些方面来分配负担和收益,如人们提出公正分配时可根据需要、个人能力、对社会的贡献、在家庭中的角色地位等分配收益和负担,现阶段我国稀有卫生资源的分配,主要依据的就是内容公正。

4) 公正原则对医务人员的要求:①公正地分配卫生资源。医务人员既有宏观分配卫生资源的建议权,又有参与微观分配卫生资源的权利,那么应根据形式公正和内容公正,运用自己的权利,尽力实现患者基本医疗和护理的平等。②不仅在卫生资源分配上,而且态度上能够公正地对待患者,特别是老年患者、精神病患者、残疾患者、年幼患者等。③在医患纠纷、医护差错事故的处理中要坚持实事求是,站在公正的立场上,避免利益冲突,不应受自身利益所左右。

（二）医患关系伦理

1. 医患关系伦理的特点　①明确的目的性和目的的统一性。②利益的相关性和社会价值实现的统一性。③人格权利的平等性和医学知识上的不对称性。④医患冲突或纠纷的不可避免性。

2. 医患关系伦理的属性　①从法律上说,医患关系是一种医疗契约关系。②从伦理上说,医患关系是一种信托关系。

3. 医患关系伦理模式的基本类型

（1）主动-被动模式:适用于昏迷、休克、精神病患者发作期、严重智力低下者及婴幼儿等一些难以表达主观意志的患者。

（2）指导-合作模式:适用于大多数患者。

（3）共同参与模式:适用于具有一定医学知识背景或长期的慢性病患者,是最理想的模式。

4. 患者的道德权利　平等医疗权、知情同意权、隐私保护权、损害索赔权和医疗监督权。

5. 患者的道德义务　①配合医者诊疗。②遵守医院规章制度,尊重医务人员及其劳动。③给付医疗费用。④保持和恢复健康。⑤支持临床实习和医学发展。

（三）临床诊疗中的伦理问题

临床诊疗的伦理原则:①患者至上原则。②最优化原则。③知情同意原则。④保密守信原则。知情同意原则是指医务人员在选择和确定疾病的诊疗方案时要让患者充分知情并自由选择与决定,对于一些特殊检查、特殊治疗和手术,还要以患者或患者家属(无家属者由监护人)签字为据。在知情同意和选择的前提下,医务人员再对患者实施诊疗的具体措施。如果患者选择有误,医务人员有履行指导的责任。如果不经患者知情同意而医务人员一意孤行地进行诊疗,是侵犯患者自主权的行为。

（四）死亡医学伦理

1. 脑死亡哈佛标准　①对外部的刺激和内部的需要无接受性、无反应性。②自主的肌肉运动和自主呼吸消失。③诱导反射消失。④脑电波平直或等电位。同时规定,凡符合以上4条标准,持续24小时测定,每次不少于10分钟,反复检查多次结果一致者,可宣告死亡。但体温过低(<32.2 ℃)或刚服用过大剂量巴比妥类等中枢神经系统抑制药物者除外。

2. 确定脑死亡标准的伦理意义　①有利于科学准确判定人的死亡。②有利于维护死者的尊严。③有利于节约卫生资源和减轻家属的负担。④有利于器官移植技术的开展。

（五）生命科学发展中的伦理问题

1. 人类辅助生殖技术引发的主要伦理问题　①如何确定配子、合子和胚胎的道德地位。②家庭人伦关系的确定。③自然法则可否违背。④错用或滥用的可能。

2. 人类辅助生殖技术的伦理原则　①有利于患者的原则。②知情同意原则。③保护后代原则。④社会公益原则。⑤保密原则。⑥严防商业化的原则。⑦伦理监督的原则。

3. 人体器官移植的伦理争论　①器官受体人格是否具有完整性。②器官移植费用过于昂贵。③患者从器官移植的受益多少值得评估。④移植器官的供不应求。

4. 我国人体器官移植的伦理准则 ①患者健康利益至上原则。②自愿、无偿与禁止商业化原则。③知情同意原则。④尊重和保护供者原则。⑤保密原则。⑥公正原则。⑦伦理审查原则。

5. 其他 人的胚胎干细胞研究的伦理争论,基因诊断与治疗的伦理争议。

（六）健康伦理

1. 概述 健康伦理是关于人们维护自身健康、促进他人健康和公共健康等过程中的伦理问题进行研究的学问,而公共健康伦理是其重要的内容。1948 年,联合国在《世界人权宣言》再次强调了健康权利的概念:"人人有权享受为维持他本人和家属的健康和福利所需的生活水准,包括食物、衣着、住房、医疗和必要的社会服务;在遭到失业、疾病、残废、守寡、衰老或在其他不能控制的情况下丧失谋生能力时,有权享受保障。"

2. 健康权利与健康责任 是健康伦理中的两个重要内容,两者之间的关系是健康伦理的核心,即健康公正或健康正义的问题。

（七）医学道德的评价、监督和修养

1. 医学道德评价的标准 ①是否有利于患者疾病的缓解和康复(首要标准)。②是否有利于人类生存和环境的保护与改善。③是否有利于优生和人群的健康、长寿。④是否有利于医学科学的发展和社会的进步。

2. 评价方式 社会舆论、传统习俗和内心信念。

3. 医学道德修养的根本途径 坚持实践。

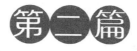

专 业 理 论

| 第四章 |

专业相关基础理论知识

第一节　康复医学

 例题

康复医学的对象主要是(B)

A. 骨科手术后肢体功能障碍者

B. 残疾人和有各种功能障碍而影响正常生活或工作的慢性病和老年病患者

C. 慢性病患者

D. 老年病患者

E. 残疾人

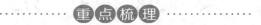

1. **康复的概念**　康复是指综合地、协调地应用医学的、教育的、社会的、职业的各种方法，使病、伤、残者(包括先天性残)已经丧失的功能尽快地、能尽最大可能地得到恢复和重建，使他们在体格上、精神上、社会上和经济上的能力得到尽可能的恢复，使他们重新走向生活，重新走向工作，重新走向社会(WHO)。康复不仅针对疾病而且着眼于整个人，从生理上、心理上、社会上及经济能力进行全面康复。

2. **社区康复常用的技术**　包括物理治疗(含运动疗法)、作业治疗、言语治疗、心理治疗、康复工程、康复护理文体训练、针灸、按摩、职业咨询、社会服务、药物疗法等，其中前五项治疗是康复治疗的基础。

第二节　临床科研设计

 例题

下列属于分析性研究的是(E)

A. 现况研究　　　　　B. 随访研究　　　　　C. 生态学研究

D. 个案调查　　　　　E. 病例对照研究

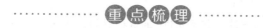

全科医学科学研究的基本步骤和程序

（1）科研问题的确立：包括提出问题、查阅文献、形成假设、科研立项。

（2）科研设计

1）科研设计的主要内容：①专业设计，包括研究对象、研究因素、效应和指标 3 个基本要素。②统计学设计，基本原则包括对照、随机、盲法、重复等科学原则。

2）科研设计的常用类型和研究方法

研究方法	特点	常用方法
观察性研究	调查设计：无干预	描述性研究：个案调查和病例报告、现况研究、随访研究、生态学研究等 分析性研究：病例对照研究、生态学研究等
实验性研究	实验设计：无干预	临床试验、现场试验、社区干预试验
类实验性研究	有干预,但缺少随机和/或对照	—

（3）预试验。

（4）研究资料的收集、整理与分析。

（5）科研报告和论文的撰写：报告或论文内容主要包括前言（研究背景和立项依据、预期研究目的）、研究对象和方法、结果、讨论等部分。

（6）研究结果的发表、推广与应用。

第三节　社区卫生服务管理

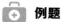 **例题**

制订社区卫生服务计划的方法中,定性的方法是(C)

A. 需求量法　　　　B. 需要量法　　　　C. 甘特图法

D. 滚动式计划　　　E. 要求量法

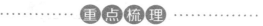

1. 社区卫生服务组织管理

（1）概念：社区卫生服务组织管理是指社区卫生服务组织按照管理的原理、遵循管理的原则设计社区卫生服务组织的管理体制和运行机制,合理运用组织职能和管理功能,在社区卫生服务框架内开展的各项活动。

（2）要点：①必须具有目标(是组织存在的前提和基础)。②必须进行分工与合作。③组织要有不同层次的权利与责任制度。

2. 社区卫生服务计划的方法　包括定性、定量和滚动式计划方法等。其中定性的方法包括甘特图法、畅谈会议法和德尔菲法等;定量的方法包括需求量法、需要量法和要求量法等。

3. 制订社区卫生人力培训计划的原则　①突出重点。②机构需求需要与个人需求相结合。③系统性、渐进性。④可操作性。⑤整体性。

第四节　社区预防保健

1. 策略　根据其内容和目的,社区预防保健可分为一级预防(病因预防或发病前期预防)、二级预防(临床前期预防)和三级预防(临床预防)。

2. 常用内容和方法　①常见传染病的社区预防与控制。②慢性非传染性疾病、突发公共卫生事件的预防与监控。③环境与职业卫生的管理。④特殊人群的社区保健,包括妇幼保健、老年保健。⑤其他预防工作,如精神病防治、牙防、眼防,学校预防保健,营养与食品卫生等。

第五节　实用卫生统计和流行病学原理与方法

 例题

某年某死因死亡总数/同年各死因死亡总数×100%,描述的指标是(A)

A. 死因构成比　　　　　　　　　　B. 死亡率

C. 发病率　　　　　　　　　　　　D. 疾病构成比

E. 疾病别死亡率

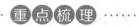 重点梳理

1. 常用社区卫生统计指标

分类	指标
人口统计	人口数、出生率、人口自然增长率
死亡水平	死亡率、死亡专率、婴儿死亡率
死亡原因	死因别死亡率、死因构成比与死因顺位
疾病统计	发病率、罹患率、患病率、病死率、疾病构成比
反映疾病治疗效果	治愈率、有效率、生存率、保护率、效果指标
寿命指标	寿命表、平均预期寿命

2. 常用公式

指标	计算方法
死亡率	某人群某年死亡总人数/同年平均人口数×K
死因构成比	某年某死因死亡总数/同年各死因死亡总数×100%
发病率	某时期内新发病例数/同期平均人口数×K
期间患病率	某时期内总病例数/同时期平均人口数×K
时点患病率	某时点病例总数/调查人数×K
某病病死率	某时期内因某病死亡人数/同期患该病患者数×100%
疾病构成比	某种(类)疾病例数/各种疾病总例数×100%

注:K为比例基数。

3. 统计表与统计图　统计表可分为简单表和复合表(或组合表);常用统计图可分为条图、百分构成图、线图、直方图、散点图、统计地图等。

4. 流行病学研究对象的3个层次　疾病、伤害、健康状态。

5. 流行病学研究的方法

分类	常用方法	特点
描述性研究	现况研究、筛检、生态学研究等	客观地观察和记录事物或现象的状态和特征,进而分析描述事物或现象特点与规律。用于发现病因线索,但不能确认病因
分析性研究	病例对照研究、队列研究	有比较地进行分析,以找出疾病发生、发展的相关因素。病例对照研究只能论证疾病与因素间是否存在关联,不能确认因果关系
实验性研究	临床试验、现场试验、社区干预试验	必须对观察对象施加某种干预,主要用于评价干预措施的效果
理论性研究	—	使用数学公式明确地和定量地表达病因、宿主和环境之间构成的疾病流行规律,同时从理论上探讨不同防治措施的效应

6. 现况调查　也称横断面调查、患病率调查等。按设计要求,在某一人群用一定方法收集特定时间内疾病的描述性资料,以描述疾病的分布及观察某些因素与疾病(健康)之间的关联。

种类	必备条件
普查	①有足够的人力、物资和设备用于发现病例和及时治疗。②普查的疾病患病率较高。③疾病的检查方法、操作技术不是很复杂,试验的灵敏性和特异性均较高
抽样调查	遵循随机化的原则,才能获得有较好代表性的样本,并通过样本信息推断总体。常用的抽样方法有单纯随机抽样、系统抽样、分层抽样、整群抽样

7. 病例对照研究

(1) 基本原理:病例对照研究是以现在确诊的患有某特定疾病的患者作为病例组,以不患有该病但具有可比性的个体作为对照组,通过询问、实验室检查或复查病史,搜集既往各种可能的危险因素的暴露史,测量并比较病例组与对照组中各因素的暴露比例,经统计学检验,若两组差别有意义,则可认为因素与疾病之间存在统计学上的关联。

（2）病例与对照的基本来源

来源		优缺点
医院	医院的现患者、医院门诊的病案、出院记录等	节省费用，容易获得，合作好，信息较完整准确，但易发生选择偏倚
社区	社区的监测资料，普查、抽查的人群资料等	一般以此来源为优，代表性较强，但不易获得

8. **社区干预试验**　以人群作为整体进行实验性研究，常用于对某种预防措施或方法进行考核或评价。

第六节　临床心理咨询

社区常见心理问题的临床症状和处理方法

1. **精神疾病患者常见的心理问题**　①对自身所患疾病的认识不符合实际。②伴发焦虑和抑郁情绪。③反复叙述躯体症状而无阳性检查所见。其干预措施如下。

（1）建立良好的医患关系。

（2）加强对疾病知识的科普宣传教育，正视疾病，配合治疗。

（3）认真排除或确定存在的器质性疾病，积极治疗躯体疾病。

（4）对存在焦虑、抑郁等负性情绪和躯体形式障碍者，给予某种抗焦虑药或抗抑郁药治疗。

（5）探讨心理病因，正确认识疾病，学会放松训练和转移对疾病的过度注意，必要时采取某些有针对性的心理治疗。

（6）严重者或处理困难时，应请精神科医师协助诊治，或转往精神专科医院治疗。

2. **依赖综合征(酒依赖和药物依赖)**

（1）很难自行戒除，多需在精神专科医院治疗，并杜绝成瘾物质的来源。

（2）缓慢撤除成瘾物质。

（3）对症治疗，包括支持性药物治疗和心理治疗等。

3. **心身疾病**

（1）由临床各科医师进行处理，需从生物、心理、社会等方面进行综合性治疗。

（2）帮助患者消除致病的心理社会因素。

（3）相应器官系统病变的生物学治疗。

（4）心理治疗贯穿治疗的全过程。

（5）合理应用抗焦虑和抗抑郁药。

第五章

全科医学概论

例题

1. 不属于家庭基本功能的是(E)

A. 抚养或赡养功能
B. 满足情感需要

C. 社会化
D. 经济功能

E. 预防疾病

2. 生物—心理—社会医学模式的特点包括(E)

A. 把人看作生物体,人体生病表现出特异的病理生理和实验室检查结果的异常

B. 理论和方法简单,易于掌握

C. 着重识别疾病的病因

D. 依赖高技术的诊疗手段

E. 基本观点是以患者为中心

················ 重点梳理 ················

（一）全科医学的主要概念、基本原则

1. **概念**　全科医学是面向个人、家庭与社区,整合临床医学、预防医学、康复医学以及人文社会学科相关内容于一体的综合性医学专业学科,其范围涵盖各种年龄、性别、器官系统的各类健康问题和疾病。

2. **基本原则**　以人为中心、以家庭为单位、以社区为基础、以预防为导向、连续性、综合性、可及性、协调性、团队合作。

（二）以人为中心的服务模式

1. **生物—心理—社会医学模式**　基本观点是以患者为中心。进入患者的世界、了解患者的个性是以人为中心的健康照顾的基础。在重视疾病诊断的同时,还必须关注患者的发病与患病经历,进一步了解疾病对患者身心功能的影响,了解患者自身对疾病的看法、期望、担心、情感等。

2. **全科医师应诊中的4项主要任务**　①确认并处理现患问题。②管理连续性问题。③适时提供预防性照顾。④改善患者的就医、遵医行为。这4项任务体现了全科医疗的主旨:为人们提供基本的、个体化的、持续的、全面综合的医疗服务。

3. **以患者为中心的接诊步骤**　LEARN模式,即倾听、解释、容许、建议、协商。

4. **全科医疗的问诊方式**　BATHE问诊方法,即背景、情感、烦恼、处理、移情。

（三）全科医师临床思维方式和诊疗策略

1. 全科医学临床思维的基本特征　主要体现在以患者为中心、以问题为导向、以证据为基础的临床思维；体现生物—心理—社会医学模式；遵循辩证思维、逻辑思维的基本认识规律；坚持科学的批判性思维。

2. 全科医疗中临床诊断思维原则　①以人为中心的原则。②假设有病的原则。③假设是常见病的原则。④假定是器质性疾病的原则。⑤重要疾病优先检查的原则。⑥一元和多元有机结合的原则。⑦可能优于肯定的原则。⑧从整体观点出发的原则。⑨基于循证诊断的原则。

3. 全科医疗诊断思维三阶段模型

阶段	策略
建立初步诊断	• 现场即刻诊断 • 患者自我诊断 • 列出主诉 • 模型识别，提出诊断假设
验证、修正诊断	• Murtagh 诊断策略（限制性除外诊断） • 逐步验证（通过定位和定性归缩诊断） • 概率推理 • 模型识别，修正诊断 • 临床预测规则
确定最终诊断	• 明确诊断，不需要进一步检查 • 需要进一步检查明确诊断 • 试验性治疗 • 利用时间作为诊断工具 • 无法确定诊断（重新搜集资料进一步验证，试验性研究，与患者分享不确定性、推迟诊断，转诊）

4. Murtagh 安全诊断策略　包括 5 个自问自答的问题：①具有这种症状和体征的常见疾病有哪些。②有没有重要的不能被忽略的疾病。③有没有容易被遗漏和忽略的疾病。④患者是否患有潜在而常有许多共同特征的疾病。⑤患者是不是有什么话还没有说。

（四）生命周期和临床预防原则

1. 全科医师处理的沿生命周期的健康问题

生命周期	生理问题	心理、家庭和社会问题
结婚、妊娠前期	婚前咨询检查、性咨询、遗传咨询	婚姻指导，计划生育等
妊娠期	意外妊娠、流产、高危妊娠、产前疾病等	双亲角色准备，母乳照顾，人工喂养等
新生儿期（0～28 天）	新生儿黄疸、溶血性疾病等	母婴关系，药物对新生儿的影响，母亲疾病对新生儿的影响等
婴儿期（29 天～1 岁）	呼吸道感染、先天性心脏病等	心理和社会方面的正常发育等
学龄前期（1～6 岁）	不明原因发热、病毒感染、出疹性疾病、过敏、胃肠炎等	发育评估，定期健康检查，健康教育和促进，预防保健等

续　表

生命周期	生理问题	心理、家庭和社会问题
学龄期 （7～13岁）	传染病、口腔疾病、肠道寄生虫病、阑尾炎等	心理、社会适应方面的正常发育，健康教育和促进，预防保健，定期检查等
青春期 （14～18岁）	肥胖症、青春期早熟等	心理和社会适应正常发育，健康教育，预防保健；青春期卫生问题等
青年期 （19～34岁）	过敏、急性出血热等	健康教育，定期检查，体育锻炼；愤怒、侵犯性、诱惑性、恐惧的患者等
中年期 （35～64岁）	中年期的衰老过程、营养咨询、维生素缺乏症、肥胖等	健康教育和促进，预防保健，定期健康检查，营养，旅行建议等
老年期 （>65岁）	衰老过程、营养咨询、骨折等	健康教育和促进，预防保健，定期健康检查，营养问题等

2. 维护全生命周期健康

（1）实施妇幼健康促进行动。针对婚前、孕前、孕期、儿童等阶段特点，引导家庭科学孕育健康新生命，健全出生缺陷防治体系。

（2）实施中小学健康促进行动。动员家庭、学校和社会共同维护中小学生身心健康。引导学生从小养成健康生活习惯，进行体育锻炼，预防近视、肥胖等疾病。

（3）实施职业健康保护行动。针对不同职业人群，倡导健康工作方式，落实用人单位主体责任和政府监管责任，预防和控制职业病危害。

（4）实施老年健康促进行动。面向老年人普及膳食营养、体育锻炼、定期体检、健康管理、心理健康以及合理用药等知识。健全老年健康服务体系，完善居家和社区养老政策，推进医养结合，探索长期护理保险制度，打造老年宜居环境，实现健康老龄化。

3. 临床预防医学的一般原则　①选择适宜技术降低人群发病率、伤残率及死亡率。②选择适合干预的危险因素。③选择适当的疾病开展临床预防工作。④遵循个体化的原则。⑤健康咨询与健康教育优先的原则。⑥医患双方共同决策的原则。⑦效果与效益兼顾的原则。

（五）以家庭为单位的照顾

1. 定义　家庭是人在社会中生存而产生的普遍而特殊的社会团体。

2. 家庭结构　指家庭组成、类型及各成员间的相互关系，包括家庭的外在结构和内在结构。外在结构即家庭的类型。内在结构包括家庭的角色、权力结构、沟通形式和家庭的价值观。

（1）家庭的类型

类型		含义	特征
核心家庭 （主要）		指父母及未婚子女组成的家庭，也包括无子女夫妇和养父母及养子女组成的家庭	规模小、人数少，结构简单、关系单纯，只有一个权力和活动中心，其利益和资源易于分配，便于做出决定
扩展家庭	主干家庭	指由一对已婚子女同其父母、未婚子女或未婚兄弟姐妹构成的家庭	是核心家庭的扩大，有一个权力中心，或者还有一个次中心。也称为"直系家庭"

续　表

类型	含义	特征
联合家庭	指至少两对或两对以上的同代夫妇及其未婚子女组成的家庭	家庭结构复杂、人员庞大,又称为"复式家庭"或"大家庭"
其他	包括单身家庭、单亲家庭、丁克家庭、同居家庭、独居家庭、群居体家庭、同性恋家庭、少年家庭等	非传统形式的家庭形态,有其特殊的心理行为及健康问题

（2）家庭的权力结构

类型	特点
传统权威型	以社会传统确认家庭的权威。如传统公认的父亲、长子,而不考虑他的社会地位、职业、收入、健康、能力等
工具权威型	负责供养家庭,掌握经济大权的人。如长兄、长姐,供养家庭的主角
感情权威型	在家庭感情生活中起决定作用的人主宰大权,其他的家庭成员因对他(她)的感情而承认其权威。如母亲、妻子
分享权威型	家庭成员均可分享权力,共同决策,共同承担家庭义务,以个人的兴趣和能力为家庭贡献力量。这是理想的家庭权力类型

（3）角色:是家庭成员在家庭中的特定身份,代表着他(她)在家庭中所应承担的职能,反映出他(她)在家庭中的相对位置及与其他成员之间的相互关系。在家庭中,每个成员都扮演着各自的家庭角色,这种身份是社会客观赋予的,而不是自己认定的。由于角色的变换,产生角色期待、角色学习、角色冲突。

（4）沟通:是家庭成员间相互交换信息、沟通感情、调控行为和维持家庭稳定的有效手段,也是评价家庭功能状态的重要指标。

1）家庭沟通通过发送者(S)、信息(M)和接受者(R)完成,即 S－M－R 传递轴。任一环节出现问题,都会影响沟通的效果。

2）家庭功能不良时,出现成员间的沟通异常,语言掩饰、交流缺乏明朗。一般来讲:①家庭功能早期不良表现为情感沟通受损。②家庭功能中度不良表现为替代性或掩饰性沟通。③家庭功能严重障碍表现为机械性沟通中断,缺少相互合作。

（5）价值观:是家庭判断是非的标准,以及对某件事情的价值所持的态度。

3. 家庭的功能　①感情需求。②性和生殖的需求。③抚养和赡养。④社会化功能。⑤经济功能。⑥赋予成员地位。

4. 家庭对健康的影响

影响方面	具体内容
家庭饮食、生活、行为习惯与健康	慢性病的诱因多与不良的生活方式、饮食习惯、行为相关
婚姻与健康	①夫妻相亲相爱、家庭稳定,使家庭具有凝聚力,良好的家庭氛围促使机体心理平衡,子女健康成长。②不幸的婚姻、离婚、分居或寡居,带来负面情绪。高度负面情绪常会越过生理阈值发生疾病危机。③重建的双核心家庭,往往带来角色的压力,情绪耗尽、透支健康。④家庭破裂是健康的重要危机,对孩子有广泛影响

续 表

影响方面	具体内容
家庭与成长	①患儿非发作性惊厥与低社会阶层、精神疾患、父母亲情剥夺和不良保健有关。②意外事件及安全伤害的发生明显与父母防范意识淡薄相关。③人格障碍多与家庭环境及家庭教养有关。④长期营养缺乏会影响发育成长等
家庭对儿童社会化的影响	儿童的躯体和行为异常与家庭病理有密切的关系。父母亲情的长期剥夺与自杀、抑郁、社会病理人格相关
家庭经济与健康	经济对健康的影响与年龄有关,年龄越小,相关性越大
家庭关系不良与健康	父母长期高应激状态对子女智力和行为都有影响

5. 家庭对疾病的影响

影响方面	具体内容
家庭与遗传病	有些疾病是受到家族遗传因素和母亲孕期各种因素的影响而产生的。遗传病的获得不仅是生物遗传,还有心理、精神的遗传
家庭与感染	传染性疾病及呼吸道疾病在家庭中更易传播
家庭与慢性病	慢性病的长期照顾多依靠家庭,患者的生活质量及预后与家庭照顾相关
家庭与疾病预防	疾病预防应从家庭做起,从生活方式、健康心理行为起步,方能保障家庭成员的健康。家庭功能良好、相互作用模式正常,可有效预防心理疾病
家庭与疾病康复	家庭的支持对各种疾病,尤其是慢性病的治疗和康复有很大的影响

6. 家庭生活周期

阶段	主要面临的问题	保健服务重点
新婚期	适应人际关系、预备做父母、性生活协调和计划生育	沟通与咨询;性生活与生育指导
第一个孩子出生期	怀孕与围产期、角色适应与压力;婴幼儿哺育与产后健康;婴幼儿异常与疾病	孕期检查与健康指导;哺乳、喂养指导及妇科处置;早发现、处理与转介,预防接种
学龄前儿童期	儿童身心发展问题;安全保护问题;传染及呼吸道感染	发育指导与成长咨询;安全健康教育;预防、及时治疗
学龄儿童期	上学、学业问题与精神成长;听力、视力障碍与感染;营养与运动问题	心理辅导与家庭宣教;及早发现,处理与处置;健康宣教与疾病预防
青少年期	青少年心理问题;社会化与性问题	心理咨询与家庭辅导;青春期教育、性教育
孩子离家期	父母与子女间为成人间的关系;孤独感;慢性病来临;更年期	不宜过多约束成年子女,宜以精神支持辅助子女;心理健康咨询,发展自己的社交及多种兴趣;宣教及预防、定期体检;更年期保健
空巢期	心理问题;慢性病多发;经济与保健	健康与心理辅导;健康教育、预防与治疗、转介;规划与告诫、沟通技巧
退休期	疾病及残障;安全与治疗问题;丧偶、死亡	家庭病床与慢性病管理;随访安全看护、与子女联系;团队合作与临终照顾

7. 家庭评估

(1)目的:了解家庭的结构、家庭所处的家庭生活周期阶段、家庭资源和家庭功能等,进一步分析家庭存在的健康问题/疾病,以及在照顾患者健康问题/疾病过程中可以利用的家庭资源。

(2)方法:包括家庭基本资料收集、家系图、家庭圈、家庭功能APGAR量表、生态图、家庭凝聚度和适应度等。

1)家系图:一般在10~15分钟内完成。其画法应遵循的原则:①内容一般包括三代人。②可从最年轻的一代开始往上追溯,也可从患者这一代开始上下展开。③不同性别、角色和关系用不同的结构符号来表示。④同代人中年龄大的排在左边,年龄小的排在右边,并在每个人的符号旁边注上年龄、出生或死亡日期、遗传病或慢性病等资料;还可以根据需要,在家系图上标明家庭成员的基本情况和家庭中的重要事件。⑤标出在同一处居住的成员。⑥家系图中的符号要简明扼要。

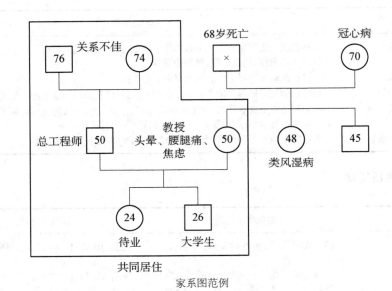

家系图范例

符号	含义	符号	含义
□	男性	〜〜〜	发生冲突
○	女性	＝＝＝	关系密切
◇	性别不明	□⌐——⌐○	已婚
⊠	死亡	□⌐—//—⌐○	离婚
●	堕胎或流产	□⌐---⌐○	同居
/\	双胞胎	□⌐〜〜〜⌐○	婚姻不和谐
	收养		丈夫曾离婚两次

家系图符号

2）家庭圈：以患者的观点看待家庭成员与自己的关系，自绘的圈形图，是一种患者主观评价的方法。有利于医师探讨家庭的互动关系及家庭的动态表征。在图中，家庭以大圈表示，成员以小圈表示，小圈的距离代表其亲密度，绘图者将自己绘于大圈的中心位置，其他成员按亲密程度绘于周围。

3）ECO-MAP图（生态图）：是评估家庭外资源的一种方法。以社会的观点进行家庭评估，有助于指出家庭所处社会环境的基本特质，亦可用于治疗。

（六）以社区为范围的健康照顾

1. 社区为导向的基层医疗（COPC） COPC是指将个人为单位，治疗为目的的基层医疗与以社区为单位、重视预防保健的社区医疗两者有机结合的基层工作。

（1）基本要素：①基层医疗单位。②社区内特定的人群。③明确的解决社区主要健康问题的实施过程。

（2）COPC分级

分级	内容
0级	无社区的概念，未开展COPC，不了解所在社区的健康问题，只对就医的患者提供非连续性的照顾
1级	对所在社区的健康统计资料有所了解，但缺乏社区内个人健康问题的资料，根据医师个人的主观印象来确定健康问题的优先顺序及解决方案
2级	对所在社区的健康问题有进一步的了解，有间接调查得到的社区健康问题资料，具备制订计划和评价的能力
3级	通过社区调查或建立的个人健康档案资料，已掌握所服务社区90%以上居民的个人健康状况，针对社区内的健康问题已采取对策，但缺乏有效的干预策略
4级	对社区内每一居民均建立个人健康档案、家庭健康档案，已采取有效的预防保健和疾病治疗措施，建立社区内健康问题资料的收集渠道和评价系统，具备解决社区健康问题的能力和协调管理社区资源的能力

（3）实施中的困难与障碍：①经费补充困难。②对COPC的概念认识不清，全科医师提供COPC的服务能力不足。③相关机构、组织缺乏统一认识，相互之间协作精神差。

2. 社区诊断

（1）定义：社区诊断也称社区卫生需求评价，是社区卫生工作者运用社会学、人类学和流行病学的研究方法，收集社区卫生状况、社区居民健康状况、社区卫生资源、社区居民需求及卫生服务提供与利用情况，发现存在的主要健康问题，确定需要优先解决的社区主要卫生问题的过程，为进一步制订社区卫生服务干预计划提供科学依据。

（2）社区诊断的步骤：①收集资料。②分析社区主要健康问题，提出初步的卫生服务需求。③确定社区需解决健康问题的优先权。④提出社区健康干预方案。⑤写出社区诊断报告。

（七）社区常见慢性病的管理技能

1. 慢性病的定义 慢性病是一类起病隐匿、病因和发病机制复杂、进展缓慢、可防可控、难以治愈的疾病的统称。我国居民的死因构成中，排在前五位的分别是恶性肿瘤、脑血管病、心脏病、呼吸系统疾病和损伤及中毒。

2. **慢性病的危险因素**　吸烟、缺乏锻炼、酗酒和不合理膳食构成了我国慢性病发病四大类危险因素。提高人们对疾病预防的认识,做到早发现、早诊断、早治疗,成为预防慢性疾病,确保不生病的关键。

3. **慢性病的社区预防策略**　包括了高危人群策略和全人群策略。

(1) 高危人群策略:主要是对疾病风险高的个体,针对致病危险因素采取干预措施,降低其未来发病风险。

(2) 全人群策略:不需要确定哪些个体是高危的,而是针对人群中危险暴露的决定因素采取措施,降低整个人群危险因素的暴露水平。全人群策略可以使大多数人受益,即使个体因预防而获得的收益微不足道,但给整个人群带来的累积收益非常可观。

第六章

临床常见病种的诊疗规范

第一节　老年医学

 例题

关于老年人患病特点,描述正确的是(B)

A. 患病时间较短　　　　B. 通常患有多系统疾病　　　　C. 用药种类较少

D. 其患有的疾病之间具有相关性　　　　E. 所患疾病多处于早期

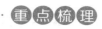

1. 老年人患病特点

(1) 不易获得完整的病史。

(2) 个体差别大。

(3) 发病的自觉症状及体征不典型。

(4) 多种疾病同时存在。

(5) 合并症复杂。

(6) 伴有复杂心理社会因素。

2. 老年人合理用药原则

(1) 掌握用药指征,合理选择药物。

(2) 掌握好最佳的用药剂量,根据年龄、体重和体质情况而定。

(3) 掌握好用药的最佳时间。

第二节　内科疾病

一、高血压

 例题

一般情况下,建议高血压患者每人每天食盐摄入量不超过(D)

A. 1 g   B. 3 g   C. 5 g   D. 6 g   E. 10 g

·············· 重点梳理 ··············

1. 概述　原发性高血压是以体循环动脉压升高为主要临床表现的心血管综合征,通常简称为高血压。高血压是心脑血管疾病发病和死亡的主要危险因素。

2. 典型症状　①大多数起病缓慢,缺乏特异性症状。②常见症状有头晕、头痛、颈项强直、疲劳、心悸等,典型高血压头痛随血压下降后可消失。③较重症状有视力模糊、鼻出血等。

3. 原发性高血压的心血管危险分层

(1)既往标准

1) 1 级高血压:收缩压 140～159 mmHg 和/或舒张压 90～99 mmHg。根据其他危险因素和病史,再分为低危、中危、高危和很高危。

2) 2 级高血压:收缩压 160～179 mmHg 和/或舒张压 100～109 mmHg。根据其他危险因素和病史,再分为中危、高危和很高危。

3) 3 级高血压:收缩压≥180 mmHg 和/或舒张压≥110 mmHg。根据其他危险因素和病史,再分为高危、很高危。

(2)最新标准:我国成人高血压的诊断界值为收缩压≥130 mmHg 和/或舒张压≥80 mmHg。

1) 血压水平分级:1 级,收缩压 130～139 mmHg 和/或舒张压 80～89 mmHg。2 级,收缩压≥140 mmHg 和/或舒张压≥90 mmHg。

2) 心血管危险分层

A. 高危患者:①收缩压≥140 mmHg 和/或舒张压≥90 mmHg 者。②收缩压 130～139 mmHg 和/或舒张压 80～89 mmHg 伴临床合并症、靶器官损害或大于 3 个心血管危险因素者。

B. 非高危患者:收缩压 130～139 mmHg 和/或舒张压 80～89 mmHg 且未达到上述高危标准者。

4. 辅助检查

(1)基本项目:血生化检查、全血细胞计数、血红蛋白和血细胞比容、尿液分析、心电图。

(2)推荐项目:24 小时动态心电图、超声心动图、餐后 2 小时血糖、血同型半胱氨酸、尿白蛋白定量、尿蛋白定量、眼底检查等。

(3)疑为继发性高血压的检查项目:血浆肾素活性、血和尿醛固酮、血和尿皮质醇、血肾上腺素及去甲肾上腺素、血和尿儿茶酚胺、动脉造影、肾和肾上腺超声、CT 或磁共振成像、睡眠呼吸监测等。

5. 诊断　高血压诊断主要依据诊室测量的血压值;采用经核准的汞柱或电子血压计,患者于安静休息状态下,取坐位测量上臂肱动脉部位血压,在未使用降压药物的情况下,非同日测量 3 次血压值收缩压均≥130 mmHg 和/或舒张压均≥80 mmHg 可诊断高血压。患者既往有高血压病史,正在使用降压药物,血压正常也诊断为高血压。

6. 鉴别诊断　原发性高血压应与继发性高血压相鉴别。

疾病	典型表现
肾实质性高血压	高血压;伴明显蛋白尿、血尿和贫血
肾血管性高血压	血压升高进展迅速、突然加重;上腹部和背部肋脊角处可闻及血管杂音
原发性醛固酮增多症	多数情况下血压为轻中度增高;可有肌无力、周期性瘫痪、烦渴、多尿等
嗜铬细胞瘤	阵发性血压升高;伴心动过速、头痛、出汗、面色苍白
皮质醇增多症	高血压;向心性肥胖、满月脸、水牛背、皮肤紫纹、毛发增多等
主动脉狭窄	上臂血压增高,下肢血压不高或降低;肩胛区、胸骨旁、腋部可有动脉搏动和杂音;腹部听诊可有血管杂音

7. 治疗

(1) 非药物治疗:①减少钠盐摄入,每人每天食盐摄入量不超过 6 g。②中等强度体育运动,每周 3～5 次,每次持续 30 分钟左右。③合理膳食。④控制体重,BMI<24 kg/m²,男性腰围<90 cm,女性腰围<85 cm。⑤戒烟。⑥限制饮酒,每天白酒<50 mL 或葡萄酒<100 mL。

(2) 启动降压药物治疗的情况

1) 收缩压≥140 mmHg 和/或舒张压≥90 mmHg,推荐立即启动降压药物治疗。

2) 收缩压 130～139 mmHg 和/或舒张压 80～89 mmHg 伴临床合并症,推荐启动降压药物治疗。

3) 收缩压 130～139 mmHg 和/或舒张压 80～89 mmHg 伴靶器官损害或>3 个心血管危险因素,可以启动降压药物治疗。

心血管危险分层为非高危(即收缩压 130～139 mmHg 和/或舒张压 80～89 mmHg)的患者,伴 0～2 个心血管危险因素,可进行 3～6 个月的生活方式干预,若收缩压仍≥130 mmHg 和/或舒张压≥80 mmHg,可考虑启动降压药物治疗。

(3) 药物治疗

1) 大多数无并发症或合并症的患者可单独或者联合使用噻嗪类利尿药、β 受体阻滞剂、钙通道阻滞剂、血管紧张素转换酶抑制剂、血管紧张素 Ⅱ 受体拮抗剂。必要时可用两种或两种以上药物联合治疗。

2) 比较合理的两种降压药联合治疗方案是 β 受体阻滞剂与钙通道阻滞剂;利尿剂与血管紧张素转换酶抑制剂(ACEI)或血管紧张素受体拮抗剂(ARB);钙通道阻滞剂与 ACEI 或 ARB;钙通道阻滞剂与利尿剂。

3) 三种降压药合理的联合治疗方案除有禁忌证外,必须包含利尿剂。

4) 对于有并发症或合并症的患者,降压药和治疗方案的选择应该个体化。

8. 转诊指征

情况	转诊指征
初诊高血压患者	①合并严重的靶器官损害或临床情况。②鉴别原发性高血压与继发性高血压。③需要进一步明确高血压诊断及心血管疾病危险分层。④因其他疾病诊疗需要到上级医院进一步检查。⑤妊娠和哺乳期妇女

续　表

情况	转诊指征
复诊高血压患者	①在改善生活方式的基础上,按照初始治疗方案治疗 2～3 个月,血压不达标者。②难治性高血压。③血压控制平稳,再度出现血压升高并难以控制者。④随访过程中,出现新的、基层无法处理的不良反应或其他严重临床疾患

二、冠状动脉粥样硬化性心脏病

 例题

(1～2 题共用题干)

老年男性,诊断冠状动脉粥样硬化性心脏病 5 年,咳嗽 1 周,诉上腹痛、呕吐 2 小时,伴气短,难以平卧。查体:血压 100/70 mmHg,患者出冷汗。

1. 下列选项中,最不应该遗漏的检查是(B)

A. 胸部 X 线片 　　　 B. 心电图 　　　 C. 肌钙蛋白

D. 血尿淀粉酶 　　　 E. 电解质检查

2. 患者的诊断不应忽视的疾病是(D)

A. 糖尿病酮症酸中毒 　　　 B. 急性糜烂性胃炎 　　　 C. 食物中毒

D. 急性心肌梗死 　　　 E. 急性肺炎

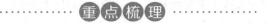 ···············　重点梳理　···············

(一) 概述

1. **定义**　冠状动脉粥样硬化性心脏病,简称冠心病(CHD),是指冠状动脉发生粥样硬化引起管腔狭窄或闭塞,导致心肌缺血、缺氧或坏死而引起的心脏病,也称缺血性心脏病。

2. **危险因素**　①年龄(男性≥45 岁;女性≥55 岁)。②早发冠状动脉粥样硬化性心脏病家族史。③吸烟。④高血压。⑤高胆固醇或高低密度脂蛋白胆固醇。⑥低高密度脂蛋白胆固醇。⑦高甘油三酯。⑧高血糖。⑨胰岛素抵抗。⑩糖尿病。⑪有明确的脑血管或周围血管阻塞的既往史。⑫重度肥胖。⑬较少运动。⑭社会心理因素等。

3. **分型**　隐匿型冠状动脉粥样硬化性心脏病、心绞痛、心肌梗死、缺血性心肌病和猝死。

4. **按照发病特点和治疗原则分类**

分类	具体类型
慢性冠脉病	稳定型心绞痛、隐匿型冠状动脉粥样硬化性心脏病、缺血性心肌病
急性冠脉综合征	不稳定型心绞痛、非 ST 段抬高型心肌梗死、ST 段抬高型心肌梗死、冠状动脉粥样硬化性心脏病猝死

(二) 稳定型心绞痛

1. **概述**　稳定型心绞痛是在冠状动脉固定的较严重狭窄的基础上,由于心肌负荷增加引起的心肌急剧的、暂时的缺血与缺氧的临床综合征,是临床上最常见的心绞痛。

2. 临床表现

(1) 症状:以发作性胸痛为主要表现,发作常由体力劳动或情绪激动(如愤怒、焦急、过度兴奋等)所诱发,饱食、寒冷、吸烟、心动过速、休克等亦可诱发。胸痛常为压迫、发闷或紧缩性,也可有烧灼感,但不像针刺或刀扎样锐性痛,偶伴濒死感。主要位于胸骨体后,可波及心前区,常放射至左肩、左臂内侧达环指(无名指)和小指,或至颈、咽或下颌部。一般持续数分钟,多为3～5分钟,很少超过半小时。一般在停止原来诱发症状的活动后或舌下含用硝酸甘油可缓解。

(2) 体征:平时一般无异常体征。心绞痛发作时常见心率增快、血压升高、表情焦虑、皮肤湿冷或出汗,有时出现第四或第三心音奔马律。可有暂时性心尖部收缩期杂音。

3. 心电图检查

(1) 静息时心电图:约半数患者在正常范围,也可有陈旧性心肌梗死的改变或非特异性 ST 段和 T 波异常。有时出现房室或束支传导阻滞或室性、房性期前收缩等心律失常。

(2) 心绞痛发作时心电图:绝大多数患者可出现暂时性心肌缺血引起的 ST 段移位。常见反映心内膜下心肌缺血的 ST 段压低($\geq 0.1\ mV$),发作缓解后恢复。也可出现 T 波倒置。平时有 T 波持续倒置者,发作时可变为直立("假性正常化")。

4. 心绞痛严重度分级(加拿大心血管病学会)

分级	内容
Ⅰ级	一般体力活动(如步行和登楼)不受限,仅在强、快或持续用力时发生心绞痛
Ⅱ级	一般体力活动轻度受限。快步、饭后、寒冷或刮风中、精神应激或醒后数小时内发作心绞痛。一般情况下平地步行 200 m 以上或登楼一层以上受限
Ⅲ级	一般体力活动明显受限,一般情况下平地步行 200 m 内或登楼一层引起心绞痛
Ⅳ级	轻微活动或休息时即可出现心绞痛症状

5. 鉴别诊断

(1) 急性心肌梗死:疼痛部位、性质与稳定型心绞痛相仿,但程度更重、时间更长,硝酸酯的作用减弱甚至无效。

(2) 其他疾病引起的心绞痛:包括严重的主动脉瓣病变、风湿热或其他原因引起的冠状动脉炎、梅毒性主动脉炎引起的冠状动脉口狭窄或闭塞、肥厚型心肌病引起的心肌相对缺血、X综合征、心肌桥、先天性冠状动脉畸形等引起的心绞痛,可根据其他临床表现进行鉴别。

(3) 心脏神经症:是排他诊断,患者常诉胸痛,但为短暂的刺痛或较持久的隐痛,且胸痛部位经常变动。患者常喜欢不时地深吸一大口气或作叹息性呼吸,常伴有心悸、疲乏等神经衰弱的症状。

(4) 肋间神经痛和肋软骨炎:疼痛常累及 1～2 个肋间,但并不一定局限在前胸,表现为刺痛或灼痛,多为持续性而非发作性,咳嗽、用力呼吸和身体转动可使疼痛加剧,沿神经走行处有压痛,手臂上举活动时局部有牵拉疼痛;后者一般在肋软骨处有压痛。

(5) 不典型疼痛:需与反流性食管炎及食管裂孔疝、消化性溃疡、胆囊炎及胆石症、胰腺炎、颈椎病、带状疱疹等引起的胸、腹疼痛相鉴别。

6. 治疗

（1）一般治疗：①健康饮食。②适当运动。③控制体重。④戒烟。⑤保持心情舒畅,避免和治疗便秘。

（2）药物治疗：①抗血小板,常用阿司匹林、氯吡格雷。②抗心绞痛治疗,症状发作时,应立即解除发作诱因,安静休息,必要时可吸氧,舌下含服硝酸甘油;症状发作间期,常用β受体阻滞剂、钙通道阻滞剂、硝酸酯类等。③调节血脂。④控制血压。⑤控制血糖。

7. 转诊指征

（1）不稳定型心绞痛。

（2）对于突然出现阿-斯综合征者,应立即实施心肺复苏。待呼吸恢复,心率（律）、血压能够维持即初级复苏成功后,再经监护治疗情况下转往上级医院抢救。

（三）急性心肌梗死

1. 概述　急性心肌梗死(AMI)是因冠状动脉突然阻塞,局部心肌由于相关动脉血供中断而发生缺血、坏死,其中多数由冠状动脉粥样斑块破裂、血栓形成所致。

2. 临床表现

（1）胸痛为最早且最常见的症状,多位于胸骨后,呈压榨样,难以忍受。持续时间长,含硝酸甘油症状不缓解。常伴有大汗、恶心、呕吐、头晕和濒死感。部分患者无胸痛,以糖尿病患者和老年人多见。

（2）患者多表现焦虑、辗转不安、大汗淋漓、面色苍白、四肢冰冷。前壁心肌梗死在发病1～2小时内常伴有交感神经亢进,心率增快和/或血压上升;下壁梗死则可伴有副交感神经亢进,心率减慢和/或低血压。

（3）可有心音减弱,心尖部可出现 S_3 或 S_4,心尖部收缩期杂音为乳头肌功能不全所致的二尖瓣反流;透壁性心肌梗死累及心包,可听到心包摩擦音。患者就诊时可有各种心律失常、低血压、急性左心衰竭和休克表现。

（4）发病第一周时,体温可升高,但一般不超过 38 ℃;血压变化不一,多数透壁性心肌梗死发生后,收缩压较梗死前下降 10～15 mmHg。

3. 辅助检查

（1）特征性心电图动态改变：①ST 段抬高型,起病最早期可出现异常高耸的 T 波,之后 ST 段明显抬高,弓背向上与直立的 T 波形成单向曲线,数小时或稍后 ST 段逐渐恢复至等电位线,T 波倒置,发病 1～2 天内出现病理性 Q 波,同时 R 波减小。②无 ST 段抬高型,ST 段明显压低,T 波倒置,ST-T 的改变持续 1～2 天或以上。最初 6～12 小时内心电图可无明显改变,2～3 天后才出现有诊断意义的图形。

（2）心肌坏死标志物：①肌红蛋白(Mb)起病后 2 小时开始升高,12 小时达高峰,24～48 小时恢复正常。②肌酸磷酸激酶(CK)、CK 同工酶(CK-MB)起病后 4～6 小时开始升高,12～24 小时达高峰,3～4 天恢复正常。③肌钙蛋白 T 和肌钙蛋白 I 起病后 3～4 小时开始升高,用于诊断急性心肌梗死,敏感性及特异性均较高,持续时间长达 1 周以上。

4. 并发症

（1）机械性并发症：如乳头肌功能不全或断裂，心室游离壁破裂，室间隔穿孔。

（2）栓塞：附壁血栓脱落，引起脑、肾、脾或肢体动脉栓塞。

（3）室壁瘤：多见于广泛前壁心肌梗死，左心室造影、二维超声心动图可显示局部心缘膨出伴矛盾运动，心电图可表现相应的导联 ST 段持续抬高。

5. 鉴别诊断

（1）主动脉夹层：多因主动脉壁动脉瘤发生破裂，可同时出现血压增高，胸痛性质剧烈，可放射至背部、腹部、下肢等。

（2）急性心包炎：多见于年轻人，疼痛多位于心前区、上腹部及颈部，持续存在，为刀割样锐痛，深吸气、体位改变和吞咽时加重，坐位或前倾位及憋气时减轻，早期可出现发热及心包摩擦音。

（3）急性肺栓塞：表现为胸痛、咯血、呼吸困难，血压下降，多发生于术后、长期卧床等。

6. 治疗

（1）卧床休息，解除焦虑，吸氧。适当给予镇静剂。

（2）止痛剂仅在必要时使用。

（3）监护血压、心率、心律及呼吸等生命体征。如出现室颤或室速等致命性心律失常，应予非同步（室颤）或同步（室速）直流电复律。室速的药物治疗首选胺碘酮。

（4）ST 段抬高型心肌梗死应尽早行心肌再灌注治疗。无介入治疗条件而有溶栓指征，应及时溶栓治疗。

（5）积极治疗并发症。

7. 转诊指征　患者出现症状 12 小时内就诊且为 ST 段抬高型 AMI 时，如果血流动力学指标稳定，应积极与急救中心联系将患者转往能提供再灌注治疗和监护的上级医院进行积极救治；如患者血流动力学不稳定，先实施积极抢救治疗，然后转院。

三、心力衰竭

例题

下列属于右心衰竭和肝硬化主要鉴别点的是（E）

A. 黄疸　　　　　　　　　B. 腹腔积液　　　　　　　　　C. 肝大

D. 水肿　　　　　　　　　E. 肝颈静脉回流征阳性，颈静脉怒张征

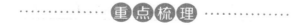

（一）概述

1. 定义　心力衰竭简称心衰，是各种心脏结构或功能性疾病导致心室充盈和/或射血能力受损而引起的一组综合征。由于心室收缩功能下降，射血功能受损，心排血量不能满足机体代谢的需要，器官、组织血液灌注不足，同时出现肺循环和/或体循环淤血。慢性心力衰竭是大多数心血管疾病的最终归宿，也是最主要的死亡原因。

2. 常见诱因及病因

（1）常见诱因：呼吸道感染（最常见、最重要）、感染性心内膜炎、心律失常（如心房颤动）、血容量增加、过度体力劳累或情绪激动、治疗不当、原有心脏病变加重或并发其他疾病。

（2）病因：原发性心肌损害、心脏负荷过重。

分类	常见病因
压力负荷（后负荷）过重	高血压、主动脉瓣狭窄、肺动脉高压、肺动脉瓣狭窄等
容量负荷（前负荷）过重	①主动脉瓣关闭不全、二尖瓣关闭不全。②间隔缺损、动脉导管未闭。③慢性贫血、甲状腺功能亢进症等

3. 心力衰竭分期

分期	表现
A 期	患者存在心力衰竭高危因素，目前尚无心脏结构或功能异常，也无心力衰竭的症状和/或体征
B 期	患者无心力衰竭的症状和/或体征，但已出现心脏结构改变，如左心室肥厚、无症状瓣膜性心脏病、既往有心肌梗死病史等
C 期	患者已有心脏结构改变，既往或目前有心力衰竭的症状和/或体征
D 期	患者虽经严格优化内科治疗，但休息时仍有症状，常伴心源性恶病质，须反复长期住院

4. 心功能分级

（1）Killip 分级：用于评估急性心肌梗死时心力衰竭的严重程度。

分级	依据
Ⅰ级	无心力衰竭的临床症状与体征
Ⅱ级	有心力衰竭的临床症状与体征；肺部 50% 以下肺野湿啰音，心脏第三心音奔马律
Ⅲ级	严重的心力衰竭临床症状与体征；严重肺水肿，肺部 50% 以上肺野湿啰音
Ⅳ级	心源性休克

（2）NYHA 分级：适用于慢性单纯性左心衰竭、射血分数降低的心力衰竭患者的心功能分级。

分级	依据
Ⅰ级	日常活动量不受限制，一般活动不引起疲乏、心悸、呼吸困难或心绞痛
Ⅱ级	体力活动轻度受限，休息时无自觉症状，一般活动可出现心力衰竭症状
Ⅲ级	体力活动明显受限，小于平时一般活动即引起心力衰竭症状
Ⅳ级	患者不能从事任何体力活动，休息状态下也出现心力衰竭的症状，体力活动后加重

（二）慢性心力衰竭

1. 临床表现

（1）左心衰竭：以肺淤血及心排血量降低为主。

1）症状：①不同程度的呼吸困难，一般为渐进性，最先出现劳力性呼吸困难，其后依次发展至夜间阵发性呼吸困难和端坐呼吸，严重时可出现急性肺水肿。②咳嗽、咳痰和咯血，通常为白色泡沫样痰,偶尔出现痰中带血,严重时出现咳粉红色泡沫样痰和咯血。③乏力、疲倦、头晕、心悸等。④少尿及肾功能损害症状。

2)体征:①两肺底闻及湿啰音,是左心衰竭的特征;支气管黏膜充血、分泌物过多和/或痉挛可引起哮鸣音;急性肺水肿时两肺布满大水泡音和哮鸣音。②心脏听诊可闻及肺动脉瓣区第二心音亢进、S_3 奔马律,查体可发现心脏扩大等原有心脏病的体征。

(2)右心衰竭:以体循环淤血为主。

1)症状:①消化道症状,如腹胀、食欲缺乏、恶心、呕吐等是右心衰竭最常见的症状。②劳力性呼吸困难。

2)体征:①对称性可压陷性水肿,首先出现于身体最低垂的部位。②颈静脉搏动增强、充盈、怒张(主要体征),肝颈静脉反流征阳性则更具特征性。③肝脏肿大。④心脏体征,除原有基础心脏病相应体征外,可因右心室显著扩大而出现三尖瓣关闭不全的反流性杂音。

(3)全心衰竭

1)右心衰竭继发于左心衰竭而形成的全心衰竭,当右心衰竭出现之后,右心排血量减少,阵发性呼吸困难等肺淤血症状有所减轻。

2)扩张型心肌病等表现为左、右心室同时衰竭者,肺淤血症状往往不严重,主要表现为左心衰竭心排血量减少的相关症状和体征。

2. 辅助检查

(1)实验室检查:①利钠肽,常用脑钠肽(BNP)。②肌钙蛋白。③血常规、尿常规、肝肾功能、血糖、血脂、电解质等。

(2)心电图:无特异性,但能帮助判断心肌缺血、既往心肌梗死、传导阻滞及心律失常等。

(3)影像学检查:①胸部 X 线检查,是确诊左心衰竭肺水肿的主要依据,并有助于心力衰竭和肺部疾病的鉴别。②超声心动图,能更准确地评价各心腔大小变化及心瓣膜结构及功能,方便快捷地评估心功能和判断病因,是诊断心力衰竭最主要的仪器检查。③放射性核素检查,放射性核素心血池显影能准确地评价心脏大小和左心室射血分数(LVEF)。④心脏磁共振成像(MRI),是评价心室容量、室壁运动的金标准。增强磁共振能为心肌梗死、心肌炎、心包炎、心肌病、浸润性疾病提供诊断依据。

(4)心-肺吸氧运动试验:仅适用于慢性稳定型心力衰竭患者。

(5)有创性血流动力学检查:可计算心脏指数及肺小动脉楔压,直接反映左心功能。

3. 鉴别诊断

疾病	鉴别点
支气管哮喘	多见于青少年,有过敏史,发作时双肺可闻及典型哮鸣音,咳出白色黏痰后呼吸困难常可缓解;测定血浆 BNP 水平对鉴别心源性和支气管哮喘有较大参考价值
心包积液、缩窄性心包炎	由于腔静脉回流受阻,可引起颈静脉怒张、肝大、下肢水肿等表现,超声心动图检查可确诊
肝硬化腹水伴下肢水肿	应与慢性右心衰竭鉴别,除基础心脏病体征有助于鉴别外,非心源性肝硬化不会出现颈静脉怒张等上腔静脉回流受阻的体征

4. 治疗

（1）一般治疗：①生活方式管理，包括健康教育、体重管理、饮食管理。②急性期限制体力活动，卧床休息；稳定期适当活动，根据病情，在不诱发症状的前提下，从床边小坐开始逐步增加有氧运动。③病因治疗、避免诱发因素。

（2）药物治疗：①利尿剂，是心力衰竭治疗中改善症状的基石，是心力衰竭治疗中唯一能够控制体液潴留的药物，但不能作为单一治疗，常用祥利尿剂、噻嗪类利尿剂等。②肾素-血管紧张素-醛固酮系统（RAAS）抑制剂，首选 ACEI，当 ACEI 引起干咳、血管性水肿时，不能耐受者可改用 ARB，但已使用 ARB 且症状控制良好者不需要换为 ACEI。③β 受体阻滞剂。④正性肌力药。⑤伊伐布雷定。

（3）非药物治疗：①心脏再同步化治疗（CRT）。②植入型心律转复除颤器。③左心室辅助装置。④心脏移植。

（三）急性心力衰竭

1. 临床表现

（1）突发严重呼吸困难，呼吸频率常达 30～50 次/分，强迫坐位、面色灰白、发绀、大汗、烦躁，同时频繁咳嗽，咳粉红色泡沫样痰。极重者可因脑缺氧而致神志模糊。

（2）发病伊始可有一过性血压升高，病情如未缓解，血压可持续下降直至休克。

（3）听诊时两肺满布湿啰音和哮鸣音，心尖部第一心音减弱，率快，同时有舒张早期第三心音奔马律，肺动脉瓣第二心音亢进。

（4）持续性低血压，收缩压降至 90 mmHg 以下持续 30 分钟以上，肺毛细血管楔压（PCWP）$\geqslant$18 mmHg，心脏指数（CI）$\leqslant$2.2 L/(min·m^2)，伴组织低灌注状态，如皮肤湿冷、苍白和发绀，尿量显著减少，意识障碍，代谢性酸中毒，提示心源性休克。

2. 辅助检查

（1）胸部 X 线片显示早期间质水肿时，上肺静脉充盈、肺门血管影模糊、小叶间隔增厚；肺水肿时表现为蝶形肺门；严重肺水肿时，为弥漫满肺的大片阴影。

（2）重症患者采用漂浮导管行床旁血流动力学监测，肺毛细血管楔压随病情加重而增高，心脏指数则相反。

3. 治疗

（1）一般处理：①半卧位或端坐位，双腿下垂，以减少静脉回流。②立即高流量鼻管给氧，严重者采用无创呼吸机持续加压（CPAP）或双水平气道正压给氧。③静脉通道开放，留置导尿管，心电监护及经皮血氧饱和度监测等。④出入量管理。

（2）药物治疗：①镇静，吗啡 3～5 mg 静脉注射，老年患者可减量或改为肌内注射。②快速利尿，呋塞米 20～40 mg 于 2 分钟内静脉注射，4 小时后可重复 1 次。③氨茶碱，解除支气管痉挛，并可增强心肌收缩、扩张外周血管。④洋地黄类药物，毛花苷丙静脉给药最适用于有快速心室率的心房颤动并心室扩大伴左心室收缩功能不全者。

（3）血管活性药物：①血管扩张剂，如硝普钠、硝酸酯类、α 受体阻滞剂。②正性肌力药物，如 β 受体兴奋剂、磷酸二酯酶抑制剂、左西孟旦。③血管收缩剂。

（4）非药物治疗：①机械通气。②连续性肾脏替代治疗。

四、心律失常

例题

关于心律失常的治疗，下列组合正确的是（A）

A. 房室传导阻滞-阿托品

B. 心房颤动-普鲁卡因酰胺

C. 室上性心动过速-去甲肾上腺素

D. 室性心动过速-颈动脉窦按摩

E. 心室颤动-利多卡因

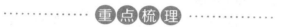

·····　重 点 梳 理　·····

（一）概述

1. **定义**　心律失常是指心脏冲动的频率、节律、起源部位、传导速度或激动次序的异常。其可见于生理情况，更多见于病理性状态，包括心脏本身疾病和非心脏疾病。

2. **诊断**

（1）病史：①发作诱因和频度，起止方式，发作时症状和体征。②既往是否有类似心律失常发作史，以及家族成员中是否有类似发作史。③是否有已知心脏疾病病史。④是否有引起心脏病变的全身性疾病，如甲状腺功能亢进症（甲亢）。⑤是否有服药史，尤其是抗心律失常药物、洋地黄和影响电解质的药物。⑥是否有植入人工心脏起搏器史等。

（2）体格检查：除检查心率与节律外，某些心脏体征有助于心律失常的诊断。

（3）心电图检查：是诊断心律失常最重要的一项无创伤性检查技术。心电图分析原则：①根据 P 波形态特征确定其节律，判断基本心律是窦性心律还是异位心律。②测定 PP 或 RR 间期，计算心房率或心室率有无心动过速或过缓，以及心律不齐。③测定 PR 间期和 QT 间期，判断有无延长或缩短。④比较 PP 间期和 RR 间期，寻找心房律和心室律的关系。

3. **分类**　心律失常包括房性期前收缩、心房颤动、阵发性室上性心动过速、室性期前收缩、阵发性室性心动过速、心室扑动、心室颤动及房室传导阻滞等。

（二）房性期前收缩

1. **病因**　由心内、心外疾病引起，如风湿性心脏病二尖瓣病变、冠状动脉粥样硬化性心脏病、高血压、甲状腺功能亢进症和低钾血症，也可见于健康人。

2. **心电图**　①提前发生的 P 波，形态与窦性 P 波略有不同。②PR 间期＞0.12 秒。③QRS 波群形态正常；房性期前收缩伴室内差异性传导时，QRS 波群可宽大畸形。④代偿间歇一般不完全。

3. **治疗**　①一般不需要抗心律失常药物治疗。②努力寻找并去除导致房性期前收缩的诱因。③对症状明显者或房性期前收缩诱发室上性心动过速者，可用 β 受体阻滞剂、普罗帕酮等。④对症状严重且药物治疗无效的单源性房性期前收缩,可尝试行导管消融治疗。

(三) 心房颤动(房颤)

1. **病因** 常见于多种心脏疾病,一些心外疾病也可导致心房颤动,其中甲状腺功能亢进症是引起房颤的主要心外疾病,且为可逆性病因。

2. **心电图** ①P波消失,代之以 f 波。②f 波频率为 350～600 次/分,其大小、形态和振幅不同。③心室律绝对不规则,未治疗时常为 100～160 次/分;发生完全性房室传导阻滞时,心室律可完全均齐。④QRS 波群形态正常;发生室内差异性传导时,QRS 波群可宽大畸形。

3. **治疗** ①转复窦性心律,抗凝、复律、导管消融、外科消融。②维持窦性心律,可使用氟卡尼、普罗帕酮、胺碘酮、索他洛尔等抗心律失常药物。③控制心室率,主要使用 β 受体阻滞剂、非二氢吡啶类钙通道阻滞剂(维拉帕米等)和洋地黄类药物。④抗凝治疗。

(四) 阵发性室上性心动过速

1. **病因** 通常无器质性心脏病表现,少数患者可由心脏疾病或药物等诱发。

2. **心电图** ①心率 150～250 次/分,节律规则。②QRS 波群形态与时限正常,但发生室内差异性传导或原来存在束支传导阻滞时,QRS 波形可宽大畸形。③逆行 P 波(Ⅱ、Ⅲ、aVF 导联倒置)常埋藏于 QRS 波群内或位于其终末部分,P 波与 QRS 波群保持恒定关系。④起始突然,通常由一个房性期前收缩触发,下传的 PR 间期显著延长,随之引起心动过速发作。

3. **治疗** ①刺激迷走神经。②静脉注射腺苷、维拉帕米、普罗帕酮、毛花苷丙(西地兰)、伊布利特等。③直流电复律。④超速起搏。⑤射频消融。

(五) 室性期前收缩

1. **病因** 可见于正常人,也可由心内、心外疾病、药物不良反应或中毒和电解质紊乱引起。

2. **心电图** ①提前出现的 QRS 波群,其前无 P 波。②提前出现的 QRS 波群宽大畸形,时限通常超过 0.12 秒。③代偿间期完全。④位于两个正常窦性心搏之间、无代偿间期的期前收缩称间位性室性期前收缩。⑤室性期前收缩和前一个正常窦性激动的偶联时间恒定。若不恒定,且长的两个异位搏动间的距离是最短的两个异位搏动间距离的整倍数时,诊断为室性并行心律。

3. **治疗** ①无器质性心脏病者,原则上不用抗心律失常药物治疗。②室性期前收缩伴左心室收缩功能低下(LVEF<40%)者,主要选用Ⅰb类和Ⅲ类抗心律失常药物,常用的药物有利多卡因、美西律、胺碘酮和索他洛尔(LVEF<30%者,不应使用索他洛尔)。③室性期前收缩伴左心室收缩功能正常者,可选用普罗帕酮、氟卡尼、索他洛尔、利多卡因、美西律、胺碘酮和 β 受体阻滞剂。④对于症状严重,尤其是伴有心功能减退,并且药物治疗无效时,导管消融治疗可以有效减轻症状并改善心功能。

(六) 阵发性室性心动过速

1. **病因** 常见于器质性心脏病,以冠状动脉粥样硬化性心脏病特别是急性心肌梗死发生率最高。

2. **心电图** ①3 个或以上的室性期前收缩连续出现。②QRS 波群宽大畸形,时限超过

0.12 秒；ST-T 波方向与 QRS 波群主波方向相反。③心室率通常为 100～250 次/分；心律规则，但亦可稍不规则。④P 波与 QRS 波群无固定关系，形成室房分离；偶尔个别或所有心室激动逆传，夺获心房。⑤通常发作突然。⑥心室夺获与室性融合波。

3. **治疗** 非器质性心脏病患者，非持续性室速如无晕厥及其他症状发作时无需治疗；持续性室速无论有无症状，均应积极治疗；器质性心脏病患者，无论是持续性，还是非持续性，均需治疗，终止发作，预防复发。对反复发作并且猝死危险性高的患者可行植入式心脏复律除颤器治疗。

（七）尖端扭转型室速

尖端扭转型室速是多形性室速的一种特殊类型，因发作时 QRS 波群的振幅与波峰呈周期性改变，宛如围绕等电位线连续扭转而得名，频率 200～250 次/分。当室性期前收缩发生在舒张晚期、落在前面 T 波的终末部时（R-on-T）可诱发室速。应努力寻找和去除导致 QT 间期延长的获得性病因，停用明确或可能诱发尖端扭转型室速的药物。治疗上首先给予静脉注射镁盐。

（八）心室扑动与心室颤动

1. **病因** 常见于缺血性心脏病。抗心律失常药物，特别是引起 QT 间期延长与尖端扭转的药物，严重缺氧、缺血、预激综合征合并房颤与极快的心室率、电击伤等亦可引起。

2. **心电图** 心室扑动呈正弦图形，波幅大而规则，QRS 波呈单形性，频率 150～300 次/分（通常在 200 次/分以上），有时难与室速鉴别。室颤的波形、振幅与频率均极不规则，无法辨认 QRS 波群、ST 段与 T 波。急性心肌梗死不伴有泵功能衰竭或心源性休克的原发性室颤，可由于舒张早期的室性期前收缩落在 T 波上触发室速，然后演变为室颤。

3. **治疗** 终止室颤最有效的方法是非同步电除颤。

（九）房室传导阻滞

1. **病因** 常见病因有冠状动脉粥样硬化性心脏病、心肌炎、心肌病、急性风湿热、药物中毒、电解质紊乱、结缔组织病和原发性传导束退化症。一度和二度 I 型房室传导阻滞可见于健康人。

2. **一度房室传导阻滞** 每个心房冲动都传导至心室，但 PR 间期超过 0.20 秒。房室传导系统的任何部位发生传导缓慢，均可导致 PR 间期延长。QRS 波群形态正常者，房室传导延缓部位几乎都位于房室结，极少数为希氏束。

3. **二度 I 型房室传导阻滞** PR 间期进行性延长直至一个 P 波受阻不能下传心室；相邻 RR 间期呈进行性缩短，直至一个 P 波不能下传心室；包含受阻 P 波在内的 RR 间期小于正常窦性 PP 间期的两倍。

4. **二度 II 型房室传导阻滞** 心房冲动传导突然阻滞，但 PR 间期恒定不变。下传搏动的 PR 间期正常或延长。2：1 房室传导阻滞可属二度 I 型或 II 型房室传导阻滞。若同时记录到 3：2 房室传导阻滞，第二个心动周期之 PR 间期延长者，便可确诊为二度 I 型房室传导阻滞。

5. **三度房室传导阻滞** 心房与心室活动各自独立，互不相关；心房率快于心室率，心房冲动来自窦房结或心房异位节律;心室起搏点通常在阻滞部位稍下方。如位于希氏束及其近邻,心室率 40～60 次/分,QRS 波群正常,心律亦较稳定;如位于室内传导系统的远端,心室率可低至 40 次/分以下,QRS 波群增宽,心室节律亦常不稳定。

6. **治疗** 一度房室传导阻滞与二度Ⅰ型房室传导阻滞心室率不太慢者,无需特殊治疗。二度Ⅱ型与三度房室传导阻滞如心室率显著缓慢,伴有明显症状或血流动力学障碍,甚至 Adams-Stokes 综合征发作者,应给予起搏治疗。对于症状明显、心室率缓慢者,应及早给予临时性或永久性心脏起搏治疗。

五、急性上呼吸道感染

 例题

下列不属于普通感冒特点的是(B)

A. 白细胞计数正常或降低   B. 淋巴细胞比例降低

C. 胸片提示肺纹理正常   D. 可有头痛

E. 可流清水样鼻涕

··········· 重点梳理 ···········

1. **概述** 急性上呼吸道感染简称上感,是鼻腔、咽或喉部急性炎症的总称。通常病情较轻、病程短、有自限性,预后良好。

2. **病因** 急性上呼吸道感染多由病毒引起,包括鼻病毒、冠状病毒、腺病毒、流感和副流感病毒以及呼吸道合胞病毒、埃可病毒和柯萨奇病毒等。部分上呼吸道感染为细菌引起,可单纯发生或继发于病毒感染后发生,多见口腔定植菌溶血性链球菌,其次为流感嗜血杆菌、肺炎链球菌和葡萄球菌等,偶见革兰阴性杆菌。

3. **分型**

(1) 普通感冒:起病较急,初期有咽部干、痒或烧灼感,可有喷嚏、鼻塞、流清水样鼻涕等症状。2～3 天后,鼻涕变稠,常伴咽痛,也可出现流泪、咳嗽、声音嘶哑等。通常无全身症状和发热,有时可出现低热、轻度畏寒和头痛。查体可见鼻黏膜充血、水肿,有分泌物,咽部轻度充血等。

(2) 流行性感冒:起病急骤,以全身症状为主,呼吸道症状轻微。

1) 单纯型:最常见,类似普通感冒。

2) 肺炎型:表现为高热、烦躁、呼吸困难、咳血痰和明显发绀;肺部呼吸音减低,可闻及湿啰音和/或哮鸣音;胸部 X 线片可见单、双侧广泛性小结节性浸润。上述症状常进行性加重,抗感染药物治疗无效。病程为 1～4 周,多数患者可逐渐恢复,少数因呼吸和/或循环衰竭死亡。

3) 中毒型:少见,肺部体征不明显,常持续高热、谵妄、甚至昏迷,儿童可发生抽搐。

4) 胃肠型:以消化道症状为主要表现。

(3) 以咽炎为主要表现的上呼吸道感染:以咽痒、咽痛为主,可伴流涕、鼻塞、咳嗽,并可有头痛、发热等全身不适。查体见咽部黏膜充血、水肿,咽侧后壁、扁桃体淋巴滤泡增殖肿胀,有时见黏液或脓性分泌物,颌下淋巴结常肿大并有压痛。病程多为 3～7 天,可自愈。部分患者伴发下呼吸道感染。

4. 辅助检查

(1) 外周血象:①病毒感染时白细胞计数正常或偏低,淋巴细胞比例升高;②细菌感染时,白细胞总数和中性粒细胞比例升高。

(2) 病原学检查:一般无需明确病原学检查。必要时可行病毒分离和鉴定方法确定病毒的类型,细菌培养和药敏试验有助于细菌感染的诊疗。

5. 鉴别诊断

(1) 过敏性鼻炎:①起病急骤,可在数分钟内突然发生,可在 1～2 小时内恢复正常。②主要症状为鼻腔发痒、频繁喷嚏、流出多量清水样鼻涕。③发作与气温突变或接触变应原有关。④查体可见鼻腔黏膜苍白、水肿。⑤鼻分泌物涂片可见大量嗜酸性粒细胞。

(2) 急性气管-支气管炎:表现为咳嗽、咳痰,血白细胞计数可升高,鼻部症状较轻,X 线胸片常见肺纹理增强。

(3) 急性传染病:如麻疹、脊髓灰质炎、脑炎等,早期常有上呼吸道感染症状,易与本病相混淆。

6. 治疗

(1) 对症治疗:①轻症患者不需要特殊处理。②重症或发热患者应卧床休息,多饮水,口服解热镇痛剂。③鼻塞、流涕者可用 1% 麻黄碱或萘甲唑啉和抗组胺药。④咳嗽、咳痰者可用止咳、祛痰剂。⑤咽痛者可用溶菌酶、草珊瑚含片、华素片或雾化治疗等。

(2) 抗病毒药:①金刚烷胺及其衍生物甲基金刚乙胺可用于甲型流感的预防和治疗。②神经氨酸酶抑制剂,如奥司他韦能有效治疗和预防甲、乙型流感病毒,早期使用可减轻症状,缩短症状持续时间。③吗啉双呱、利巴韦林等有一定功效。④中药如板蓝根、大青叶、柴胡、双黄连等也被广泛使用。

(3) 抗生素:如有细菌感染,可选用青霉素类、大环内酯类、氟喹诺酮类等。对单纯病毒感染者不必应用抗菌药物。

7. 转诊 婴幼儿、年老体弱,有严重并发症者要严密观察,随访病情,发现病势进展,及时转诊,尤其是流行性感冒中的肺炎型,有时来势凶猛,需提高警惕,适时转至上级医院治疗。

六、支气管哮喘

 例题

治疗中、重度支气管哮喘最主要的药物是(B)

A. 茶碱类　　　　　B. 糖皮质激素　　　　　C. 抗胆碱类

D. 钙通道阻滞剂　　E. 色甘酸钠

·············· 重 点 梳 理 ··············

1. **概述** 支气管哮喘简称哮喘,是由多种细胞和细胞组分参与的气道慢性炎症性疾病。主要特征包括气道慢性炎症,气道对多种刺激因素呈高反应性,可逆性气流受限以及随病程反复而导致的气道重构。

2. **病因** 环境因素包括变应原性因素,如室内变应原(尘螨、家养宠物、蟑螂)、室外变应原(花粉、草粉)、职业性变应原(油漆、活性染料)、食物(鱼、虾、蛋类、牛奶)、药物(阿司匹林、抗生素)和非变应原性因素,如大气污染、吸烟、运动、肥胖等。

3. **临床表现**

(1) 症状:发作性伴哮鸣音的呼气性呼吸困难或发作性胸闷和咳嗽是其主要症状。严重者可出现端坐呼吸、干咳或咳白色黏液痰,甚至发绀等。夜间及凌晨发作和加重,可在数分钟内发作,经数小时至数天,用支气管舒张药后缓解或自行缓解。咳嗽变异性哮喘以咳嗽为唯一症状。运动性哮喘多于运动后出现胸闷、咳嗽和呼吸困难。

(2) 体征:非发作期可无异常体征。发作时胸部叩诊呈过清音,可闻及广泛的哮鸣音,呼气相延长。重度哮喘发作时,哮鸣音消失常提示病情危重。同时还可出现心率增快、奇脉、胸腹矛盾运动和发绀。

4. **辅助检查**

(1) 痰液检查:可见较多嗜酸性粒细胞。

(2) 呼吸功能检查:包括通气功能检测、支气管激发试验、支气管舒张试验、呼吸流量峰值(PEF)及其变异率测定。

(3) 动脉血气分析:严重哮喘发作时可出现缺氧。由于过度通气可使 $PaCO_2$ 下降,pH 上升,表现为呼吸性碱中毒。病情进一步恶化,可同时出现缺氧和 CO_2 滞留,表现为呼吸性酸中毒。

(4) 胸部 X 线检查:哮喘发作时可见两肺透亮度增加,呈过度通气状态,缓解期多无明显异常。

(5) 特异性变应原检测:包括体外试验和体内试验。

5. **诊断标准** 符合下列(1)~(4)条或(4)、(5)条者,可诊断为哮喘。

(1) 反复发作喘息、气急、胸闷、咳嗽等,多与接触过敏原、冷空气、物理或化学性刺激以及上呼吸道感染、运动等有关。

(2) 发作时双肺可闻及散在或弥漫性、以呼气相为主的哮鸣音,呼气相延长。

(3) 上述症状和体征可经治疗缓解或自行缓解。

(4) 除外其他疾病所引起的喘息、气急、胸闷和咳嗽。

(5) 临床表现不典型者,如无明显喘息或体征应有下列三项中至少一项阳性:①支气管激发试验或运动试验阳性。②支气管舒张试验阳性。③平均每天 PEF 昼夜变异率>10%或 PEF 周变异率>20%。

6. 鉴别诊断

（1）左心衰竭引起的呼吸困难：患者多有高血压、冠状动脉粥样硬化性心脏病、风湿性心脏病等病史和体征，突发气急，端坐呼吸，阵发性咳嗽，常咳出粉红色泡沫样痰，两肺可闻及广泛的湿啰音和哮鸣音，左心界扩大，心率增快，心尖部可闻及奔马律。胸部 X 线检查可见心脏增大、肺淤血征。若一时难以鉴别，可雾化吸入 β_2 受体激动剂或静脉注射氨茶碱缓解症状后进一步检查。忌用肾上腺素或吗啡。

（2）慢性阻塞性肺疾病：多见于中老年人，多有长期吸烟或接触有害气体的病史和慢性咳嗽史，喘息长年存在，有加重期。双肺呼吸音明显下降，可有肺气肿体征，两肺或可闻及湿啰音。对中老年患者，用支气管舒张剂和口服（或吸入）激素作治疗性试验可能有所帮助。

（3）上气道阻塞：中央型支气管肺癌、气管支气管结核、复发性多软骨炎等气道疾病或异物气管吸入，导致支气管狭窄或伴发感染时，可出现喘鸣或类似哮喘样呼吸困难，肺部可闻及哮鸣音。根据病史，痰细胞学或细菌学检查，胸部影像、支气管镜检查，常可明确诊断。

（4）变应性支气管肺曲菌病（ABPA）：常以反复哮喘发作为特征，可咳出棕褐色黏稠痰块或咳出树枝状支气管管型。痰嗜酸性粒细胞数增加，痰镜检或培养可查及曲霉菌。胸部 X 线呈游走性或固定性浸润病灶，CT 可显示近端支气管呈囊状或柱状扩张。曲霉菌抗原皮肤试验呈双相反应，曲霉菌抗原特异性沉淀抗体（IgG）测定阳性，血清总 IgE 显著升高。

7. 哮喘的分期与控制水平分级

（1）急性发作期

1）轻度：步行或上楼时气短，可有焦虑，呼吸频率轻度增加，闻及散在哮鸣音，肺通气功能和血气检查正常。

2）中度：稍事活动即感气短，讲话常有中断，时有焦虑，呼吸频率增加，可有三凹征，闻及响亮、弥漫的哮鸣音，心率增快，可出现奇脉，使用支气管舒张剂后，PEF 占预计值的 $60\% \sim 80\%$，SaO_2 $91\% \sim 95\%$。

3）重度：休息时感气短，端坐呼吸，只能发单字表达，常有焦虑和烦躁，大汗淋漓，呼吸频率 >30 次/分，常有三凹征，闻及响亮、弥漫的哮鸣音，心率增快（常 >120 次/分），奇脉，使用支气管舒张剂后，PEF 占预计值 $<60\%$ 或绝对值 <100 L/min 或作用时间 <2 小时，$PaO_2 < 60$ mmHg，$PaCO_2 > 45$ mmHg，$SaO_2 \leqslant 90\%$，pH 可降低。

4）危重：患者不能讲话，嗜睡或意识模糊，胸腹矛盾运动，哮鸣音减弱甚至消失，脉率变慢或不规则，严重低氧血症和高二氧化碳血症，pH 降低。

（2）慢性持续期：目前应用最为广泛的慢性持续期哮喘严重性评估方法为哮喘控制水平，包括目前临床控制评估和未来风险评估，临床控制又可分为良好控制、部分控制和未控制 3 个等级。

（3）临床缓解期：指患者无喘息、气急、胸闷、咳嗽等症状，并维持 1 年以上。

8. 治疗

（1）脱离变应原。

（2）药物治疗

1）哮喘治疗药物分类

缓解性药物	控制性药物
短效 β_2 受体激动剂(SABA)	吸入型糖皮质激素(ICS)
短效吸入型抗胆碱药物(SAMA)	白三烯调节剂
短效茶碱	长效 β_2 受体激动剂(LABA,不单独使用)
全身用糖皮质激素	缓释茶碱
	色甘酸钠
	抗 IgE 抗体
	抗 IL-5 抗体
	联合药物(如 ICS/LABA)

2）糖皮质激素:是目前控制哮喘最有效的药物。ICS 是目前哮喘长期治疗的首选药物,常用药物有倍氯米松、布地奈德等。口服激素,用于吸入激素无效或需要短期加强治疗者,常用泼尼松和泼尼松龙。重度或严重哮喘发作时应及早静脉给予激素,可选择琥珀酸氢化可的松。

3）β_2 受体激动剂:SABA 为治疗哮喘急性发作的首选药物,首选吸入给药,常用药物有沙丁胺醇和特布他林。LABA 与 ICS 联合是目前最常用的哮喘控制性药物。常用 LABA 有沙美特罗和福莫特罗。LABA 不能单独用于哮喘的治疗。

4）白三烯调节剂:是目前除 ICS 外唯一可单独应用的哮喘控制性药物,可作为轻度哮喘ICS 的替代治疗药物和中、重度哮喘的联合治疗用药,尤适用于阿司匹林哮喘、运动性哮喘和伴有过敏性鼻炎哮喘患者的治疗。常用药物有孟鲁司特和扎鲁司特。

（3）重度哮喘发作的治疗:持续雾化吸入 SABA,联合雾化吸入短效抗胆碱药、激素混悬液以及静脉茶碱类药物,吸氧。尽早静脉应用激素,待病情得到控制和缓解后改为口服给药。注意维持水、电解质平衡,纠正酸碱平衡失调,当 pH<7.20 且合并代谢性酸中毒时,应适当补碱。经过上述治疗,临床症状和肺功能无改善甚至继续恶化时,应及时给予机械通气治疗,指征主要包括呼吸肌疲劳、$PaCO_2 \geqslant 45\ mmHg$,意识改变(需进行有创机械通气)。预防呼吸道感染。

9. **转诊**　一旦患者出现支气管哮喘急性发作,或哮喘持续状态均需及时转诊至上级医院处理,待病情稳定后,再转至下一级医院就诊。

七、肺炎

 例题

男,16 岁。干咳 3 天,伴发热 37.8 ℃来门诊。X 线检查示右下肺淡薄云絮状影。冷凝集试验 1:64 阳性。拟诊肺炎支原体肺炎。下列处理不正确的是(A)

A. 不应用抗生素,因为支原体不是细菌　　B. 四环素

C. 氯霉素　　D. 红霉素

E. 罗红霉素

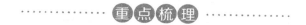

（一）概述

1. 定义 肺炎指终末气道、肺泡和肺间质的炎症,可由病原微生物、理化因素、免疫损伤、过敏及药物所致。病因以感染最常见。细菌性肺炎是最常见的肺炎,也是最常见的感染性疾病之一。

2. 分类

依据	分类
按解剖学或影像学分类	大叶性肺炎、小叶性肺炎、间质性肺炎
按发病场所分类	社区获得性肺炎、医院获得性肺炎
按病原体分类	细菌性肺炎、病毒性肺炎、支原体肺炎、衣原体肺炎、真菌性肺炎、寄生虫性肺炎
根据病程分类	急性肺炎、亚急性肺炎、慢性肺炎

（二）社区获得性肺炎（CAP）

1. 临床诊断 ①新近出现的咳嗽、咳痰,或原有呼吸道疾病症状加重,并出现脓性痰;伴或不伴胸痛。②发热>38 ℃。③新近出现或进展性肺部浸润性病变。④肺实变体征和/或湿啰音。⑤血 $WBC>10\times10^9/L$ 或 $<4\times10^9/L$,伴或不伴核左移。以上第①项加②~⑤项中任何一项,并除外肺结核、肺部肿瘤、非感染性肺间质性疾病、肺水肿、肺不张、肺栓塞、肺嗜酸性粒细胞浸润症、肺血管炎等,CAP 的临床诊断确立。

2. 病原学诊断 住院患者应做 2 次血培养、痰涂片与培养。重症 CAP 应做军团菌有关检测。

3. 病情评估

（1）凡有 2 项或 2 项以上的下列危险因素者均应住院治疗:年龄≥65 岁;生活在养老机构;有基础疾病;意识障碍;高热或体温不升;呼吸频率≥30 次/分;心率≥125 次/分;血压<90/60 mmHg;周围血白细胞计数>$20\times10^9/L$ 或<$4\times10^9/L$;血细胞比容<30%;动脉血 pH≤7.30;迁徙性病灶。

（2）凡符合 1 条主要标准或 3 条次要标准即可诊断重症肺炎。

标准分类	判断标准
主要标准	①呼吸衰竭需要气管插管机械通气。②感染性休克经积极的液体复苏后仍需要使用血管活性药物治疗
次要标准	①呼吸频率≥30 次/分。②PaO_2/FiO_2≤250。③双侧或多叶炎症。④意识障碍和/或定向障碍。⑤血尿素氮≥7.14 mmol/L。⑥收缩压<90 mmHg 需要积极的液体复苏

4. 抗感染治疗 临床诊断一旦成立,应尽早开始经验性抗感染治疗,48~72 小时根据治疗反应并结合病原学诊断报告调整治疗。

患者情况	常见病原体	推荐抗感染治疗药物
门诊无基础疾病和危险因素患者	肺炎链球菌、肺炎支原体、肺炎衣原体、流感嗜血杆菌等	新大环内酯类,阿奇霉素、克拉霉素等;多西环素或根据本地区耐药情况选择;β-内酰胺类,必要时联合大环内酯类
伴基础疾病和/或危险因素患者	肺炎链球菌、流感嗜血杆菌、需氧革兰阴性杆菌、金黄色葡萄球菌、卡他莫拉菌等	β-内酰胺类联合大环内酯类/多西环素,或具有显著抗肺炎链球菌活性的喹诺酮类单用
需要住院患者	肺炎链球菌、流感嗜血杆菌、复合菌(包括厌氧菌)、需氧革兰阴性杆菌、金黄色葡萄球菌、呼吸道病毒等	静脉使用β-内酰胺类或β-内酰胺类/酶抑制剂复方制剂,联合口服或静脉用大环内酯类/多西环素,或联合大环内酯类,或呼吸喹诺酮类
重症患者	肺炎链球菌、需氧革兰阴性杆菌、嗜肺军团菌、肺炎支原体、呼吸道病毒、流感嗜血杆菌等	①无铜绿假单胞菌感染危险因素者:静脉应用β-内酰胺类+静脉氨基糖苷类,或呼吸喹诺酮类。②铜绿假单胞菌感染危险因素者:静脉应用抗假单胞菌β-内酰胺类+静脉抗假单胞菌喹诺酮类,或静脉抗假单胞菌β-内酰胺类+静脉氨基糖苷类+大环内酯类

5. **转诊**　若身体不适或出现上呼吸道症状时,应及时到医院就诊。重症肺炎应转入上级专科医院,入住 ICU。

（三）医院获得性肺炎（HAP）

1. **临床诊断**　①新近出现咳嗽、咳痰,或原有呼吸道疾病症状加重,并出现脓性痰,伴或不伴胸痛。②发热>38 ℃。③肺实变体征和/或湿啰音。④血 WBC$>10\times10^9$/L 或$<4\times10^9$/L,伴或不伴核左移。X 线片显示新出现或进展性肺部浸润性病变合并以上之一者,在排除其他基础疾病如肺不张、心力衰竭和肺水肿、药物性肺损伤、肺栓塞和急性呼吸窘迫综合征（ARDS）等后可作出临床诊断。

2. **病原学诊断**　常规做血培养、痰培养,对部分重症肺炎在经验性治疗无效时,可衡量利弊选择行侵袭性技术(如防污染样本毛刷和支气管肺泡灌洗)采样,进行病原学检查。

3. **抗感染治疗**　疗程应个体化。多数情况下有效的抗感染治疗疗程可缩短至 7～8 天,部分患者可用至 14 天,出现肺脓肿、伴有免疫功能损害者应适当延长疗程。

分类	治疗
早发、轻中症 HAP	可选择静脉使用第二、三代头孢菌素、β-内酰胺类/β-内酰胺酶抑制剂,青霉素过敏者选用氟喹诺酮类
晚发、重症 HAP	可选择静脉使用左氧氟沙星或环丙沙星或氨基糖苷类联合下列药物之一:抗假单胞菌β-内酰胺类;广谱β-内酰胺类/β-内酰胺酶抑制剂;亚胺培南或美罗培南。存在金葡菌感染危险因素时,应加用万古霉素、替考拉宁或利奈唑胺

4. **健康指导**　①患者取半坐位以减少吸入危险性。②诊疗器械严格消毒、灭菌,切实执行无菌操作制度。③尽可能缩短人工气道留置和机械通气时间,减少鼻胃插管和缩短留置时间;尽量避免或减少使用 H_2 受体拮抗剂和抗酸剂。④加强营养支持疗法。

5. **转诊**　重症 HAP、本地诊疗条件差应积极转上级医院。

（四）肺炎链球菌肺炎

1. 临床表现

（1）症状：发病前常有受凉、淋雨、疲劳、醉酒、病毒感染史,多有上呼吸道感染的前驱症状。起病急骤,高热、寒战、全身肌肉酸痛,体温在数小时内升至 39～40 ℃,高峰在下午或傍晚,或呈稽留热。可有患侧胸部疼痛,放射至肩部或腹部,咳嗽或深呼吸时加剧。痰少,可带血或呈铁锈色。食欲缺乏,偶有恶心、呕吐、腹痛或腹泻,易被误诊为急腹症。

（2）体征：呈急性热病容,面颊绯红,鼻翼扇动,皮肤灼热、干燥,口角及鼻周有单纯疱疹;病变广泛时可出现发绀。有脓毒症者,可出现皮肤、黏膜出血点,巩膜黄染。早期肺部体征无明显异常,仅有胸廓呼吸运动幅度减小,叩诊稍浊,听诊可有呼吸音减低及胸膜摩擦音。肺实变时叩诊浊音,触觉语颤增强并可闻及支气管呼吸音。消散期可闻及湿啰音。心率增快,有时心律不齐。重症患者有肠胀气,上腹部压痛多与炎症累及膈胸膜有关。重症感染时可伴休克、急性呼吸窘迫综合征(ARDS)及神经精神症状。

2. 辅助检查

（1）血白细胞计数升高,中性粒细胞多在 80％ 以上,并有核左移。年老体弱、酗酒、免疫功能低下者,白细胞计数可不增高,但中性粒细胞百分比仍增高。

（2）痰直接涂片做革兰染色及荚膜染色镜检,如发现典型的革兰染色阳性、带荚膜的双球菌或链球菌,即可初步做出病原学诊断。痰培养 24～48 小时可以确定病原体。

（3）胸部影像学检查,早期仅见肺纹理增粗,或受累的肺段、肺叶稍模糊。随病情进展,表现为大片炎症浸润阴影或实变影,在实变阴影中可见支气管充气征,肋膈角可有少量胸腔积液。在消散期,炎症浸润逐渐吸收,可有片状区域吸收较快而呈现"假空洞"征,多数病例在起病 3～4 周后才完全消散。

3. 治疗

（1）抗菌药物治疗：首选青霉素,用药途径及剂量视病情轻重及有无并发症而定。

（2）支持疗法：卧床休息,补充足够的蛋白质、热量及维生素。密切监测病情变化,防止休克。剧烈胸痛者,可酌情使用少量镇痛药。

（3）并发症的处理：经抗菌药物治疗后,高热常在 24 小时内消退,或数日内逐渐下降。若体温降而复升或 3 天后仍不降者,应考虑肺炎链球菌的肺外感染,如脓胸、心包炎或关节炎等;若持续发热应寻找其他原因。

（五）肺炎支原体肺炎

1. 临床表现　发病初有乏力、头痛、咽痛、发冷、发热、肌肉酸痛、食欲减退、恶心、呕吐等,头痛显著。发热高低不一。2～3 天后出现明显的呼吸道症状。发热可持续 2～3 周。热度恢复正常后尚可有咳嗽,咳嗽可迁延至 6 周左右。极少数病例会伴发中枢神经症状。查体可见咽部中度充血,耳鼓膜常有充血,颈淋巴结可肿大,少数病例有斑丘疹、红斑或唇疱疹。胸部一般无明显异常体征,约半数可闻干或湿啰音。

2. 辅助检查

（1）胸部 X 线检查：肺纹理增多,肺实质可有多形态的浸润形阴影,近肺门阴影较模糊,以下叶多见,也可呈斑点状、斑片状或均匀模糊阴影。约 1/5 有少量胸腔积液。约半数为单叶或单肺段分布,有时浸润广泛、有实变。

(2)血白细胞计数:正常或减少,少数可达(10～15)×10⁹/L 或以上,以中性粒细胞为主。

(3)痰、鼻和喉拭子培养:可获肺炎支原体,但需时约 3 周,发病 2 周后,约半数病例产生抗体。

(4)红细胞冷凝集试验阳性:滴定效价在 1∶32 以上,恢复期效价 4 倍升高的意义大。

3. 治疗　大环内酯类,如阿奇霉素、红霉素、罗红霉素、克拉霉素等;喹诺酮类,如左氧氟沙星、莫西沙星均可用于肺炎支原体肺炎的治疗,疗程 10～14 天。

4. 健康指导　①主要预防上呼吸道感染。②防止过度疲劳。③注意生活规律性。④进行适度锻炼。⑤饮食调节。⑥积极治疗慢性心肺疾病。

八、慢性阻塞性肺疾病

(1～2 题共用题干)

男,72 岁。吸烟 40 余年,反复咳嗽、咳痰 30 年,活动后气短 13 年,出现双下肢水肿 5 年。超声心动图示右心室肥厚、右心室流出道增宽。拟诊慢性肺源性心脏病。

1. 本病最常见的病因是(D)

A. 重症肺结核　　　　　　　　　　　B. 支气管扩张

C. 原发性肺动脉高压　　　　　　　　D. 慢性阻塞性肺疾病

E. 支气管哮喘

2. 引起慢性肺源性心脏病急性加重最常见的诱因是(C)

A. 营养不良　　　　　　　　　　　　B. 过度劳累

C. 急性呼吸道感染　　　　　　　　　D. 空气污染

E. 哮喘发作

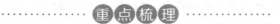

1. **概述**　慢性阻塞性肺疾病(COPD)简称慢阻肺,是一种常见的以持续气流受限为特征的可以预防和治疗的疾病。

2. **临床表现**

(1)症状:起病缓慢,病程较长,早期可没有自觉症状。

1)慢性咳嗽:随病程发展可终身不愈。常晨间咳嗽明显,夜间阵咳或排痰。

2)咳痰:一般为白色黏液或浆液泡沫样痰,偶可带血丝,清晨排痰较多。急性发作期痰量增多,可有脓性痰。

3)气短或呼吸困难:早期在较剧烈活动时出现,后逐渐加重,以致在日常活动甚至休息时也感到气短,是慢性阻塞性肺疾病的标志性症状。

4）喘息和胸闷：部分患者特别是重度患者或急性加重时出现喘息。

5）其他：晚期患者有体重下降、食欲减退等症状。

（2）体征

1）视诊：胸廓前后径增大，肋间隙增宽，剑突下胸骨下角增宽，称为桶状胸。部分患者呼吸变浅，频率增快，严重者可有缩唇呼吸等。皮肤黏膜发绀，心力衰竭者可出现颈静脉怒张、肝脏增大等。

2）触诊：双侧语颤减弱。

3）叩诊：肺部过清音，心浊音界缩小，肺下界和肝浊音界下降。

4）听诊：两肺呼吸音减弱，呼气期延长，部分患者可闻及湿啰音和/或干啰音。

3. 分级

（1）肺功能评估：可使用 GOLD 分级。

肺功能分级	患者肺功能 FEV_1 占预计值的百分比（%pred）
GOLD 1 级（轻度）	≥80
GOLD 2 级（中度）	50～79
GOLD 3 级（重度）	30～49
GOLD 4 级（极重度）	<30

（2）症状评估：可采用 mMRC 问卷评估呼吸困难程度。

mMRC 分级	呼吸困难症状
0 级	剧烈活动时出现呼吸困难
1 级	平地快步行走或爬缓坡时出现呼吸困难
2 级	由于呼吸困难，平地行走时比同龄人慢或需要停下来休息
3 级	平地行走 100 m 左右或数分钟后即需要停下来喘气
4 级	因严重呼吸困难而不能离开家，或在穿衣、脱衣时即出现呼吸困难

4. 辅助检查

（1）肺功能检查：是判断持续气流受限的主要客观指标。吸入支气管扩张剂后，FEV_1/FVC<70% 可确定为持续气流受限。肺总量（TLC）、功能残气量（FRC）和残气量（RV）增高，肺活量（VC）减低，表明肺过度充气。

（2）胸部 X 线检查：慢性阻塞性肺疾病早期胸片无异常变化。以后可出现肺纹理增粗、紊乱等非特异性改变，也可出现肺气肿。

（3）胸部 CT 检查：主要临床意义在于排除其他具有相似症状的呼吸系统疾病。

（4）血气分析：对确定发生低氧血症、高碳酸血症、酸碱平衡失调以及判断呼吸衰竭的类型有重要价值。

5. 诊断

根据吸烟等高危因素史、临床症状、体征等资料，临床可以高度怀疑 COPD，明确诊断依赖于肺功能检查证实有不完全可逆的气流受限，同时要排除其他已知病因气流受限的疾病。少数患者无咳嗽、咳痰症状,仅肺功能检查发现 $FEV_1/FVC<70\%$,同时 FEV_1 占预计值低于正常值下限,在除外其他疾病后,也可诊断为 COPD。

6. 鉴别诊断

疾病	鉴别要点
慢性阻塞性肺疾病	中老年发病、症状缓慢进展、长期吸烟史或者其他烟雾接触史
哮喘	早年发病,每天症状变化快,夜间和清晨症状明显,也可有过敏史,鼻炎和/或湿疹、有哮喘家族史
充血性心力衰竭	胸部 X 线片示心脏大、肺水肿,肺功能提示有限制性通气功能障碍,而非气流受限
支气管扩张症	大量脓痰、常伴有细菌感染、粗湿啰音、杵状指,胸部 X 线片或者 CT 提示支气管扩张,管壁增厚
肺结核	所有年龄均可发病、胸部 X 线片示肺浸润性病灶或者结节状,空洞样改变,微生物检查可确诊,流行地区高发
闭塞性细支气管炎	发病年龄较轻、不吸烟,可能有类风湿关节炎病史或者烟雾接触史,呼气相 CT 显示低密度影
弥漫性泛细支气管炎	多为男性非吸烟者,几乎均有慢性鼻窦炎,胸部 X 线片和高分辨率 CT 示弥漫性小叶中央结节影和过度充气征

7. 治疗

(1) 稳定期治疗

1) 教育与管理:劝导吸烟患者戒烟,是减慢肺功能损害最有效的措施。

2) 支气管扩张剂:是现有控制症状的主要措施,可依据患者病情严重程度、用药后患者反应等因素选用。常用 β_2 肾上腺素受体激动剂、抗胆碱药、茶碱类药。

3) 糖皮质激素:对高风险患者,长期吸入糖皮质激素与长效 β_2 肾上腺素受体激动剂的联合制剂可增加运动耐量、减少急性加重频率、提高生活质量。

4) 祛痰药:对痰不易咳出者可应用。

5) 长期家庭氧疗(LTOT):对慢性阻塞性肺疾病并发慢性呼吸衰竭者可提高生活质量和生存率。使用指征:①$PaO_2 \leqslant 55$ mmHg 或 $SaO_2 \leqslant 88\%$,有或没有高碳酸血症。②PaO_2 55~60 mmHg,或 $SaO_2 < 89\%$,并有肺动脉高压、右心衰竭或红细胞增多症(血细胞比容>0.55)。一般用鼻导管吸氧,氧流量为 1.0~2.0 L/min,吸氧时间>15 h/d。

(2) 急性加重期治疗

1) 确定急性加重的原因及病情的严重程度,最多见的原因是细菌或病毒感染。

2) 支气管扩张剂:有严重喘息症状者可给予较大剂量雾化吸入治疗。

3) 低流量吸氧:发生低氧血症者可用鼻导管吸氧,或通过文丘里面罩吸氧。鼻导管给氧时,吸入的氧浓度为 28%~30%,避免吸入氧浓度过高引起二氧化碳潴留。

4) 抗生素:患者呼吸困难加重,咳嗽伴痰量增加、有脓性痰时,应依据患者所在地常见病原菌及其药物敏感情况积极选用抗生素治疗。

5) 糖皮质激素:对需要住院治疗的急性加重期患者可考虑应用泼尼松龙。

8. **转诊** COPD 急性发作治疗后无好转,出现呼吸衰竭、气胸等并发症,转至上级医院或专科医院治疗,病情稳定后转回社区医院随访。

九、慢性胃炎

例题

关于慢性胃炎的预防,叙述正确的是(A)

A. 避免长期服用非甾体抗炎药　　　B. 与慢性支气管炎患者痰液咽下无关

C. 酗酒无影响　　　　　　　　　　D. 鼻咽部存在的慢性感染无影响

E. 可吸烟

············· 重点梳理 ··············

1. **概述**　慢性胃炎是指不同病因引起的胃黏膜慢性炎症或萎缩性病变,临床常见。其患病率一般随年龄增长而增加,特别是中年以上更为常见。

2. **病因**

(1) 幽门螺杆菌(Hp)感染:是最常见的病因。

1) Hp经口进入胃内,部分可被胃酸杀灭,部分则附着于胃窦部黏液层,依靠其鞭毛穿过黏液层,定居于黏液层与胃窦黏膜上皮细胞表面,一般不侵入胃腺和固有层内。

2) Hp产生的尿素酶可分解尿素,产生的氨可中和反渗入黏液内的胃酸,形成有利于Hp定居和繁殖的局部微环境,使感染慢性化。

(2) 十二指肠-胃反流:与各种原因引起的胃肠道动力异常、肝胆道疾病及远端消化道梗阻有关。长期反流,可导致胃黏膜慢性炎症。

(3) 药物和毒物:服用非甾体抗炎药(NSAID)/阿司匹林或COX－2选择性抑制剂,是反应性胃病的常见病因。许多毒素也可能损伤胃,其中酒精最为常见。酒精和NSAID两者联合作用将对胃黏膜产生更强的损伤。

(4) 自身免疫:胃体腺壁细胞分泌内因子,它能与食物中的维生素B_{12}结合形成复合物,使之不被酶消化;到达回肠后,维生素B_{12}得以吸收。当体内出现针对壁细胞或内因子的自身抗体时,自身免疫性的炎症反应导致壁细胞总数减少、泌酸腺萎缩、胃酸分泌降低;内因子减少可导致维生素B_{12}吸收不良,出现巨幼细胞贫血,即恶性贫血。

(5) 其他:老年人胃黏膜可出现退行性改变,加之Hp感染率较高,使胃黏膜修复再生功能降低,炎症慢性化,上皮增殖异常及胃腺体萎缩。

3. **临床表现**

(1) 症状:①慢性胃炎病程迁延,大多无明显症状;②部分有非特异性的消化不良症状,如上腹饱胀、无规律性上腹隐痛、反酸、嗳气、呕吐等;③食欲减退和体重减轻者,可伴贫血;④有典型恶性贫血时,可出现舌萎缩和周围神经病变。

(2) 体征:多不明显,上腹可有轻度压痛。

4. 辅助检查

（1）实验室检查

分类	检查要点
Hp 检测	多呈阳性
胃酸测定	浅表性胃炎胃酸分泌正常或增高
血清胃泌素测定	胃窦炎时含量正常，胃体胃炎时常升高
自身抗体	萎缩性胃炎血清中可测出壁细胞抗体、内因子抗体
血清维生素 B_{12} 及叶酸测定	当维生素 B_{12} 缺乏时有助于恶性贫血的诊断

（2）胃镜检查和黏膜活组织检查：为主要诊断方法。

分类	胃镜表现	病理
浅表性胃炎	黏膜粗糙不平、红斑、出血点或斑	呈 Hp 阳性
萎缩性胃炎	颗粒状，黏膜血管显露，色泽灰暗，皱襞细小	有胃黏膜中至重度萎缩、肠化生、不典型增生，Hp 可阳性，也可阴性

5. 诊断　确诊必须依靠胃镜检查及胃黏膜活组织病理学检查。幽门螺杆菌检测有助于病因诊断。怀疑自身免疫性胃炎者应检测壁细胞抗体、内因子抗体及做维生素 B_{12} 水平测定等。

6. 治疗

（1）去除各种可能的致病因素。

（2）清除攻击因子：①根除 Hp，常用四联疗法，即 1 种 PPI、2 种抗生素和 1 种铋剂。②抑酸或抗酸治疗。③根据情况服用中和胃酸、吸附胆酸并兼有保护胃黏膜的药物。

（3）增强胃黏膜防御能力，常有胶体铋、硫糖铝等。

（4）胃肠动力促进剂适用于上腹饱胀、早饱等症状为主者。常用多潘立酮、伊托必利、莫沙必利等。

（5）中药治疗萎缩性胃炎者可加用胃复春等。

（6）对贫血患者应用铁剂、叶酸和肌注维生素 B_{12}。对有明显精神因素者，可用抗抑郁药和镇静药。

7. 健康指导

（1）避免各种可能的致病因素，Hp 主要在家庭内传播，避免导致母婴传播的不良喂食习惯，并提倡分餐制，减少感染 Hp 的机会。同时食物应多样化，避免偏食，注意补充多种营养物质；不吃霉变食物；少吃熏制、腌制、富含硝酸盐和亚硝酸盐的食物，多吃新鲜食品；避免过于粗糙、浓烈、辛辣食物及大量长期饮酒、吸烟；保持良好心理状态及充足睡眠。

（2）及时到医院做胃镜检查和胃黏膜活体组织学检查。

（3）消除萎缩性胃炎是癌前病变的错误认识。

（4）对疑似恶性贫血的患者做血清学检查。

十、消化性溃疡

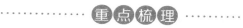 例题

消化性溃疡的最主要症状是(E)

A. 恶心、呕吐　　　　B. 厌食、消瘦　　　　C. 嗳气、反酸

D. 呕血、黑便　　　　E. 上腹疼痛

⋯⋯⋯⋯⋯⋯ 重 点 梳 理 ⋯⋯⋯⋯⋯⋯

1. 概述　消化性溃疡(PU)指胃肠黏膜发生的炎性缺损,通常与胃液的胃酸和消化作用有关,病变穿透黏膜肌层或达更深层次。以胃溃疡(GU)和十二指肠溃疡(DU)最常见。幽门螺杆菌感染是主要病因。

2. 临床表现　部分患者可无症状,而以出血、穿孔等并发症为首发症状。

(1)症状

1)上腹部疼痛:是本病的主要症状。特点:①慢性过程,呈反复发作。②节律性疼痛,是消化性溃疡的特征之一,与进食有关。DU 疼痛多发生在空腹或夜间,进食或服制酸剂后可缓解;GU 多在进食后 1 小时内出现,在下次进餐前自行缓解。③周期性疼痛,疼痛与缓解期相互交替,发作有季节性。④疼痛可为钝痛、胀痛,或饥饿样痛、烧灼样痛、呈持续性疼痛。⑤不良精神情绪、消炎药、饮食不当、过劳及气候变化等诱发疼痛。

2)其他:反酸、嗳气、畏食、上腹饱胀、烧心、恶心、呕吐等消化不良症状。

(2)体征:缺乏特异性,多数有上腹部局限性固定压痛,DU 压痛点常偏右。

3. 辅助检查　胃镜及胃黏膜活组织检查是确诊消化性溃疡的首选检查方法。其他方法包括幽门螺杆菌检测、胃液分析和血清促胃液素测定、X 线钡餐检查、CT 检查。

4. 并发症　上消化道出血、穿孔和幽门梗阻是消化性溃疡的主要并发症,极少部分胃溃疡发生癌变。

5. 鉴别诊断

疾病	鉴别点
胃泌素瘤	若有顽固性、多发性、易出现并发症的难治性溃疡者,应警惕胃泌素瘤,测血清胃泌素可确诊
癌性溃疡	早期胃癌的胃镜表现,最易与良性溃疡相混淆,活检做病理检查可确诊
慢性胆囊炎和胆石症	对不典型的患者,需借助 B 超检查
功能性消化不良	对于症状酷似消化性溃疡者,应做内镜检查

6. 治疗

(1)一般治疗:作息、饮食规律,避免过劳、刺激性食物,尽可能停用非甾体抗炎药。

(2)药物治疗

1)抑制胃酸分泌:①H₂受体拮抗剂。②质子泵抑制剂,是治疗消化性溃疡的首选药物,抑酸疗程一般为 DU 4 周、GU 6~8 周。

2)根除幽门螺杆菌:PU 不论活动与否,Hp 阳性患者均应根除 Hp。

3)保护胃黏膜:①铋剂。②弱碱性抗酸剂,常用铝碳酸镁、磷酸铝、硫糖铝、氢氧化铝凝胶等。

(3)手术治疗:大多数 PU 及其并发症不需要外科手术治疗。需考虑手术治疗的情况:①并发消化道大出血经药物、胃镜及血管介入治疗无效时。②急性穿孔、慢性穿透溃疡。③瘢痕性幽门梗阻,内镜治疗无效。④GU 疑有癌变。

十一、急、慢性腹泻

1. **概述**　腹泻是指排便次数增多(>3 次/天),或粪便量增加(>200 g/d),或粪质稀薄(含水量>85%)。

2. **分类**

(1)按病程分类

分类	病程	病因
急性腹泻	不超过 4 周	主要是由病毒、细菌、真菌、原虫、蠕虫等感染所引起的肠炎、痢疾、霍乱、儿童腹泻病等
慢性腹泻	超过 4 周或长期反复发作	①消化系统疾病,如肠道感染、炎症性肠病、肠道肿瘤。②全身性疾病,如甲状腺功能亢进症。③肠功能紊乱,如肠易激综合征

(2)按发病机制分类:可分为渗透性腹泻、渗出性腹泻、分泌性腹泻、动力性腹泻等。

3. **辅助检查**

(1)实验室检查

1)粪便检查:包括粪便隐血试验,涂片查白细胞、红细胞、未消化的食物、寄生虫及虫卵,苏丹Ⅲ染色检测粪便脂肪,涂片查粪便细菌、真菌,粪便细菌培养等。

2)血液检查:血常规、血电解质、肝肾功能、血气分析等检测有助于慢性腹泻的诊断与鉴别诊断。血胃肠激素或多肽测定可用于诊断和鉴别胃肠胰神经内分泌肿瘤引起的分泌性腹泻。

3)小肠吸收功能试验:右旋木糖吸收试验、维生素 B₁₂ 吸收试验等有助于了解小肠的吸收功能。

(2)影像学及内镜检查:超声可了解有无肝、胆、胰疾病。腹部平片、钡餐、钡剂灌肠、CT以及选择性血管造影,有助于观察胃肠道肠壁、肠腔形态,发现胃肠道肿瘤、评估胃肠运动等。胃肠镜对上消化道、结肠肿瘤和炎症等病变引起的慢性腹泻具有重要诊断价值。

4. **诊断要点**

(1)腹泻伴发热

1)急性胃肠炎:多有不洁食物史,表现有腹泻、恶心、呕吐、发热及腹痛等。

2)病毒性肠炎:小儿多见,夏秋季发病。有稀水样便,伴发热、恶心、呕吐等症状,约 1 周后自愈。

3）细菌性痢疾：多有不洁食物史。有脓血便，伴里急后重、发热及呕吐等。部分患者病情较重，可出现中毒性痢疾。

4）白念珠菌肠炎：多见于婴幼儿、老年人、营养不良体弱者及有长期应用抗生素病史者，有发热、鹅口疮及腹泻等症状。粪便可呈豆腐渣样。

5）霍乱：可有发热，伴严重的呕吐及腹泻，粪便呈米泔水样，极易发生水、电解质紊乱。

（2）腹泻伴腹痛

1）克罗恩病：表现为慢性腹泻、脓血便伴脐周痛、发热及消瘦；严重者易出现肠出血及肠穿孔，可形成脓肿、瘘管及肠梗阻。

2）阿米巴痢疾：常呈慢性腹泻，果酱样便，并伴下腹痛及低热。

（3）腹泻伴包块

1）肠结核：起病较慢，可有低热、盗汗、消瘦、腹痛、腹泻或腹泻与便秘交替出现的症状。右下腹部可扪及包块。

2）肠道肿瘤：多见于 40 岁以上，有低热、消瘦、腹泻及腹痛等症状。腹部常可扪及包块。

（4）其他：全身感染性疾病、过敏性紫癜及尿毒症等都可有腹泻的症状。

5. 治疗

（1）急性胃肠炎，补液以纠正水、电解质紊乱。

（2）采集流行病学史。

（3）细菌性痢疾，在社区医院宜先留粪便培养及做药物敏感试验，再按经验给予抗生素治疗，疗效不佳或中毒性菌痢者应转诊。按规定上报传染病疫情报告卡。

6. 健康指导

（1）避免不洁饮食，防止病从口入。

（2）未明确病因之前，要慎重使用止泻药、止痛药。

（3）勿滥用抗生素。

（4）乳糖不耐受者不宜使用乳制品；成人乳糜泻应禁食麦制品；慢性胰腺炎患者平时应补充多种消化酶。

（5）反复腹泻，粪便腥臭或伴黏液、脓血者应及时就医。

（6）由各种原发病引起腹泻者，需积极治疗原发病。

7. 转诊　肠结核、克罗恩病及肠道肿瘤、霍乱患者均应转送上级医院。转诊霍乱应注意管理传染源。如腹泻明确由过敏性紫癜、尿毒症等疾病引起者，经治疗原发病后腹泻仍未缓解者，应送上级医院诊治。

十二、肝硬化

 例题

不属于肝硬化代偿期表现的是（D）

A．门静脉高压　　　　　　　　　　B．无明显肝功能衰竭表现

C．临床症状轻　　　　　　　　　　D．腹水

E．轻度食管静脉曲张

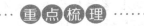

1. **概述**　肝硬化是各种慢性肝病进展至以肝脏慢性炎症、弥漫性纤维化、假小叶、再生结节和肝内外血管增殖为特征的病理阶段，代偿期无明显症状，失代偿期以门静脉高压和肝功能减退为临床特征，患者常因并发食管胃底静脉曲张出血、肝性脑病、感染、肝肾综合征、门静脉血栓等多器官功能慢性衰竭而死亡。

2. **病因**　在我国，门静脉性肝硬化最常见的病因是病毒性肝炎。其他病因包括胆汁淤积、循环障碍、寄生虫感染、遗传和代谢性疾病等。

3. **临床表现**

（1）代偿期：大部分患者无症状或症状较轻，可有腹部不适、乏力、食欲减退、消化不良和腹泻等症状，多呈间歇性，常于劳累、精神紧张或伴随其他疾病而出现，休息及助消化的药物可缓解。患者营养状态尚可，肝脏是否肿大取决于不同类型的肝硬化，脾脏因门静脉高压常有轻、中度肿大。肝功能检查正常或轻度异常。

（2）失代偿期

1）肝功能减退：①全身表现，如乏力、精神不振、黄疸、面色晦暗、体重减轻、肌肉萎缩、肢体水肿等。②消化系统症状，易出现食欲减退、腹胀、腹泻、腹痛等。③出血倾向和贫血，常出现鼻黏膜及牙龈出血、皮肤紫癜和胃肠道出血，患者常出现不同程度的贫血。④皮肤、巩膜黄染。⑤内分泌功能紊乱，可出现蜘蛛痣、毛细血管扩张、肝掌形成，男性常出现睾丸萎缩、性欲减退、毛发脱落；女性有月经失调、闭经、不孕等。

2）门静脉高压症：①脾大，多为轻、中度肿大，伴有血细胞减少。②侧支循环建立和开放，食管和胃底静脉曲张是肝硬化的特征性表现。③腹水，是肝硬化失代偿期最常见和最突出的表现。

4. **并发症**

（1）上消化道出血：为最常见的并发症。出血病因包括食管胃底静脉曲张破裂、门静脉高压性胃病、消化性溃疡等。多突然大量呕血和/或排黑便，易导致失血性休克。

（2）肝性脑病（HE）：为本病最严重的并发症，也是肝硬化最常见的死亡原因。在肝硬化基础上，患者摄入蛋白质过量、消化道出血、感染、电解质紊乱等均可诱发肝性脑病。主要表现为性格异常、意识障碍、昏迷等。

（3）感染：自发性腹膜炎是最常见的感染，致病菌多为革兰阴性杆菌，主要表现为腹痛、腹胀、腹水迅速增长或持续不退，可有程度不等的腹膜炎体征。腹水检查如白细胞$>500\times10^6$/L或多形核白细胞$>250\times10^6$/L，可诊断自发性腹膜炎。

（4）肝肾综合征（HRS）：特征性表现为"三低一高"，即自发性少尿或无尿、低尿钠、稀释性低血钠和氮质血症。肾脏本身无重要病理改变，为功能性肾衰竭。

（5）肝肺综合征（HPS）：肺泡气-动脉血氧分压差上升导致的低氧血症是其重要生理基础。临

床特征为肝硬化基础上,排除原发心肺疾病后,出现呼吸困难和缺氧体征,如发绀和杵状指(趾)。

(6) 原发性肝细胞癌:患者短期内出现肝脏迅速增大、持续性肝区疼痛、不明原因发热,腹水检查为血性,B超等检查提示肝脏有占位,AFP升高时,考虑有原发性肝癌可能。

(7) 电解质和酸碱平衡紊乱:低钠血症,低钾低氯血症。呼吸性碱中毒或代谢性碱中毒多见,其次是呼吸性碱中毒合并代谢性碱中毒。

(8) 门静脉系统血栓形成或海绵样变性:可表现为腹痛、腹胀、血便、休克、腹水增加且不易消退、脾脏增大等。

5. 诊断与鉴别诊断

(1) 主要诊断依据

1) 有病毒性肝炎、长期大量饮酒、血吸虫病、遗传等相关病史。

2) 出现肝功能损害和门静脉高压症的临床表现。

3) 肝功能检查异常,转氨酶、胆红素升高,血白蛋白降低,白蛋白/球蛋白比值倒置,凝血功能障碍等。

4) 影像学检查提示肝脏质地硬,表面有结节,形态改变,脾大、腹水等表现。

5) 肝活组织检查见到假小叶形成。

(2) 鉴别诊断

1) 引起腹腔积液和腹部膨隆的疾病:需与结核性腹膜炎、腹腔内肿瘤、肾病综合征、缩窄性心包炎和巨大卵巢囊肿等鉴别。

2) 肝大及肝脏结节性病变:应除外慢性肝炎、血液病、原发性肝癌和血吸虫病等。

3) 肝硬化并发症:①上消化道出血应与消化性溃疡、糜烂出血性胃炎、胃癌等鉴别。②肝性脑病应与低血糖、糖尿病酮症酸中毒、尿毒症、脑血管意外、脑部感染和镇静药过量等鉴别。③肝肾综合征应与慢性肾小球肾炎、急性肾小管坏死等鉴别。④肝肺综合征应与肺部感染、哮喘等鉴别。

6. 治疗 代偿期患者,治疗旨在延缓肝功能失代偿、预防肝细胞癌,争取逆转病变;失代偿期患者,以改善肝功能、治疗并发症、延缓或减少对肝移植需求为目标。

(1) 保护或改善肝功能:①去除或减轻病因。②慎用损伤肝脏的药物。③维护肠内营养。④保护肝细胞。

(2) 腹水的治疗:①限制水、钠摄入。②利尿,常联合使用保钾及排钾利尿剂,即螺内酯联合呋塞米;利尿速度不宜过快,以免诱发肝性脑病、肝肾综合征等。③经颈静脉肝内门腔分流术(TIPS),适用于食管静脉曲张破裂大出血和难治性腹水。④排放腹腔积液加输注清蛋白,用于不具备 TIPS 技术、对 TIPS 禁忌及失去 TIPS 机会时顽固性腹水的姑息性治疗。

(3) 肝性脑病的治疗

1) 及早识别及去除 HE 发作的诱因:①纠正电解质和酸碱平衡紊乱。②预防和控制感染。③改善肠内微生态,减少肠内氮源性毒物的生成与吸收,如弱酸液清洁灌肠、乳果糖防治便秘、口服抗生素等。④慎用镇静药及损伤肝功能的药物。

2) 营养支持治疗:尽可能保证热能供应,避免低血糖;补充各种维生素;酌情输注血浆或清蛋白。急性起病数日内禁食蛋白质。

　　3）促进体内氨的代谢：常用 L-鸟氨酸-L-天冬氨酸。

　　4）调节神经递质：可用氟马西尼。

　　(4) 手术：肝移植是对终末期肝硬化治疗的最佳选择。

7. 健康指导

　　(1) 代偿期患者可从事轻体力劳动，失代偿期患者应多卧床休息。保持情绪稳定，减轻心理压力。

　　(2) 禁酒。避免不必要且疗效不明确的药物。慎用镇静、催眠药物。

　　(3) 对已有食管胃底静脉曲张者，进食不宜过快、过多，食物不宜过于辛辣和粗糙。食物应以易消化、产气少的粮食为主，持续少量蛋白质及脂肪食物，常吃蔬菜、水果，调味不宜过于辛辣，保持大便通畅，不宜用力排便。

　　(4) 避免感染，居室应通风，养成良好的个人卫生习惯，避免着凉及不洁饮食。

　　(5) 了解肝硬化的病因，坚持使用针对病因的药物，定期随访。有轻微肝性脑病患者不宜驾车及高空作业。乙肝及丙肝患者可以与家人、朋友共餐。应避免血液传染。

十三、上消化道出血

 例题

　　上消化道出血最常见的原因是（E）

　　A. 食管胃底静脉曲张破裂　　B. 慢性胃炎　　　　　C. 急性胃黏膜病变

　　D. 胃癌　　　　　　　　　　E. 消化性溃疡

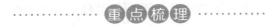

　　1. **概述**　　上消化道出血（UGIB）是内科常见急症，指屈氏韧带以上的消化道，包括食管、胃、十二指肠、胆管和胰管等病变引起的出血。

　　2. **病因**　　常见病因为消化性溃疡、食管胃底静脉曲张破裂、急性糜烂出血性胃炎和上消化道肿瘤。

　　(1) 上消化道疾病

　　1）食管疾病，如食管静脉曲张破裂、食管贲门黏膜撕裂伤、反流性食管炎、食管异物、食管癌等。

　　2）胃、十二指肠疾病，如消化性溃疡（最常见），服用非甾体抗炎药、饮酒和应激所引起的急性胃黏膜病变，胃癌，胃黏膜脱垂症，血管畸形等。

　　3）门静脉高压可引起食管胃底静脉曲张破裂出血或门脉高压性胃病出血。

　　(2) 上消化道邻近器官或组织疾病：①肝癌、肝动脉瘤或肝脓肿破裂出血，胆囊或胆道结石、胆道蛔虫、胆囊癌、胆管癌及壶腹癌均可引起出血。②胰腺癌破裂出血，急、慢性胰腺炎合并脓肿破溃，大量血液流入十二指肠，造成呕血。③腹主动脉瘤破裂进入十二指肠、胸主动脉瘤破裂进入食管等。

（3）全身性疾病

1）急性感染：暴发型肝炎、流行性出血热、钩端螺旋体病、败血症等。

2）血液病：血小板减少性紫癜、血友病、白血病、淋巴瘤、弥散性血管内凝血及其他凝血机制障碍等。

3）血管性疾病：过敏性紫癜、遗传性出血性毛细血管扩张等。

4）结缔组织病：系统性红斑狼疮、结节性多动脉炎、皮肌炎累及上消化道。

5）尿毒症。

3. 临床表现 上消化道出血的临床表现主要取决于出血量及出血速度。

（1）呕血与黑便：①呕血前可有上腹不适和恶心，而后呕吐出血性胃内容物。②出血位于食管、出血量多、在胃内停留时间短则呈鲜红色或混有血凝块，或呈暗红色。③当出血在胃内停留时间长或量较少，则呕吐物呈咖啡渣样或棕褐色。④呕血的同时因部分血液经肠道排出体外，血红蛋白的铁与肠道内硫化物结合成硫化铁可形成柏油样黑便。⑤出血量大时可呈暗红色血便。

（2）循环障碍

1）出血达血容量的 10%～15% 时，除畏寒、头晕外，多无血压、脉搏等变化。

2）出血达血容量的 20% 以上，有冷汗、心慌、脉搏增快，四肢厥冷等急性失血症状。

3）出血量达血容量的 30% 以上，出现血压下降，脉搏频数微弱，呼吸急促及休克等急性周围循环衰竭的表现。

（3）血液学改变：①起初不明显，随后由于输液及组织液的渗出等情况，血液被稀释，血细胞比容及血红蛋白逐渐降低。②急性出血患者为正细胞正色素性贫血，由于出血后骨髓代偿性增生，可暂时出现大细胞性贫血，慢性失血则为小细胞低色素性贫血。③出血 24 小时内网织红细胞即见增高，出血停止后逐渐降至正常。④大出血 2～5 小时后白细胞计数可轻至中度升高，血止后 2～3 天恢复正常。但肝硬化伴脾功能亢进者白细胞计数可不升高。

（4）氮质血症：大出血后，由于大量血液蛋白质消化产物被肠道吸收，血中尿素氮可暂时升高，称为肠源性氮质血症。常于一次出血后数小时开始上升，24～48 小时达高峰，大多不超过 14.3 mmol/L，3～4 天后降至正常。

（5）发热：大出血后多在 24 小时内出现低热，持续 3～5 天后降至正常。

4. 辅助检查

分类	检查要点
胃镜检查	是确定上消化道出血病因的首选检查。一般在出血后 24～48 小时内进行，可通过黏膜活检病理检查确定病变的良、恶性
X 线钡餐检查	一般在出血停止 3～7 天后进行
选择性腹腔动脉造影	最适合活动性出血的检查，可经导管行介入治疗
吞线试验	可估计出血部位，适用于不能耐受上述检查者
手术探查	适用于各种检查不能明确出血灶，持续大出血危及患者生命时

5. 治疗

(1) 一般急救措施:平卧位休息,保持呼吸道通畅,必要时吸氧、插胃管,活动性出血期间禁食等。

(2) 迅速补充血容量:尽快开放多条静脉通路,本着"先盐后糖,先胶后晶,先快后慢"的原则,尽量补充血容量。

(3) 积极止血

1) 消化性溃疡出血

分类	措施
全身止血	①保护胃黏膜及抑制胃酸分泌的常用药物,如组胺 H_2 受体拮抗剂、质子泵抑制剂。②其他常用止血药物,如酚磺乙胺(止血敏)、止血芳酸、卡巴克络(安络血)等
局部止血	①去甲肾上腺素 8 mg 加入 4℃生理盐水 100 mL 中分次口服或胃管注入。②凝血酶,只能局部应用,禁忌静脉推注或肌内注射,可溶于生理盐水或牛奶、豆汁中口服或胃管注入
胃镜止血	①局部喷洒止血药。②注射止血药或硬化剂。③高频电凝止血。④微波凝固止血。⑤激光止血
外科治疗	适用于严重持续大出血,药物治疗无效者

2) 食管胃底静脉曲张出血

分类	措施
全身止血	①静脉推注或静脉滴注垂体加压素,高血压、冠状动脉粥样硬化性心脏病患者及孕妇忌用。②生长抑素及其类似物(如奥曲肽)
局部止血	三腔二囊管压迫止血
胃镜止血	注射硬化剂或曲张静脉套扎术

6. 转诊 上消化道大出血病因不明,有活动出血、经抢救后再出血或出血后很快发生休克,经紧急处理后血压、脉搏仍不稳定,或全身状况继续恶化者均应迅速转院治疗。

十四、泌尿系统感染

 例题

(1~3题共用题干)

女,38岁。尿频、尿急、尿痛 5 天,体温 39.5℃,左肾区有叩击痛,尿常规:蛋白(＋＋),白细胞满视野,红细胞 5~10/HP。

1. 最可能的诊断是(E)

A. 尿道综合征   B. 急性膀胱炎

C. 急性间质性肾炎   D. 慢性间质性肾炎

E. 急性肾盂肾炎

2. 首先应予何种处理(A)

A. 做中段尿细菌培养后立即予抗革兰阴性杆菌药物

B. 立即予抗真菌药物

C. 立即做中段尿细菌培养,待报告出来后处理

D. 先做肾脏B超和肾功能检查

E. 先予抗革兰阳性球菌药物

3. 此时抗生素治疗方案应是(D)

A. 单剂疗法　　　　　　　　　　B. 3 天疗法

C. 低剂量抑菌疗法　　　　　　　D. 2 周疗法

E. 联合用药

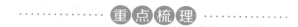

1. 概述　　泌尿系统感染即尿路感染,简称尿感,是指病原微生物侵入尿路内异常繁殖所致的尿路急、慢性炎症,多为上行感染。根据感染发生部位,分为上尿路感染(主要是肾盂肾炎)和下尿路感染(主要是膀胱炎)。革兰阴性杆菌为尿路感染最常见致病菌,其中以大肠埃希菌最为常见,其次为克雷伯菌、变形杆菌、柠檬酸杆菌属等。

2. 临床表现

(1)急性膀胱炎:主要表现为尿路刺激征,常有白细胞尿,约30%有血尿,偶有肉眼血尿。一般无明显的全身感染症状。

(2)急性肾盂肾炎:可有或无尿路刺激征,可有或无腰痛、肋脊角压痛、叩击痛,可有或无全身感染症状如寒战、发热、头痛、恶心、呕吐,血白细胞计数升高等,血培养可能阳性。

(3)慢性肾盂肾炎:①单纯性尿路感染,即使反复发作,也极少能发生慢性肾盂肾炎。②复杂性尿路感染,在尿路有功能性梗阻或器质性梗阻时,才可能发生慢性肾盂肾炎。③多数患者可有尿路感染反复发作的病史,部分患者可无明显临床症状或表现为乏力、低热、食欲不振和体重减轻等一般症状,常有慢性间质性肾炎的表现。④慢性肾盂肾炎如未能有效控制,病情持续进展,可发展到尿毒症,出现尿毒症症状。

(4)无症状细菌尿:指患者有真性菌尿,而无尿路感染的症状,可由症状性尿路感染演变而来或无急性尿路感染病史。

(5)复杂性尿路感染:指伴有泌尿系统结构/功能异常(包括异物),或免疫低下的患者发生的尿路感染。临床表现多样,从轻度的泌尿系统症状,到膀胱炎、肾盂肾炎,严重者可导致菌血症、败血症。

(6)导管相关性尿路感染:是指留置导尿管或先前48小时内留置导尿管者发生的感染,极为常见。

3. 并发症

(1)肾乳头坏死:指肾乳头及其邻近肾髓质缺血性坏死,常发生于伴有糖尿病或尿路梗阻的肾盂肾炎,为其严重并发症。主要表现为寒战、高热、剧烈腰痛或腹痛和血尿等,可同时伴发革兰阴性杆菌败血症和/或急性肾衰竭。静脉肾盂造影可见肾乳头区有特征性"环形征"。

(2)肾周围脓肿:为严重肾盂肾炎直接扩展而致,多有糖尿病、尿路结石等易感因素。致病

菌常为革兰阴性杆菌,尤其是大肠埃希菌。除原有症状加剧外,常出现明显的单侧腰痛,且在向健侧弯腰时疼痛加剧。

4. 辅助检查

(1) 尿液检查

1) 常规检查:①白细胞尿,指尿沉渣镜检白细胞>5/HP。②部分尿路感染患者有镜下血尿,尿沉渣镜检红细胞数多为3～10/HP,呈均一性红细胞;极少数急性膀胱炎患者可出现肉眼血尿。③蛋白尿多为阴性至微量。④部分肾盂肾炎患者尿中可见白细胞管型。

2) 白细胞排泄率:白细胞计数>$3×10^5$/h为阳性。

3) 细菌学检查:①涂片细菌检查,清洁中段尿沉渣涂片,用高倍镜检查,计算10个视野细菌数,取其平均值,若每个视野下可见1个或更多细菌,提示尿路感染。②细菌培养,中段尿细菌定量培养≥10^5/mL,或耻骨上膀胱穿刺尿细菌定性培养有细菌生长,即为真性菌尿,可确诊尿路感染。③亚硝酸盐还原试验,可作为尿路感染的过筛试验。

(2) 血液检查:①急性肾盂肾炎常引起血白细胞计数升高,中性粒细胞增多,核左移,红细胞沉降率增快。②慢性肾盂肾炎肾功能受损时,可出现血肌酐升高等。

(3) 影像学检查:包括泌尿系统超声、泌尿系统X线平片、静脉尿路造影、泌尿系统CT三维重建等。

5. 诊断　有尿路感染的症状和体征,如尿路刺激征(尿频、尿痛、尿急),耻骨上方疼痛和压痛,发热,腰部疼痛或叩击痛等,尿细菌培养菌落数均≥10^5/mL,即可诊断尿路感染。

(1) 无症状性细菌尿的诊断:患者无尿路感染的症状,两次尿细菌培养菌落数均≥10^5/mL,均为同一菌种。

(2) 慢性肾盂肾炎的诊断:除反复发作尿路感染病史之外,尚需结合影像学及肾脏功能检查。具备以下第1)、2)条的任何一项再加第3)条,可诊断慢性肾盂肾炎。

1) 肾外形凹凸不平,且双肾大小不等。

2) 静脉肾盂造影可见肾盂、肾盏变形、缩窄。

3) 持续性肾小管功能损害。

6. 鉴别诊断

(1) 全身感染性疾病:全身症状突出而尿路刺激征不明显的尿路感染易被误诊为全身感染性疾病,应详细询问病史,做尿常规、血培养及中段尿培养相鉴别。

(2) 肾结核:以血尿为主,尿路刺激征更明显,尿沉渣可找到抗酸杆菌,静脉肾盂造影可发现肾结核的影像特征。

(3) 尿道综合征:患者虽有明显尿路刺激征,但多次培养检查均无真性细菌尿。尿道综合征分类:①感染性尿道综合征(最常见),患者有白细胞尿,常为性病。②非感染性尿道综合征,患者无白细胞尿,病原体检查阴性。

(4) 慢性肾小球肾炎:患者少见尿频、排尿不适,细菌学检查阴性,肾小球功能损害较明显,肾脏影像学检查常表现为双肾实质弥漫性病变或双肾对称性缩小。慢性肾盂肾炎常有尿频、排尿不适,细菌学检查阳性,肾小管功能损害较明显,肾脏影像学检查常有集合系统炎症表现或双侧肾脏不对称性缩小。

（5）前列腺炎：可有尿频、尿急和尿痛，尿液检查可有白细胞和红细胞。

7. 治疗 根据尿培养及药敏结果选用抗生素，一般选用肾毒性小、对革兰阴性杆菌敏感的抗生素。

（1）急性肾盂肾炎

1）轻型：经单剂或 3 天疗法治疗失败的尿路感染，或有低热和/或肋脊角叩击痛的肾盂肾炎，口服抗菌药物 14 天。3 天治疗无效应根据药物敏感试验更改抗菌药物。

2）中度：发热＞38.5 ℃，血白细胞计数升高等全身中毒症状较明显者，宜静脉给药。药物敏感试验未有结果前，可选喹诺酮类药或头孢噻肟。获得药物敏感试验结果后，可改用肾毒性小且比较便宜的抗菌药物。患者热退 72 小时后，可改用口服有效抗菌药物，完成 2 周疗程。

3）重症：寒战、高热、核左移、低血压、败血症者，宜静脉、联合用药。通常选用一种氨基糖苷类抗生素，再加半合成的广谱青霉素或第 3 代头孢菌素类。获得药物敏感试验结果后，选用敏感的抗菌药物。患者热退 72 小时后，可改用口服有效抗菌药物，完成 2 周疗程。

（2）慢性肾盂肾炎：抗菌治疗同时去除引起反复感染的诱因。可选用两种有效药物联合使用 2～4 周，仍有复发者换用其他两种药物继续治疗，如此轮换应用 2～4 个月，如症状不明显、尿菌阳性，可采用低剂量抗菌药物抑菌疗法，即每晚睡前排尿后服用一种抗菌药物、一次药量，连续半年至 1 年，可望消除菌尿。

（3）急性膀胱炎：①3 天疗法，常用药物有复方磺胺甲噁唑、氧氟沙星。目前推荐使用。②7 天疗法，妊娠妇女、老年患者、糖尿病患者、机体免疫力低下及男性患者推荐使用此方案。③多饮水，口服碳酸氢钠片碱化尿液。

8. 健康教育

（1）坚持每天多饮水。

（2）经常注意会阴部的清洁卫生。

（3）尽量避免使用尿路器械，必须使用时宜严格执行有关规定。

（4）有膀胱-输尿管反流患者，要养成"二次排尿"的习惯，即每一次排尿后几分钟内，再排尿一次。

（5）与性生活有关的反复发作的尿路感染，于性生活后应立即排尿，并按常用量内服 1 个剂量的抗菌药物预防。女性尿路感染反复发作，可能与其配偶的包皮过长、藏匿污垢有关，应劝其配偶进行治疗。

9. 转诊

（1）男性泌尿系统感染或反复发作患者，应转上级医院行中段尿细菌定量培养、泌尿系统 X 线或 B 超检查并做相应治疗。

（2）对有糖尿病、尿路梗阻或机体免疫力低下的严重肾盂肾炎患者应仔细观察。怀疑肾乳头坏死、肾周围脓肿、革兰阴性杆菌败血症者应立即转诊。

十五、肾脏疾病

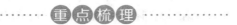 **例题**

某患者,周身高度水肿伴有腹水。检查:尿蛋白(＋＋＋),24 小时尿蛋白＞3.5 g,合并高脂血症,血浆蛋白＜30 g/L。诊断为肾病综合征,其主要依据是(D)

A. 周身高度水肿　　　　B. 尿蛋白(＋＋＋)　　　　C. 高脂血症

D. 24 小时尿蛋白＞3.5 g　　E. 腹水

重点梳理

（一）急性肾小球肾炎

急性肾小球肾炎简称急性肾炎,主要为 β 溶血性链球菌"致肾炎菌株"感染所致。

1. 临床表现　急性起病,表现为血尿、蛋白尿、水肿和高血压,可伴有一过性肾功能不全。多见于儿童,男性略多。

(1) 常于感染后 2 周起病,相当于抗原免疫后产生抗体的时间。轻者呈亚临床型(仅尿常规及血清 C3 异常);典型者呈急性肾炎综合征表现,重症者可发生急性肾损伤。

(2) 临床均有肾小球源性血尿,约 30％为肉眼血尿。可伴有轻、中度蛋白尿,少数可呈肾病综合征范围的蛋白尿。

(3) 80％的患者可有晨起眼睑及下肢水肿,可有一过性高血压。少数重症患者可发生充血性心力衰竭,常与水、钠潴留有关。

2. 辅助检查

(1) 起病初期血清 C3 及总补体下降,8 周内逐渐恢复正常,具有诊断意义。

(2) 血清抗链球菌溶血素"O"滴度升高,提示近期内曾有过链球菌感染。

3. 诊断　链球菌感染后 1～3 周发生急性肾炎综合征,伴血清 C3 一过性下降,可临床诊断急性肾小球肾炎。若血肌酐持续升高或 2 个月病情尚未见好转,应及时肾穿刺活检,以明确诊断。

4. 鉴别诊断

(1) 以急性肾小球肾炎综合征起病的肾小球疾病:①其他病原感染后急性肾小球肾炎,较常见于多种病毒感染极期或感染后 3～5 天,病毒感染后急性肾小球肾炎多数临床表现较轻,常不伴血清补体降低,肾功能一般正常,临床过程自限。②系膜毛细血管性肾炎,临床上除表现急性肾小球肾炎综合征外,常伴肾病综合征,病变持续无自愈倾向。50％～70％的患者有持续性低补体血症,8 周内不恢复。③系膜增生性肾炎,患者血清 C3 正常,病情无自愈倾向。IgA 肾病患者疾病潜伏期短,可在感染后数小时至数天内出现肉眼血尿,血尿可反复发作,部分患者血清 IgA 升高。

(2) 急进性肾小球肾炎:除急性肾小球肾炎综合征外,常以早期出现少尿、无尿及肾功能急剧恶化为特征。重症急性肾小球肾炎呈现急性肾功能不全者与该病相鉴别困难时,应及时做肾活检以明确诊断。

（3）全身系统性疾病肾脏受累：系统性红斑狼疮肾炎及过敏性紫癜肾炎等可呈现急性肾小球肾炎综合征，但多伴有其他系统受累的典型临床表现和实验室检查。

5. 治疗 以休息及对症治疗为主。不宜应用激素及细胞毒类药物。

（1）一般治疗：急性期应卧床休息，待肉眼血尿消失、水肿消退及血压恢复正常后逐步增加活动量。急性期应予低盐（每天 3 g 以下）饮食。明显少尿的急性肾功能不全者需限制液体入量。氮质血症时应限制蛋白质摄入，以优质动物蛋白为主。

（2）治疗感染灶：反复发作的慢性扁桃体炎，待病情稳定后应考虑做扁桃体摘除，术前、术后 2 周需注射青霉素。

（3）对症治疗：利尿消肿、降血压，预防心脑并发症的发生。利尿后高血压控制仍不满意时，可加用降压药物。

（4）透析治疗：少数发生急性肾功能不全而有透析指征时，应及时透析以帮助患者度过急性期。本病具有自愈倾向，肾功能多可逐渐恢复，一般不需要长期维持透析。

6. 健康教育

（1）预防上呼吸道或其他部位的感染，做好呼吸道疾病的隔离。

（2）扁桃体肿大且感染灶持续存在者，可行扁桃体摘除。

（3）患者平素注意锻炼身体，提高机体免疫力。

7. 转诊指征 如并发急性肾功能不全、高血压脑病、急性心力衰竭和急进性肾炎者，应尽快转诊，及早确诊，合理治疗。

（二）慢性肾小球肾炎

1. 病因 多数由不同病因的原发性肾小球疾病发展而来，仅少数由急性肾小球肾炎发展所致。起始因素多为免疫介导炎症。高血压、大量蛋白尿、高血脂等非免疫非炎症因素也起到重要作用。

2. 临床表现

（1）起病缓慢，病情迁延，临床表现可轻可重，或时轻时重，随着病情发展，可有肾功能减退、贫血、电解质紊乱等。

（2）可有高血压、水肿、蛋白尿、血尿及管型尿等表现中的一种或数种，临床表现多种多样，有时可伴有肾病综合征或重症高血压。

（3）病程中可有肾炎急性发作，常因感染诱发，发作时可有类似急性肾小球肾炎的表现，有些病例自动缓解，有些病例病情加重。

3. 辅助检查

（1）实验室检查：多为轻度尿异常，尿蛋白常在 1～3 g/d，尿沉渣镜检红细胞可增多，可见管型。尿相差显微镜尿红细胞形态检查和/或尿红细胞容积分布曲线测定可判定血尿性质为肾小球源性血尿。血压可正常或轻度升高。

（2）B 超检查：早期肾脏大小正常，晚期可出现双肾对称性缩小、皮质变薄。

（3）肾脏活体组织检查：可表现为原发病的病理改变。

4. 鉴别诊断

（1）继发性肾小球肾炎：狼疮肾炎、过敏性紫癜肾炎、乙型肝炎病毒相关性肾小球肾炎等。

（2）高血压肾损害：一般先有多年高血压，后出现蛋白尿（一般是微量或少量蛋白尿）、肾功能不全，血尿不突出，常伴高血压其他器官损害（眼底、心脏）。

（3）其他肾小球肾炎：①无症状性血尿和/或蛋白尿。②急性肾小球肾炎。

（4）Alport 综合征：常起病于青少年，常有家族史（多为 X 连锁显性遗传），患者可有眼、耳、肾异常。

（5）慢性肾盂肾炎：多有反复发作的泌尿系统感染史，并有影像学及肾功能异常，尿沉渣中常有白细胞，尿细菌学检查阳性可资鉴别。

5. 治疗

（1）饮食限盐，肾功能不全者还应控制蛋白质的摄入量及限磷。

（2）积极控制血压，应将血压控制在 130/80 mmHg 以下，若尿蛋白＞1 g/d，则降至 125/75 mmHg 以下更为理想。在无禁忌证的情况下，首选具有保护肾脏作用的药物 ACEI 或 ARB。

（3）避免劳累、感染、妊娠及应用肾毒性药物。

（4）大量蛋白尿且肾功能正常的患者应根据肾活检病理类型选择治疗。

6. 健康教育

（1）坚持治疗，锻炼身体，预防感冒，预防呼吸道、泌尿道的感染。

（2）定期观察肾功能各项指标，注意贫血及水、电解质、酸碱平衡情况。

（3）患者有高血压及水肿时给予低盐饮食。

（4）选择优质低蛋白质饮食。

（5）选用富含维生素 A、维生素 B_2 及维生素 C 的食物。

（6）对伴有高血压或高脂血症者，须限制膳食中的饱和脂肪酸与胆固醇的含量。

（三）肾病综合征

1. 概述　肾病综合征可分为原发性和继发性两大类。任何年龄均可发生，男性患者多于女性。由多种病因、不同发病机制致多种不同病理类型的肾小球病变引起。

2. 分类和常见病因

分类	儿童	青少年	中老年
原发性	微小病变型肾病	系膜增生性肾小球肾炎 微小病变型肾病 局灶节段性肾小球硬化 系膜毛细血管性肾小球肾炎	膜性肾病
继发性	过敏性紫癜肾炎 乙型肝炎病毒相关性肾炎 狼疮肾炎	狼疮肾炎 过敏性紫癜肾炎 乙型肝炎病毒相关性肾炎	糖尿病肾病 肾淀粉样变性 骨髓瘤性肾病 淋巴瘤或实体肿瘤性肾病

3. 常见病理类型

（1）微小病变型肾病：光镜下肾小球无明显病变，近端肾小管上皮细胞可见脂肪变性。免疫病理检查阴性。电镜下特征性改变是广泛的肾小球脏层上皮细胞足突融合。多见于儿童。典型表现为肾病综合征，约 15％患者有镜下血尿。多数对激素治疗敏感，但易复发。

（2）系膜增生性肾小球肾炎：光镜下可见肾小球系膜细胞和系膜基质弥漫增生，依其增生程度可分为轻度、中度、重度。电镜下显示系膜增生，系膜区可见到电子致密物。临床表现多样，可表现为无症状蛋白尿或血尿、慢性肾炎及肾病综合征。血尿发生率较高。半数以上患者经激素治疗后可获完全缓解。

（3）局灶节段性肾小球硬化：光镜下可见病变呈局灶、节段分布，表现为受累节段的硬化，相应肾小管萎缩、肾间质纤维化。电镜下可见肾小球上皮细胞足突广泛融合、基底膜（GBM）塌陷，系膜基质增多，电子致密物沉积。主要临床特点是大量蛋白尿及肾病综合征，多数患者伴有血尿。

（4）膜性肾病：光镜下可见肾小球弥漫性病变，早期仅于肾小球基底膜上皮侧见少量散在分布的嗜复红小颗粒；进而有钉突形成（嗜银染色），基底膜逐渐增厚。免疫荧光检查可见 IgG 和 C3 细颗粒状沿肾小球毛细血管壁沉积。电镜下早期可见 GBM 上皮侧有排列整齐的电子致密物，常伴有广泛足突融合。多数表现为肾病综合征，可伴有镜下血尿，一般无肉眼血尿。

（5）系膜毛细血管性肾小球肾炎：光镜下较常见系膜细胞和系膜基质弥漫重度增生，并可插入到肾小球基底膜和内皮细胞之间，使毛细血管袢呈"双轨征"。免疫病理检查常见 IgG 和 C3 呈颗粒状系膜区及毛细血管壁沉积。几乎所有患者均伴有血尿。肾功能损害、高血压及贫血出现早，病情多持续进展。多数病例的血清 C3 持续降低，对提示本病有重要意义。

4. 并发症 感染、血栓和栓塞、急性肾功能不全、脂肪代谢紊乱致心血管病变。

5. 诊断 ①尿蛋白定量超过 3.5 g/d。②血浆白蛋白低于 30 g/L。③水肿。④高脂血症。其中前两项为诊断所必需。

6. 鉴别诊断 应与乙肝病毒相关性肾炎、狼疮肾炎、过敏性紫癜肾炎、糖尿病肾病、肾淀粉样变性、骨髓瘤性肾病等疾病相鉴别。

7. 治疗

（1）一般治疗和对症治疗：严重水肿患者应卧床休息，限盐饮食。优质蛋白质摄入量为每天 0.8～1 g/kg，热量要充分。适当利尿。可应用血管紧张素转换酶抑制剂、血管紧张素Ⅱ受体拮抗剂、钙通道阻滞剂。

（2）糖皮质激素的应用：常用泼尼松。开始用量要足，足量用药时间要够长，治疗有效者要缓慢减药。

（3）免疫抑制剂治疗：①细胞毒药物，常与糖皮质激素合用，一般不单独应用。②环孢素 A。③吗替麦考酚酯，可用于难治性肾病综合征。

8. 健康教育 ①成人肾病综合征最好根据肾活检病理类型结合临床治疗。②已缓解的肾病综合征在用药或减药过程中有相当一部分患者容易复发，要指导患者定期或不定期检查，并要注意预防感冒，预防肠道感染及增强机体抵抗力。

9. **转诊** 初治未能缓解的肾病综合征应转到肾病专科医师处治疗。出现并发症应转入综合医院治疗。

（四）急性间质性肾炎

1. **概述** 急性间质性肾炎是一组由多种病因引起的以肾间质及肾小管急性病变为主要病理表现的疾病。药物和感染是最常见原因。

2. **临床表现**

（1）全身过敏表现：①主要表现为药疹、药物热及外周血嗜酸性粒细胞增多。②部分病例可见关节痛、淋巴结肿大、肝功能损害、血小板减少等。③由非甾体抗炎药引起的全身过敏表现常不明显。

（2）肾功能损害：常出现少尿性或非少尿性急性肾功能不全，除肾小球功能损伤外，肾小管功能损害也常十分明显，从而出现肾性糖尿及低渗透压尿等异常。

3. **辅助检查** ①尿实验室检查异常，表现为无菌性白细胞尿、血尿及蛋白尿。②B超等影像学检查常发现患者双肾增大。

4. **鉴别诊断** 需与感染相关性急性间质性肾炎、马兜铃酸肾病相鉴别。

5. **治疗**

（1）去除过敏原：及时停用致敏药物。轻症病例停用致敏药物后可自发缓解。

（2）糖皮质激素：一般口服泼尼松。

（3）细胞毒药物：多数病例无需应用细胞毒药物。

（4）透析治疗：有透析指征时，应予透析治疗。

6. **健康教育** 防止滥用抗生素、磺胺及非甾体抗炎药。

（五）慢性间质性肾炎

1. **常见病因** 药物、慢性尿路感染、代谢紊乱、免疫性疾病、遗传性疾病。

2. **临床表现**

（1）疾病缓慢、隐匿发展，早期一般无水肿、高血压表现。

（2）肾小管功能明显受损，重吸收、浓缩功能降低，出现口渴、多饮、多尿，低比重尿、低渗透压尿、肾性糖尿、肾小管酸中毒、低钾肌无力。

（3）后期可出现肾小球功能损害、高血压、贫血。

3. **辅助检查**

（1）尿液检查：蛋白尿不多、血尿不多见、水肿不明显，镜检可见少量红、白细胞及管型。

（2）病理检查：肾常萎缩。以肾间质纤维化及肾小管萎缩为主要表现。

4. **鉴别诊断** 主要应与慢性肾小球疾病鉴别。后者高血压出现得早，水肿发生也早，尿蛋白较多，24小时尿蛋白定量可大于2g，镜检常常发现红细胞及管型，肾小球功能受损明显，肾小管功能不全发生较晚。

5. **治疗** ①目标是消除原发病因，延缓肾功能不全进展。②祛除致病因子，及时停用致病药物，治疗原发病。③对症处理。④尿毒症时行替代治疗。

6. **健康教育** 预防和及时治疗药物过敏性急性间质性肾炎，可减少慢性间质性肾炎的发生。

十六、急、慢性肾功能不全

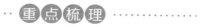 例题

慢性肾功能不全最常见的电解质及酸碱平衡紊乱是(B)

A. 高钾血症、代谢性碱中毒　　　　　B. 高钾血症、代谢性酸中毒

C. 低钾血症、代谢性酸中毒　　　　　D. 高钾血症、呼吸性酸中毒

E. 低钾血症、呼吸性碱中毒

··············· 重点梳理 ···············

(一) 急性肾功能不全

1. **概述**　急性肾功能不全指多种原因引起肾功能短期内迅速减退,肾小球滤过功能下降或在原有慢性肾脏病基础上肾小球滤过率进一步下降的一组临床综合征。

2. **分类**　根据病因发生的部位分为肾前性氮质血症、肾性急性肾功能不全、肾后性急性肾功能不全。

3. **临床表现**

(1) 起始期:尚未发生明显的肾实质损伤,但随着肾小管上皮细胞发生明显损伤,GFR 突然下降,临床上急性肾损伤综合征的表现变得明显,进入维持期。

(2) 维持期(少尿期):典型的为 7～14 天。肾小球滤过率保持在低水平。患者可出现少尿(<400 m/d)。有些患者为非少尿型急性肾损伤,其病情大多较轻,预后较好。不论尿量是否减少,随着肾功能减退,临床上均可出现尿毒症一系列表现。

(3) 恢复期:肾小管细胞再生、修复,肾小管完整性恢复。肾小球滤过率逐渐恢复正常或接近正常范围。少尿型患者开始出现利尿,可有多尿表现,在不使用利尿剂的情况下,每天尿量可达 3 000～5 000 mL 或更多。通常持续 1～3 周,继而逐渐恢复。与肾小球滤过率相比,肾小管上皮细胞功能的恢复相对延迟,常需数月后才能恢复。少数患者可最终遗留不同程度的肾脏结构和功能缺陷。

4. **辅助检查**

(1) 肾脏 B 超可判断肾脏大小及实质厚度。如肾脏缩小则可确定为慢性肾功能不全,如肾脏增大,则支持急性肾功能不全;但糖尿病肾病、肾淀粉样变性病、多囊肾等疾病导致的慢性肾功能不全也可表现为肾脏增大。

(2) 泌尿系统 B 超、腹部平片、尿路造影等对判断是否存在肾后梗阻有帮助。

(3) 尿比重、尿渗透压、尿钠、肾衰指数和钠排泄分数等对肾前性氮质血症和急性肾小管坏死的鉴别有意义。

(4) 尿沉渣提示血尿,并伴有蛋白尿,多支持肾小球疾病导致的急性肾功能不全。

(5) 肾活检用于肾实质性急性肾功能不全,但病因不能明确者,属确诊方法。

5. **诊断** 一旦发现患者尿量明显减少,肾功能急剧恶化(血肌酐每日上升≥44.2 μmol/L)时,应考虑急性肾功能不全可能。48 小时内血肌酐上升≥26.5 μmol/L 提示急性肾损伤。

6. **治疗**

(1)起始期:预防及治疗基础疾病,纠正全身血流动力学障碍,避免应用各种外源性或内源性肾毒性物质。小剂量多巴胺可提高肾血流量,可试用襻利尿剂。

(2)维持期:①每天补充热量 30～45 kcal/kg,蛋白质 0.6～1.2 g/kg。②限制水钠摄入,量出为入。③纠正电解质紊乱、代谢性酸中毒。④控制心力衰竭。⑤治疗贫血和出血。⑥预防和治疗感染。⑦有透析指征时,应透析治疗。

(3)恢复期:①维持水、电解质和酸碱平衡,同时治疗原发病、并发症。②定期随访肾功能,避免使用肾毒性药物。

(二)慢性肾功能不全

1. **概述** 慢性肾功能不全是指原发性或继发性慢性肾脏疾病导致的进行性肾功能损害所出现的一系列症状或代谢紊乱的临床综合征。在我国以慢性肾小球肾炎为主要病因。

2. **分期**

分期	特征
1 期	肾损害,GFR 正常或升高[≥90 mL/(min·1.73 m²)]
2 期	肾损害伴 GFR 轻度下降[60～89 mL/(min·1.73 m²)]
3 期	GFR 中度下降[30～59 mL/(min·1.73 m²)]
4 期	GFR 重度下降[15～29 mL/(min·1.73 m²)]
5 期	肾衰竭[GFR<15 mL/(min·1.73 m²)]

3. **临床表现**

(1)水、电解质、酸碱平衡失调:主要为水钠潴留、血钾增高、钙磷平衡失调、高镁血症、酸中毒等。

(2)消化系统:最早出现症状,常见食欲缺乏、恶心、呕吐等。患者口中有异味,可有消化道出血。

(3)心血管系统:多数患者有不同程度的高血压,可有尿毒症性心肌病,出现心力衰竭、心律失常,晚期或透析患者可有心包炎的表现和动脉粥样硬化的快速进展。患者可因冠状动脉粥样硬化性心脏病而危及生命。

(4)血液系统:①常有程度不等的贫血,多为正常细胞正色素性贫血。②外周血白细胞和血小板的数目变化不大,但其功能受损,患者易发生感染并有出血倾向。

(5)神经、肌肉系统:早期多有乏力、失眠、记忆力减退、注意力不集中等精神症状。随着病情进展可表现出尿毒症性脑病和周围神经病变症状,患者可有嗜睡、抽搐、昏迷、肢体(下肢更常见)远端对称性感觉异常、"不安腿"、肌无力等。

(6)肾性骨营养不良:表现为纤维性骨炎、肾性骨软化症、骨质疏松症、最终肾性骨硬化。

患者可有骨酸痛,甚至发生自发性骨折。早期靠骨活检明确诊断。

（7）呼吸系统:慢性肾功能不全患者有代谢性酸中毒时呼吸深而长,水潴留和心力衰竭可以出现肺水肿;还有尿毒症肺,胸部 X 线片可见肺门两侧出现对称性蝴蝶状阴影。

（8）内分泌系统:多种内分泌功能受损。

（9）代谢紊乱:严重的蛋白质缺乏,必需氨基酸减少,非必需氨基酸相对升高。有高脂血症主要是甘油三酯增加,低和极低密度脂蛋白升高。空腹血糖多正常,但糖耐量降低。

（10）其他:多有皮肤瘙痒,面色较暗且萎黄,并稍有水肿感,易发生感染并危及生命。

4. 非透析疗法

（1）营养治疗:摄入热量每天 30～40 kcal/kg。摄入少量优质蛋白质。补充水溶性维生素 B 族及维生素 C,活性维生素 D。

（2）控制高血压和/或肾小球毛细血管内高压:可使用 ACEI 及血管紧张素 II 受体拮抗剂,但患者血肌酐＞256 μmol/L 时,或孤立肾、双肾动脉狭窄或老年人,应慎用或不用。

（3）维持水、电解质平衡,纠正酸中毒:在无水钠潴留及高血压的患者,每天盐摄入量不超过 6 g。如有明显水肿、高血压,盐摄入量为 5～6 g/d。积极处理高血钾、酸中毒。当血钾＞5.5 mmol/L 时,可口服聚磺苯乙烯。

（4）控制其他并发症:对贫血患者应用促红细胞生成素治疗;肾性骨病伴全段甲状旁腺激素（iPTH）升高者可给予活性维生素 D。

（5）清除体内毒性代谢产物:口服吸附剂或中药大黄,通过肠道增加毒性代谢产物的排泄。

5. 肾脏替代治疗 包括血液透析、腹膜透析和肾脏移植。明确指征:①限制蛋白质摄入不能缓解的尿毒症症状。②难以纠正的高钾血症。③难以控制的进展性代谢酸中毒。④难以控制的水钠潴留,合并充血性心力衰竭或急性肺水肿。⑤尿毒症性心包炎。⑥尿毒症性脑病和进展性神经病变。

十七、糖尿病

例题

下列可诊断为糖尿病的血糖浓度为（D）

A. 空腹血糖浓度＜6 mmol/L

B. 空腹血糖浓度 6～7 mmol/L

C. 餐后血糖浓度 7～8 mmol/L

D. 随机取样血糖浓度＞11.1 mmol/L

E. 餐后 2 小时血糖浓度＞7 mmol/L

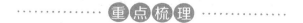

· · · · · · · · · · · · · · 重 点 梳 理 · · · · · · · · · · · · · ·

1. 概述 糖尿病是由于胰岛素的缺乏或相对不足,以及胰岛素的敏感性下降-胰岛素抵抗引起的一种以血糖增高为特征、由遗传与环境两种因素长期共同作用而导致的一种慢性全身性的代谢性疾病。

2. 分型

(1) 1型糖尿病(T1DM):胰岛β细胞破坏,常导致胰岛素绝对缺乏。

1) 免疫介导性:急性型及缓发型。

2) 特发性:无自身免疫证据。

(2) 2型糖尿病(T2DM):从以胰岛素抵抗为主伴胰岛素进行性分泌不足,到以胰岛素进行性分泌不足为主伴胰岛素抵抗。

(3) 其他特殊类型糖尿病:是在不同水平上(从环境因素到遗传因素或两者间的相互作用)病因学相对明确的一类高血糖状态。①胰岛β细胞功能的基因缺陷。②胰岛素作用的基因缺陷。③胰腺外分泌疾病。④内分泌疾病。⑤药物或化学品所致的糖尿病。⑥感染。⑦不常见的免疫介导性糖尿病。⑧其他与糖尿病相关的遗传综合征。

(4) 妊娠糖尿病:指妊娠期间发生的不同程度的糖代谢异常。不包括孕前已诊断或已患糖尿病的患者。

3. 临床表现

(1) 一般症状:多尿、多饮、多食和体重减轻,常伴有软弱、乏力,许多患者有皮肤瘙痒。1型糖尿病起病较急,病情较重,症状明显;2型糖尿病起病缓慢,病情较轻,症状不明显,甚至无任何症状。

(2) 代谢综合征:是一组以肥胖、高血糖、血脂异常和高血压等聚集发病,严重影响机体健康的临床综合征,是促进动脉硬化性心血管疾病和2型糖尿病发生的危险因素。

4. 并发症

(1) 糖尿病酮症酸中毒(DKA):是最常见的糖尿病急症。以高血糖、酮症和酸中毒为主要表现。1型糖尿病患者有自发DKA倾向,2型糖尿病患者在一定诱因作用下也可发生DKA,最常见的诱因是感染。

1) 早期三多一少症状加重;酸中毒失代偿后,疲乏、食欲减退、恶心呕吐,多尿、口干、头痛、嗜睡,呼吸深快,呼气中有烂苹果味(丙酮)。

2) 后期严重失水,尿量减少、眼眶下陷、皮肤黏膜干燥,血压下降、心率加快,四肢厥冷;晚期不同程度意识障碍,昏迷。

3) 少数患者表现为腹痛,酷似急腹症,易误诊。患者体温常不高,甚至偏低,是预后不良的表现。

4) 实验室检查尿糖、尿酮体均强阳性。血糖明显升高,多数为 $16.7\sim33.3$ mmol/L。血酮体升高,>1.0 mmol/L 为高血酮,>3.0 mmol/L 提示可有酸中毒。CO_2 结合力降低,酸中毒失代偿后血 pH 下降。血钾在治疗前可正常、偏低或偏高,治疗后若补钾不足可严重降低。血钠、血氯降低,血尿素氮和肌酐常偏高。血浆渗透压轻度上升。

5) 如血糖 >11 mmol/L 伴酮尿和酮血症,血 pH <7.3 和/或血碳酸氢根 <15 mmol/L 可诊断为DKA。

6) 补液是治疗的关键环节。基本原则为"先快后慢,先盐后糖"。通常先使用生理盐水。

7）胰岛素治疗一般采用小剂量（短效）胰岛素治疗方案，即每小时给予 0.1 U/kg 胰岛素。血糖下降速度一般以每小时降低 3.9～6.1 mmol/L 为宜，每 1～2 小时复查血糖。

8）经输液和胰岛素治疗后，酸中毒可自行纠正，一般不必补碱。补碱指征为血 pH<7.1，HCO_3^- <5 mmol/L，补碱不宜过多、过快。

（2）高渗高血糖综合征（HHS）：是糖尿病急性代谢紊乱的另一临床类型，主要见于老年 2 型糖尿病患者，超过 2/3 患者原来无糖尿病病史。

1）常见诱因有急性感染、外伤、手术、脑血管意外等应激状态，使用糖皮质激素、利尿剂、甘露醇等药物，水摄入不足或失水，透析治疗，静脉高营养疗法等。

2）起病缓慢，最初表现为多尿、多饮，食欲减退。渐出现严重脱水和神经精神症状，患者反应迟钝、烦躁或淡漠、嗜睡，逐渐陷入昏迷，晚期尿少甚至尿闭。

3）实验室检查血糖达到或超过 33.3 mmol/L，一般为 33.3～66.8 mmol/L，有效血浆渗透压达到或超过 320 mOsm/L 可诊断本病。血钠正常或增高。尿酮体阴性或弱阳性，一般无明显酸中毒。

4）治疗开始时用等渗溶液如 0.9%氯化钠溶液，因大量输入等渗液不会引起溶血，有利于恢复血容量，纠正休克，改善肾血流量，恢复肾脏调节功能。如无休克或休克已纠正，在输入生理盐水后血浆渗透压高于 350 mOsm/L，血钠高于 155 mmol/L，可考虑输入适量低渗溶液如 0.45%氯化钠。

（3）感染性疾病：①易并发毛囊炎、疖、痈等皮肤化脓性感染。②易患肺结核。③真菌（霉菌）感染，如真菌性阴道炎，甚至内脏真菌感染。④各种细菌感染，如上呼吸道感染、泌尿系统感染、胆道感染等。

（4）微血管病变：是糖尿病的特异性并发症，典型改变是微血管基底膜增厚和微循环障碍。

1）糖尿病肾病：是终末期肾衰竭的主要原因，是 1 型糖尿病的主要死因。在 2 型糖尿病，其严重性仅次于心、脑血管疾病。临床分期：①Ⅰ期，肾脏体积增大，GFR 升高，肾小球入球小动脉扩张，肾小球内压增加。②Ⅱ期，肾小球毛细血管基底膜增厚，尿白蛋白排泄率（UAER）多数在正常范围，或呈间歇性增高。③Ⅲ期，微量白蛋白尿期，即尿白蛋白排泄率持续在 20～200 μg/min，或 30～300 mg/d。④Ⅳ期，临床蛋白尿期，尿蛋白逐渐增多，UAER>200 μg/min，或>300 mg/d，蛋白尿从间歇性逐渐发展为持续性。肾小球滤过率下降，可伴有水肿和高血压，肾功能逐渐减退。⑤Ⅴ期，尿毒症期，多数肾单位闭锁，UAER 降低，血肌酐、尿素氮升高，血压升高，可伴有水肿及贫血等。

2）糖尿病视网膜病变：是失明的主要原因之一。分期：①Ⅰ期，微血管瘤、小出血点。②Ⅱ期，出现硬性渗出。③Ⅲ期，出现棉絮状软性渗出。④Ⅳ期，新生血管形成、玻璃体积血。⑤Ⅴ期，纤维血管增殖、玻璃体机化。⑥Ⅵ期，牵拉性视网膜脱离、失明。Ⅰ～Ⅲ期为非增殖期视网膜病变（NPDR），Ⅳ～Ⅵ期为增殖期视网膜病变（PDR）。

（5）动脉粥样硬化性心血管疾病：动脉粥样硬化的易患因素如肥胖、高血压、血脂异常等在糖尿病（主要是 2 型糖尿病）人群中的发生率均明显增高。

（6）神经系统并发症

1）中枢神经系统并发症：①伴随严重 DKA、高渗高血糖综合征或低血糖症出现的神志改变。②缺血性脑卒中。③脑老化加速及老年性痴呆等。

2）周围神经病变：远端对称性多发性神经病变是最常见的类型；以手足远端感觉运动神经受累最多见。通常为对称性，典型者呈手套或袜套式分布；下肢较上肢严重，先出现肢端感觉异常，可伴痛觉过敏、疼痛。

3）自主神经病变：可导致胃轻瘫，腹泻与便秘交替，出汗异常，血压及心率变化，尿失禁或尿潴留，以及性功能减退（阳痿）等。

（7）糖尿病足：指与下肢远端神经异常和不同程度周围血管病变相关的足部溃疡、感染和/或深层组织破坏，是糖尿病非外伤性截肢的最主要原因。轻者表现为足部畸形、皮肤干燥和发凉、胼胝（高危足），重者可出现足部溃疡、坏疽。

5. 辅助检查

（1）尿糖测定：是诊断糖尿病的重要线索。尿糖阳性仅提示血糖值超过肾糖阈（约 10 mmol/L），尿糖阴性不能排除糖尿病可能。并发肾脏病变时，肾糖阈升高，虽然血糖升高，但尿糖阴性。肾糖阈降低时，虽然血糖正常，尿糖可阳性。

（2）血糖测定：血糖升高是诊断糖尿病的主要依据，也是判断糖尿病病情和控制情况的主要指标。血糖值反映瞬间血糖状态，常用葡萄糖氧化酶法测定。

（3）口服葡萄糖耐量试验（OGTT）：当血糖高于正常范围而又未达到糖尿病诊断标准时，须行 OGTT，应在无摄入任何热量 8 小时后，清晨空腹进行，成人口服 75 g 无水葡萄糖，溶于 250～300 mL 水中，5～10 分钟内饮完，测定空腹及开始饮葡萄糖水后 2 小时静脉血浆葡萄糖。儿童服糖量按 1.75 g/kg 计算，总量不超过 75 g。

（4）糖化血红蛋白（GHbA1）：是葡萄糖或其他糖与血红蛋白的氨基发生非酶催化反应的产物，其量与血糖浓度呈正相关。其中 HbA1c 最为主要，反映患者近 8～12 周平均血糖水平。HbA1c 不能反映瞬时血糖水平及血糖波动情况，也不能确定是否发生过低血糖。

（5）胰岛素释放试验：反映基础和葡萄糖介导的胰岛素释放功能。胰岛素测定受血清中胰岛素抗体和外源性胰岛素干扰。

（6）C 肽释放试验：反映基础和葡萄糖介导的胰岛素释放功能。C 肽测定不受血清中的胰岛素抗体和外源性胰岛素影响。

（7）胰岛自身抗体：自身免疫参与 1 型糖尿病发病机制，患者血清中可检出多种针对胰岛细胞及其细胞成分的自身抗体，包括谷氨酸脱羧酶抗体（GADA）、胰岛细胞抗体（ICA）、胰岛素抗体（IAA）。GADA 和 ICA 是 1 型糖尿病诊断和预测的指标，也可见于正常人、2 型糖尿病和其他自身免疫患者，IAA 还可见于胰岛素自身免疫综合征患者和胰岛素注射治疗后的患者。

（8）并发症检查：急性严重代谢紊乱时的酮体、电解质、酸碱平衡检查，心、肝、肾、脑、眼科、口腔以及神经系统的各项辅助检查等。

6. 诊断

（1）糖代谢状态分类

糖代谢分类	静脉血浆葡萄糖(mmol/L)	
	空腹血糖(FPG)	糖负荷后2小时血糖(2 hPPG)
正常血糖(NGR)	<6.1	<7.8
空腹血糖受损(IFG)	6.1~<7.0	<7.8
糖耐量减低(IGT)	<7.0	7.8~<11.1
糖尿病(DM)	≥7.0	≥11.1

(2)糖尿病诊断标准:糖尿病症状加随机血糖≥11.1 mmol/L,或 FPG≥7.0 mmol/L,或 OGTT 中 2 hPPG≥11.1 mmol/L。症状不典型者,需另一天再次证实。

7. 1 型糖尿病和 2 型糖尿病的鉴别诊断

鉴别点	1 型糖尿病	2 型糖尿病
起病	急性起病,症状明显	缓慢起病,症状不明显
临床特点	体重下降、多尿、多饮	肥胖、较强的 2 型糖尿病家族史、遗传易感性
酮症	常见	通常没有
C 肽	低/缺乏	正常/升高
ICA	阳性	阴性
CAD	阳性	阴性
人胰岛细胞抗原 2 抗体(IA-2A)	阳性	阴性
治疗	胰岛素	生活方式、口服降糖药或胰岛素
相关的自身免疫性疾病	并存概率高	并存概率低

8. 治疗

(1)综合防治原则:强调早期治疗、长期治疗、综合治疗和治疗措施个体化的原则。治疗措施包括控制饮食,减轻和避免肥胖,适当运动,戒烟,合理应用降糖、降压,调脂、抗凝等药物。

(2)口服降糖药物治疗

分类	常用药物	注意事项
双胍类药物	二甲双胍	作为 2 型糖尿病的一线用药;1 型糖尿病不宜单独应用;常见不良反应是胃肠道反应,乳酸性酸中毒最严重
磺酰脲类药物	格列本脲,格列齐特,格列吡嗪,格列喹酮和格列美脲等	不适用于 1 型糖尿病,有严重并发症或 β 细胞功能很差的 2 型糖尿病,儿童糖尿病,孕妇、哺乳期妇女,大手术围术期等;常见不良反应是低血糖
α-葡萄糖苷酶抑制剂	阿卡波糖、伏格列波糖	适用于以碳水化合物为主要食物成分,或空腹血糖正常(或不太高)而餐后血糖明显升高者;常见胃肠道反应
噻唑烷二酮类药物	吡格列酮	不宜用于心功能Ⅲ~Ⅳ级(NYHA 分级)患者
肠促胰岛激素 胰高血糖素样肽类似物	艾塞那肽	常见胃肠道反应
二肽基肽酶抑制剂	西格列汀、维格列汀	单药使用,或与其他口服降糖药物或胰岛素联合应用治疗 2 型糖尿病
钠-葡萄糖共转运体抑制剂	达格列净	不良反应常见生殖系统感染,酮症酸中毒罕见

（3）胰岛素治疗

1）适应证：①1型糖尿病。②2型糖尿病经严格饮食控制及口服降糖药治疗未获良好控制。③无明显原因体重下降或消瘦。④任何类型糖尿病发生酮症酸中毒或非酮症高渗性昏迷等急性并发症。⑤妊娠期糖尿病和糖尿病合并妊娠、分娩。⑥合并重症感染、消耗性疾病、视网膜病变、肾病变、神经病变、急性心肌梗死、脑血管意外。⑦外科围手术期。⑧全胰腺切除所致继发性糖尿病。

2）常用胰岛素制剂：①根据其来源和结构分为动物源性胰岛素、基因工程生产的人胰岛素和胰岛素类似物，人胰岛素和胰岛素类似物已逐渐取代动物胰岛素。②根据作用特点分为速效胰岛素类似物，短效胰岛素或胰岛素类似物，中效胰岛素，长效胰岛素或胰岛素类似物及预混胰岛素或胰岛素类似物。

3）胰岛素治疗后，清晨空腹血糖仍然较高的可能原因：①夜间胰岛素作用不足。②Somogyi效应，即在黎明前曾有低血糖，但症状轻微或短暂而未被发现，继而发生低血糖后的反应性高血糖。③黎明现象，即夜间血糖控制良好，也无低血糖发生，仅于黎明时一段短时间出现高血糖，可能为皮质醇等胰岛素对抗激素分泌增多所致。

4）不良反应：主要是低血糖，表现为心悸、出汗、手抖、头晕、饥饿感、四肢软弱无力，严重者出现精神症状和昏迷。少见不良反应有脂肪萎缩和过敏反应。

9. 转诊指征

（1）初次发现血糖异常，病因和分型不明确者。

（2）儿童和年轻人糖尿病患者。

（3）妊娠和哺乳期妇女血糖异常者。

（4）糖尿病急性并发症：随机血糖≥16.7 mmol/L伴或不伴有意识障碍。

（5）反复发生低血糖或发生过一次严重低血糖。

（6）血糖、血压和/或血脂不达标者。

（7）糖尿病慢性并发症的筛查、治疗方案的制订和疗效评估在社区处理有困难者。

（8）糖尿病慢性并发症导致严重靶器官损害需要紧急救治者。

（9）血糖波动较大，基层处理困难或需要制订胰岛素控制方案者。

（10）出现严重降糖药物不良反应难以处理者。

十八、高脂血症

 例题

下列不属于高脂血症的是（E）

A. 胆固醇增高

B. 甘油三酯增高

C. 高密度脂蛋白胆固醇降低

D. 低密度脂蛋白胆固醇增高

E. 高密度脂蛋白胆固醇增高

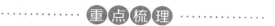

1. 概述 血脂异常通常指血清中胆固醇(TC)、甘油三酯(TG)、低密度脂蛋白胆固醇(LDL-C)水平升高,高密度脂蛋白胆固醇(HDL-C)水平降低。

2. 临床常见高脂血症继发原因

继发因素	导致 LDL-C 升高	导致 TG 升高
饮食类型	饱和或反式脂肪饮食	非常低脂肪饮食、高摄入碳水化合物、过量饮酒
常用药物	利尿剂、糖皮质激素、免疫抑制剂	口服雌激素、糖皮质激素、胆汁酸结合树脂、他莫昔芬、异维甲酸、环孢素、抗高血压药物、抗反转录病毒治疗、抗精神类药物
常见疾病	胆道梗阻、肾病综合征、神经性厌食、库欣综合征	肾脏疾病、自身免疫性疾病
其他	甲状腺功能减退、肥胖、妊娠	遗传倾向、糖尿病、甲状腺功能减退、肥胖、妊娠

3. 分类

(1)临床分类

类型	TC	TG	HDL-C	对应 WHO 表型
高胆固醇血症	↑↑	→	→	Ⅱa
高甘油三酯血症	→	↑↑	→	Ⅳ、Ⅰ
混合型高脂血症	↑↑	↑↑	→	Ⅱb、Ⅲ、Ⅳ、Ⅴ
低高密度脂蛋白血症	→	→	↓	—

注:↑表示浓度升高;→表示浓度正常;↓表示浓度降低。

(2)病因分类:①原发性高脂血症。②继发性高脂血症,常见病因为糖尿病、甲状腺功能低下、肾病综合征等。

4. 临床表现

(1)多无临床症状,常在体检时发现。

(2)无特殊临床体征,部分患者可表现黄色瘤,早发性角膜环多伴血脂异常。

1)黄色瘤是一种异常的局限性皮肤隆起,由脂质局部沉积引起,颜色可为黄色、橘黄色或棕红色,多呈结节、斑块或丘疹形状,质地柔软,最常见于眼睑周围。

2)角膜环位于角膜外缘呈灰白色或白色,由角膜脂质沉积所致,常发生于 40 岁以下。

(3)脂质在血管内皮下沉积引起动脉粥样硬化,导致心脑血管和周围血管病变。

(4)严重高胆固醇血症可伴游走性多关节炎,严重高甘油三酯血症可引起急性胰腺炎。

5. 血脂异常分层标准

分层	TC(mmol/L)	LDL-C(mmol/L)	HDL-C(mmol/L)	非HDL-C(mmol/L)	TG(mmol/L)
理想水平	—	<2.6	—	<3.4	—
合适水平	<5.2	<3.4	—	<4.1	<1.7
边缘升高	5.18~6.19	3.4~4.09	—	4.1~4.89	1.7~2.29
升高	≥6.2	≥4.1	—	≥4.9	≥2.3
降低	—	—	<1.0	—	—

6. 血脂筛查的重点人群 ①有血脂异常、冠心病或动脉粥样硬化家族史,尤其是直系亲属中有早发冠心病或其他动脉粥样硬化病史。②有动脉粥样硬化性心血管疾病(ASCVD)病史。③有多项ASCVD危险因素(高血压、糖尿病、肥胖、过量饮酒及吸烟史)。④有皮肤或肌腱黄色瘤。

7. 治疗

(1) 一般治疗:①饮食治疗,多进食水果、蔬菜、豆类、全麦谷类、鱼等;控制脂肪摄入小于总热量35%,饱和脂肪摄入小于总热量7%,反式脂肪摄入小于总热量1%,每天胆固醇摄入量小于300 mg;食盐摄入量<6 g/d;限制酒精摄入;减少含糖饮料摄入。②增加运动、减轻体重。③控制其他心血管危险因素。④给予健康心理疏导。

(2) 药物治疗

分类	药物	主要应用
他汀类	阿托伐他汀、辛伐他汀、瑞舒伐他汀等	高胆固醇血症、混合型高脂血症和ASCVD
贝特类	非诺贝特、苯扎贝特、吉非贝特、氯贝丁酯等	高甘油三酯血症和以甘油三酯升高为主的混合型高脂血症
烟酸类	烟酸缓释片	同贝特类
树脂类	考来烯胺、考来替哌等	高胆固醇血症和以总胆固醇升高为主的混合型高脂血症
胆固醇吸收抑制剂	依折麦布	同树脂类

8. 健康教育

(1) 饮食与非调脂药物治疗后3~6个月复查血脂水平,如能达到要求,则继续治疗,但仍需每6个月至1年复查;如持续达到要求,则每年复查一次。

(2) 药物治疗开始后6周复查,如开始治疗3~6个月复查血脂仍未达到要求,则调整剂量或药物种类,3~6个月后复查。

(3) 在药物治疗时医师必须监测患者可能出现的不良反应,尤其是肝损害和肌病,定期检测肝肾功能、血常规及必要时测定肌酶,并告知患者。

9. 转诊 血脂异常合并以下情况需要转诊:①急性冠脉综合征。②急性卒中。③急性胰腺炎。④慢性稳定型冠状动脉粥样硬化性心脏病患者需要进一步评价血管病变程度及心功能状态时需要转专科医院进一步检查。⑤合并多脏器功能不全(如心力衰竭、肾功能不全等情况)时需要转专科医院治疗。⑥外周动脉粥样硬化考虑血运重建。⑦需要进一步完善血脂异常相关检查者。⑧治疗效果不理想或出现严重不良反应。

十九、痛风

 例题

男,44岁。反复发作右肾绞痛1年,2年来常于进食肉类尤其是动物内脏后,出现脚趾关节红肿疼痛。泌尿系统平片检查未发现异常。为明确诊断,应进行的检查是(A)

A. 血尿酸测定和B超检查   B. 反复复查泌尿系统平片

C. 24小时尿液分析和血钙、磷测定   D. 尿常规检查和尿细菌培养

E. 小关节摄片

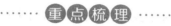

1. **概述** 痛风是由于嘌呤代谢障碍所导致的代谢性疾病,常表现为急慢性关节炎、痛风石、间质性肾病等。

2. **临床表现**

(1)无症状高尿酸血症期:高尿酸血症可呈间歇性或持续性,从血尿酸增高至症状出现的时间可长达数年至数十年,有些可终生不出现症状。血尿酸水平越高,发生关节炎的可能性越大。

(2)急性关节炎期:①多在午夜或凌晨突然起病,数小时内受累关节出现红、肿、热、痛和功能障碍,疼痛剧烈,单侧第一跖趾关节最常见。②秋水仙碱治疗后,关节症状迅速缓解。③初次发作常呈自限性,数天内可自行缓解。④常伴高尿酸血症,但部分患者急性发作时血尿酸水平正常。⑤在偏振光显微镜下,关节滑液内发现呈双折光的针形尿酸盐结晶,可确诊。

(3)慢性期:①痛风石(特征性表现),常见于耳郭、关节周围,破溃有豆渣样的白色物质排出。②慢性关节炎。

(4)肾脏并发症期

1)痛风性肾病:起病隐匿,早期仅有间歇性蛋白尿,随病情发展呈持续性蛋白尿,肾浓缩功能受损时可出现夜尿增多,晚期可发生肾功能不全,表现为水肿、高血压等,少数患者表现为急性肾功能不全。

2)尿酸性肾结石:尿酸结石呈泥沙样,常无症状,较大者可发生肾绞痛、血尿。当结石引起梗阻时导致肾积水、肾盂肾炎、肾积脓或肾周围炎,感染可加速结石的增长和肾实质的损害。

3. **辅助检查**

(1)血尿酸测定:成年男性血尿酸为$208\sim416\,\mu mol/L$,女性为$149\sim358\,\mu mol/L$,绝经后接近于男性。血尿酸存在较大波动,应反复监测。

(2)尿尿酸测定:限制嘌呤饮食5天后,每日尿酸排出量超过3.57mmol,可认为尿酸生成增多。

(3)关节液或痛风石内容物检查:偏振光显微镜下可见双折光的针形尿酸盐结晶。

(4)超声检查:关节超声检查可见双轨征或不均匀低回声与高回声混杂团块影,是痛风比较特异的表现。

(5)X线检查:可见软组织肿胀、软骨缘破坏、关节面不规则,特征性改变为穿凿样、虫蚀样

骨质缺损。

(6) 电子计算机 X 线体层显像(CT)与磁共振显像(MRI)检查:CT 在受累部位可见不均匀斑点状高密度痛风石影像;双能 CT 能特异性地识别尿酸盐结晶,可作为影像学筛查手段之一,可辅助诊断痛风,但应注意假阳性。MRI 的 T_1 和 T_2 加权图像呈斑点状低信号。

4. **诊断**　血尿酸>420 μmol/L,可诊断为高尿酸血症。当同时存在特征性的关节炎表现时应考虑痛风性关节炎。关节腔穿刺获得的滑液或者关节镜下获得的滑膜组织或痛风石标本,经偏振光显微镜发现呈针形的尿酸盐结晶是痛风诊断的"金标准"。

5. **鉴别诊断**

(1) 类风湿关节炎:好发于双手、腕等小关节,表现为游走性、对称性多关节炎,伴晨僵。

(2) 化脓性关节炎与创伤性关节炎:痛风初发时常与化脓性关节炎或创伤性关节炎相混淆,但后两者血尿酸不高。创伤性关节炎有外伤史,化脓性关节炎滑囊液内含大量白细胞,可培养出致病菌。

(3) 假性痛风:最常受累为膝关节。急性发作时症状酷似痛风,但血尿酸不高,X 线检查软骨呈线状钙化。

6. **治疗**　目的是控制高尿酸血症,预防尿酸盐沉积、迅速终止急性关节炎的发作,防止尿酸结石形成和肾功能损害。

(1) 预防和一般性干预手段:控制饮食总热量;限制饮酒和高嘌呤食物的大量摄入;每天饮水至少 2 000 mL 以增加尿酸的排泄;慎用抑制尿酸排泄的药物(如噻嗪类利尿药);避免诱发因素;积极治疗相关疾病等。

(2) 高尿酸血症的降尿酸治疗:达标治疗(血尿酸<360 μmol/L)是改善痛风患者预后的重要策略。

1) 促尿酸排泄药:苯溴马隆主要适于肾功能良好的患者。有尿酸性结石者不宜采用。用药期间应多饮水,并服用碳酸氢钠 3~6 g/d。

2) 抑制尿酸生成药物:包括别嘌呤醇和非布司他。

3) 碱性药物:碳酸氢钠可碱化尿液,使尿酸不易在尿中形成结晶。

4) 其他:治疗初期预防性使用小剂量秋水仙碱,可减少降尿酸过程中出现的痛风急性发作。

(3) 急性痛风性关节炎:可应用非甾体抗炎药、糖皮质激素、秋水仙碱。

(4) 发作间歇期和慢性期:仍需要持续使用降尿酸药物以维持血尿酸水平达标。痛风石较大或已经破溃者可手术剔除。

(5) 其他:痛风常伴发代谢综合征,应对高血压、高血脂、肥胖及胰岛素抵抗等进行综合治疗。

二十、甲状腺功能亢进症

 例题

关于甲状腺功能亢进症的临床表现,不正确的是(D)

A. 高代谢综合征　　　　　　　　　　B. 紧张、焦虑,手和眼睑震颤

C. 心动过速,心律失常
D. 便秘,排便次数减少
E. 可出现周期性瘫痪和肌无力

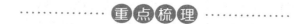

1. 概述 甲状腺毒症是指血液循环中甲状腺激素过多,引起以神经、循环、消化等系统兴奋性增高和代谢亢进为主要表现的一组临床综合征。甲状腺功能亢进症(简称甲亢)是指甲状腺腺体本身产生甲状腺激素过多而引起的甲状腺毒症,其病因包括弥漫性毒性甲状腺肿(Graves病)、结节性毒性甲状腺肿和甲状腺自主高功能腺瘤等。以 Graves病(简称 GD)最常见。

2. 临床表现

(1) 代谢亢进及多系统兴奋性增高、功能紊乱:①怕热、多汗,易饿、多食而消瘦、疲乏无力。②兴奋、多语、易激动,双手、上眼睑、伸舌有细颤,腱反射活跃。③心率增快,心音强烈、心律失常、心脏增大、心力衰竭。④收缩压增高而舒张压偏低、脉压增大。⑤肠蠕动加快、大便不成形,次数多或腹泻。⑥肌无力、肌萎缩和慢性甲亢性肌病。⑦月经紊乱,经量减少,不易受孕等。⑧少数伴发重症肌无力、1 型糖尿病等其他自身免疫病。⑨对造血系统的影响是血中淋巴细胞比例增多,白细胞总数减少。

(2) 甲状腺肿大:①Graves病患者甲状腺呈弥漫性、对称性肿大,质地软,表面光滑,无触痛,随吞咽上下移动;甲状腺可闻及血管杂音,扪及震颤。②久病或多次复发者、伴有慢性淋巴细胞性甲状腺炎者甲状腺质地较韧、表面不平或呈分叶状,服用碘剂和高碘食物者较硬。③少数患者甲状腺肿大不明显,也有肿大的甲状腺部分或全部位于胸骨后。④结节性甲状腺肿伴甲亢则为结节性甲状腺肿大。

(3) 眼征:Graves病大部分患者有眼球突出,双眼炯炯有神,瞬目减少,眼裂增大、上眼睑下落延迟、双眼聚合力减弱、上视额纹变浅等表现。约 5% 的患者发生浸润性突眼,严重的称恶性突眼。其他甲亢很少有眼征。

(4) 特殊情况

1) 淡漠型甲亢:多见老年人,起病隐蔽,高代谢表现、甲状腺肿、眼征均不明显,患者一般神志淡漠、反应迟缓,消瘦明显。

2) 甲亢性心脏病:以心房颤动最为多见,可有心脏扩大、心力衰竭、心肌梗死等。在甲亢控制后甲亢性心脏病可缓解。

3) 甲亢合并周期性瘫痪:多为低钾性弛缓性瘫痪,青壮年男性多见。

(5) 甲状腺危象

1) 常见诱因:感染、手术、创伤、精神刺激等。

2) 临床表现:高热或过高热,大汗,心动过速(>140 次/分),烦躁,焦虑不安,谵妄,恶心,呕吐,腹泻,严重患者可有心力衰竭、休克及昏迷等。老年患者可出现表情淡漠、心率不快、极度无力、恶病质,易发生昏迷,称淡漠型甲状腺危象。

3. 辅助检查

(1) 血清游离三碘甲状腺原氨酸(FT₃)、游离甲状腺素(FT₄)增高,血清总 T₃(TT₃)、总 T₄

(TT$_4$)增高。

(2) 促甲状腺激素(TSH)减低,是甲亢早期诊断的最敏感指标。

(3) 甲状腺 TSH 受体抗体(TRAb),主要包括甲状腺刺激抗体(TSAb),是诊断甲亢、判断预后的重要指标,也是诊断甲状腺功能正常的内分泌性突眼的重要指标。

4. 诊断　①高代谢症状和体征。②甲状腺肿大。③血清甲状腺激素水平增高、TSH 减低。具备以上 3 项时诊断即可成立。应注意,淡漠型甲亢的高代谢症状不明显,仅表现为明显消瘦或心房颤动,尤其在老年患者;少数患者无甲状腺肿大;T$_3$ 型甲亢仅有血清 TT$_3$ 增高。T$_4$ 型甲亢仅有血清 TT$_4$ 增高。

5. 治疗

(1) 非手术治疗

1) 一般治疗:适当休息,补充足够热量和 B 族维生素,焦虑不安、失眠较重者可给予镇静剂。

2) 抗甲状腺药物治疗:常用丙硫氧嘧啶(PTU)和甲巯咪唑(MMI)。适应证:①轻、中度病情。②甲状腺轻、中度肿大。③孕妇、高龄或由于其他严重疾病不适宜手术者。④手术前和^{131}I治疗前的准备。⑤手术后复发且不适宜^{131}I 治疗者。⑥中至重度活动的 Graves 眼病(GO)患者。药物副作用主要是粒细胞减少。

3) 放射碘:适用于甲状腺肿大Ⅱ°以上;对 ATD 过敏;ATD 治疗或手术治疗后复发;甲亢合并心脏病;甲亢伴白细胞减少、血小板减少或全血细胞减少;甲亢合并肝、肾等脏器功能损害;拒绝手术治疗或有手术禁忌证;浸润性突眼。妊娠和哺乳期禁止放射碘治疗。

(2) 手术治疗:一般行双侧甲状腺次全切除术,通常需切除腺体的 $80\%\sim90\%$,并同时切除峡部;每侧残留腺体以如成人拇指末节大小为恰当(3～4g)。

1) 术前准备:①术前常规准备,测定基础代谢率和 T$_3$、T$_4$;颈部 X 线检查;心电图检查;喉镜检查;测定血清钙、磷。②药物准备:抗甲状腺药物＋碘剂;普萘洛尔(心得安)法。

2) 术后并发症

分类		概述
呼吸困难和窒息		是术后最危险的并发症,多发生在术后 48 小时以内。应针对病因立即在床旁抢救,包括拆开切口、气管切开等,使呼吸通畅
创口出血		如有创口肿胀,或引流血量过多,出现压迫症状前应重新手术止血
神经损伤	喉返神经	一侧损伤所引起的声嘶,可好转;两侧损伤会引起失音或严重的呼吸困难,需做气管切开
	喉上神经	外支损伤可引起声带松弛、音调降低;内支损伤容易引发误咽和饮水呛咳,经理疗后可自行恢复
甲状旁腺功能减退		表现为术后口唇、四肢麻木,严重者可出现手足痉挛、喉痉挛。抽搐发作时,立即静脉注射 10％葡萄糖酸钙或氯化钙 10～20 mL
甲状腺危象		危象发生与术前准备不够,甲亢症状未能很好控制及手术应激有关,充分的术前准备和轻柔的手术操作是预防的关键。治疗包括镇静、降温、供氧,给予碘剂、肾上腺素能阻滞剂、氢化可的松
甲状腺功能减退		口服甲状腺素
甲亢复发		轻者可用抗甲状腺药物治疗,重者应用^{131}I 或重新手术治疗

（3）其他治疗

1）碘剂：减少碘摄入量是甲亢的基础治疗之一。甲亢患者应当食用无碘食盐，忌用含碘药物和含碘造影剂。复方碘化钠溶液仅在手术前和甲状腺危象时使用。

2）β受体阻滞剂：主要在 ATD 治疗初期使用，可较快控制甲亢的临床症状。作用机制：①阻断甲状腺激素对心脏的兴奋作用。②阻断外周组织 T_4 向 T_3 的转化。

（4）Graves 眼病（GO）的治疗

1）一般给予高枕卧位、限制钠盐及使用利尿剂，可减轻眼部水肿。注意眼睛保护，可戴有色眼镜。

2）活动性 GO 给予泼尼松 40～80 mg/d，每天 2 次口服，持续 2～4 周。

3）球后外照射与糖皮质激素联合使用可以增加疗效。

4）轻度活动性 GO 时，治疗甲亢可以选择 ATD、^{131}I 和手术任一方法；当伴有吸烟、$T_3>$ 5 nmol/L、活动期持续超过 3 个月、TSAb>50%、甲亢治疗后发生甲减等危险因素或选择^{131}I 治疗时，需同时使用糖皮质激素。中重度活动性 GO 治疗甲亢时可选择 MMI 或手术治疗，同时给予糖皮质激素治疗。非活动性 GO 治疗甲亢时可以选择 ATD、^{131}I 和手术任一方法，无需加用糖皮质激素。

5）糖皮质激素和球后外照射无效，角膜感染或溃疡、压迫导致的视网膜和视神经改变可能导致失明时，需行眶减压手术。

6）吸烟会加重本病，应当戒烟。

（5）妊娠期甲亢的治疗

1）怀孕时机：如果患者甲亢未控制，建议不要怀孕。如果患者正在接受 ATD 治疗，血清 TT_3、TT_4 达到正常范围，停用 ATD 后 3 个月可以怀孕。

2）胎儿畸形：如果可能，怀孕和妊娠 T1 期不要服用 ATD。若妊娠 T1 期确实需要 ATD 治疗，优先选择 PTU。妊娠 T2 期和 T3 期选择 MMI。

3）胎儿甲减：ATD 可通过胎盘抑制胎儿的甲状腺功能，应当尽可能减低 ATD 的剂量。

4）新生儿甲亢：妊娠期诊断为 GD 或者怀孕前诊断为 GD 者，需要监测妊娠 18～22 周和 30～34 周的 TRAb。TRAb>5 U/L，或者超过参考值的 3 倍与新生儿甲亢发生相关。

5）哺乳期的 ATD 治疗：MMI 和 PTU 均可经乳汁分泌。推荐 MMI 20 mg/d。ATD 应在哺乳后服用，服药后 3 小时再行哺乳。

6. 转诊原则 ①疑似患者诊断不清。②确认患者药物治疗不理想者。③出现并发症及伴发症者。

二十一、贫血

例题

（1～2 题共用题干）

女，35 岁。血红蛋白 80 g/L，网织红细胞 1.4%，白细胞计数、血小板计数正常。经铁剂治疗 5 天,网织红细胞达 6%。

1. 最可能的诊断是(A)

A. 缺铁性贫血   B. 溶血性贫血

C. 再生障碍性贫血   D. 感染性贫血

E. 巨幼细胞贫血

2. 此患者口服铁剂治疗 14 天,血红蛋白 85 g/L,网织红细胞 2%,进一步的治疗应该是(D)

A. 改服泼尼松   B. 加服叶酸

C. 改用肌注铁剂   D. 继续口服铁剂

E. 加用维生素 B

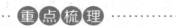

（一）概述

1. 定义 贫血是指外周血液在单位体积中的血红蛋白浓度、红细胞计数和/或血细胞比容低于正常低限,以血红蛋白浓度较为重要。根据我国标准,非高原地区血红蛋白测定值在成年男性低于 120 g/L,成年女性(非妊娠)低于 110 g/L,孕妇低于 100 g/L,可诊断为贫血。

2. 贫血的细胞形态学分类

类型	常见疾病	MCV(fl)	MCH(pg)	MCHC(g/L)
大细胞性贫血	巨幼细胞贫血等	>100	>34	320~360
正常细胞性贫血	再生障碍性贫血、急性失血性贫血等	80~100	27~34	320~360
小细胞性贫血	慢性病性贫血等	<80	<27	<320
小细胞低色素性贫血	缺铁性贫血、铁粒幼细胞贫血、地中海贫血等	<80	<27	<320

注:MCV,平均红细胞体积;MCH,平均红细胞血红蛋白含量;MCHC,平均红细胞血红蛋白浓度。

3. 贫血的严重度划分标准

血红蛋白浓度	<30 g/L	30~59g/L	60~90 g/L	>90 g/L
贫血严重程度	极重度	重度	中度	轻度

（二）缺铁性贫血

1. 概述 当机体对铁的需求与供给失衡,导致体内贮存铁耗尽(ID),继之红细胞内铁缺乏(IDE),最终引起缺铁性贫血(IDA)。IDA 是铁缺乏症(包括 ID、IDE 和 IDA)的最终阶段,表现为缺铁引起的小细胞低色素性贫血及其他异常。

2. 病因 铁摄入不足、铁丢失过多、铁吸收不良。

3. **临床表现**

（1）缺铁原发病表现：如消化性溃疡、肿瘤或痔疮导致的黑便、血便或腹部不适，肠道寄生虫感染导致的腹痛或大便性状改变，妇女月经过多；肿瘤性疾病的消瘦；血管内溶血的血红蛋白尿等。

（2）贫血表现：常见症状为乏力、易倦、头晕、头痛、眼花、耳鸣、心悸、气短、食欲缺乏等；有苍白、心率增快。

（3）组织缺铁表现：①精神行为异常，如烦躁、易怒、注意力不集中、异食癖。②体力、耐力下降。③易感染。④儿童生长发育迟缓、智力低下。⑤口腔炎、舌炎、舌乳头萎缩、口角皲裂、吞咽困难。⑥毛发干枯、脱落。⑦皮肤干燥、皱缩。⑧指（趾）甲缺乏光泽、脆薄易裂，重者指（趾）甲变平，甚至凹下呈勺状（匙状甲）。

4. **实验室检查**

（1）红细胞形态：红细胞体积较小，大小不等，中心淡染区扩大，MCV、MCH、MCHC 值均降低。

（2）骨髓象和骨髓铁染色：骨髓增生活跃或明显活跃，以红系增生为主，有核红细胞体积小，胞质少，偏蓝色，呈"核老质幼"现象。骨髓涂片用普鲁士蓝染色后，骨髓小粒中的铁称细胞外铁，幼红细胞内的铁颗粒称细胞内铁，该细胞称铁粒幼细胞。缺铁性贫血时细胞外铁消失，铁粒幼细胞减少。

（3）血清铁、总铁结合力：血清铁降低（$< 8.95\ \mu mol/L$），总铁结合力升高（$> 64.44\ \mu mol/L$），转铁蛋白饱和度降低（$< 15\%$）。

（4）血清铁蛋白：是体内储存铁的指标，低于 $12\ \mu g/L$ 可作为缺铁的依据。

（5）红细胞内游离原卟啉：当幼红细胞合成血红素所需铁供给不足时，红细胞内游离原卟啉值升高，一般 $> 0.9\ \mu mol/L$（全血）。

5. **鉴别诊断** 应与铁粒幼细胞贫血、珠蛋白生成障碍性贫血、慢性病性贫血、转铁蛋白缺乏症等疾病相鉴别。

6. **治疗**

（1）病因治疗：婴幼儿、青少年和妊娠妇女营养不足引起的 IDA，应改善饮食；月经过多引起的 IDA 应调理月经；寄生虫感染者应驱虫治疗；恶性肿瘤者应手术或放、化疗；消化性溃疡引起者应抑酸治疗等。

（2）口服铁剂：作为首选，常用硫酸亚铁、富马酸亚铁、琥珀酸亚铁、多糖铁复合物等。口服铁剂后 5～10 天网织红细胞上升达高峰，其后开始下降，2 周后血红蛋白开始上升，一般 2 个月左右恢复正常，待血红蛋白正常后，至少再持续服药 4～6 个月，待血清铁蛋白正常后停药。

（3）注射铁剂：若口服铁剂不能耐受或胃肠道正常解剖部位发生改变而影响铁的吸收，可用铁剂肌内注射。常用右旋糖酐铁。

（三）再生障碍性贫血

1. **病因** 药物、化学毒物、放射线、病毒感染等。

2. **临床表现**

（1）重型再生障碍性贫血（SAA）：起病急，进展快，病情重；少数可由非重型进展而来。

①贫血多呈进行性加重,苍白、乏力、头晕、心悸和气短等症状明显。②多数患者有发热,体温在 39℃以上,以呼吸道感染最常见,感染菌种以革兰阴性杆菌、金黄色葡萄球菌和真菌为主,常合并败血症。③出血,皮肤表现为出血点或大片瘀斑,口腔黏膜有血疱,有鼻出血、牙龈出血、眼结膜出血等。深部脏器出血时可见呕血、咯血、便血、血尿、阴道出血、眼底出血和颅内出血,后者常危及患者的生命。

(2) 非重型再生障碍性贫血(NSAA):起病和进展较缓慢。①贫血呈慢性过程,常见苍白、乏力、头晕、心悸、活动后气短等。输血后症状改善,但不持久。②高热比重型少见,感染相对易控制,很少持续 1 周以上。上呼吸道感染常见,肺炎、败血症等重症感染少见。常见感染菌种为革兰阴性杆菌和各类球菌。③出血倾向较轻,以皮肤、黏膜出血为主,多表现为皮肤出血点、牙龈出血,女性患者有阴道出血。出血较易控制。久治无效者可发生颅内出血。

3. 诊断

(1) 再生障碍性贫血(AA)诊断标准:①全血细胞减少,网织红细胞百分数<0.01,淋巴细胞比例增高。②一般无肝、脾大。③骨髓多部位增生减低(<正常 50%)或重度减低(<正常 25%),造血细胞减少,非造血细胞比例增高,骨髓小粒空虚(有条件者做骨髓活检可见造血组织均匀减少)。④除外引起全血细胞减少的其他疾病,如 PNH、Fanconi 贫血、Evans 综合征、免疫相关性全血细胞减少等。

(2) 再生障碍性贫血(AA)分型诊断标准:①SAA-Ⅰ,又称 AAA,发病急,贫血进行性加重,常伴严重感染和/或出血;血象具备下述 3 项中的 2 项:网织红细胞绝对值<$15×10^9$/L,中性粒细胞<$0.5×10^9$/L 和血小板<$20×10^9$/L;骨髓增生广泛重度减低。如 SAA-Ⅰ的中性粒细胞<$0.2×10^9$/L,则为极重型再障(VSAA)。②NSAA,又称 CAA,指达不到 SAA-Ⅰ型诊断标准的 AA。如 NSAA 病情恶化,临床、血象及骨髓象达 SAA-Ⅰ型诊断标准时,称 SAA-Ⅱ型。

4. 鉴别诊断 应与阵发性睡眠性血红蛋白尿症(PNH)、骨髓增生异常综合征、急性白血病、巨幼细胞贫血等疾病相鉴别。

5. 治疗 ①对症治疗,纠正贫血,控制出血、感染。②重型再生障碍性贫血者可给予免疫抑制剂(如抗胸腺细胞球蛋白、抗淋巴细胞球蛋白、环孢素)、造血生长因子等;对 40 岁以下、无感染及其他并发症、有合适供体的 SAA 患者,可首先考虑异基因造血干细胞移植。③非重型再生障碍性贫血者以雄激素促造血治疗为主。

(四) 营养性巨幼细胞贫血

1. 病因

(1) 叶酸代谢及缺乏:如摄入量不足;需要量增加;吸收、利用障碍;叶酸排出增加。

(2) 维生素(Vit)B_{12} 代谢及缺乏:①摄入减少。②吸收障碍,是维生素 B_{12} 缺乏最常见的原因,可见于内因子缺乏、胃酸和胃蛋白酶缺乏、胰蛋白酶缺乏、肠道疾病、先天性内因子缺乏或维生素 B_{12} 吸收障碍、药物(对氨基水杨酸、新霉素、二甲双胍、秋水仙碱和苯乙双胍等)影响、肠道寄生虫或细菌大量繁殖消耗维生素 B_{12}。③利用障碍。

(3) 药物干扰核苷酸合成。

2. 临床表现

（1）血液系统表现：起病缓慢，常有面色苍白、乏力、耐力下降、头晕、心悸等贫血症状。重者全血细胞减少，反复感染和出血。少数患者可出现轻度黄疸。

（2）消化系统表现：口腔黏膜、舌乳头萎缩，舌面呈"牛肉样舌"，可伴舌痛。胃肠道黏膜萎缩可引起食欲缺乏、恶心、腹胀、腹泻或便秘。

（3）神经系统表现和精神症状：对称性远端肢体麻木、深感觉障碍；共济失调或步态不稳；味觉、嗅觉降低；锥体束征阳性、肌张力增加、腱反射亢进；视力下降、黑矇征；重者可有大、小便失禁。叶酸缺乏者有易怒、妄想等精神症状。维生素 B_{12} 缺乏者有抑郁、失眠、记忆力下降、谵妄、幻觉、妄想甚至精神错乱、人格变态等。

3. 实验室检查

（1）血象：呈大细胞性贫血，MCV、MCH 均增高，MCHC 正常。网织红细胞计数可正常或轻度增高。重者全血细胞减少。血片中可见红细胞大小不等、中央淡染区消失，有大椭圆形红细胞、点彩红细胞等；中性粒细胞核分叶过多，可见巨型杆状核粒细胞。

（2）骨髓象：增生活跃或明显活跃。红系增生显著、巨幼变（胞体大，胞质较胞核成熟，"核幼质老"）；粒系也有巨幼变，成熟粒细胞多分叶；巨核细胞体积增大，分叶过多。骨髓铁染色常增多。

（3）血清维生素 B_{12}、叶酸及红细胞叶酸含量测定：血清维生素 B_{12} 低于 74pmol/L 提示维生素 B_{12} 缺乏。血清叶酸低于 6.8nmol/L，红细胞叶酸低于 227nmol/L 提示叶酸缺乏。

（4）其他：①胃酸降低、内因子抗体阳性（恶性贫血）。②尿高半胱氨酸 24 小时排泄量增加（维生素 B_{12} 缺乏）。③血清间接胆红素可稍增高。

4. 诊断 ①有叶酸、维生素 B_{12} 缺乏的病因及临床表现。②外周血呈大细胞性贫血，中性粒细胞核分叶过多。③骨髓呈典型的巨幼样改变，无其他病态造血表现。④血清叶酸和/或维生素 B_{12} 水平降低。⑤试验性治疗有效。叶酸或维生素 B_{12} 治疗 1 周左右网织红细胞上升者，应考虑叶酸或维生素 B_{12} 缺乏。

5. 治疗 ①原发病治疗。②补充维生素 B_{12} 与叶酸。补充叶酸，如同时有维生素 B_{12} 缺乏，需同时注射维生素 B_{12}，否则可加重神经系统损伤。

（五）溶血性贫血

1. 概述 溶血性贫血是由于红细胞寿命缩短、破坏加速，超过造血代偿能力时发生的贫血。如发生溶血而骨髓能够代偿则不出现贫血，称溶血状态。

2. 病因

（1）红细胞自身异常：①红细胞膜结构与功能缺陷，如遗传性球形红细胞增多症。②红细胞内酶缺陷，如葡糖-6-磷酸脱氢酶缺陷。③血红蛋白异常，如地中海贫血、镰状细胞贫血等。④获得性血细胞膜糖基磷脂酰肌醇（GP）锚连膜蛋白异常，如阵发性睡眠性血红蛋白尿症。

（2）红细胞外部异常：①物理与机械因素，如大面积烧伤、人工机械瓣膜。②化学因素，如苯肼、蛇毒等。③感染因素，多见于疟疾、传染性单核细胞增多症等。④免疫因素，主要由破坏红细胞的抗体所致。

3. 发生部位

（1）血管内溶血：指红细胞在血液循环中被破坏，释放游离血红蛋白形成血红蛋白血症。游离的血红蛋白随即被血浆结合珠蛋白结合，该复合体被运至肝实质后，血红蛋白中的血红素被代谢降解为铁和胆绿素，胆绿素被进一步代谢降解为胆红素。血红蛋白尿的出现说明有快速血管内溶血。含铁血黄素尿是慢性血管内溶血的特征。

（2）血管外溶血：指红细胞被脾等单核-巨噬细胞系统吞噬消化，释出的血红蛋白分解为珠蛋白和血红素，后者被进一步分解为胆红素。

4. 临床表现

（1）急性溶血性贫血：起病急骤，表现为严重腰背四肢酸痛、头痛、呕吐、寒战，随后出现高热、面色苍白和黄疸。严重者出现周围循环衰竭和急性肾损伤。少数患者可出现再生障碍性危象，表现为网织红细胞降低、贫血急剧加重，骨髓象改变可呈单纯红细胞再生障碍、幼红细胞成熟停滞，严重者呈急性造血停滞。

（2）慢性溶血性贫血：起病缓慢，有贫血、黄疸、脾大。由于长期高胆红素血症，可并发胆石症和肝功能损害等表现。

5. 实验室检查

（1）抗人球蛋白试验阳性者，考虑免疫性溶血性贫血；抗人球蛋白试验阴性，周围血片中发现大量球形红细胞，考虑遗传性球形红细胞增多症，可进一步检查红细胞渗透脆性试验及自体溶血试验。

（2）周围血片中发现有特殊红细胞畸形者，如椭圆形红细胞、大量红细胞碎片、靶形及低色素细胞，可相应考虑遗传性椭圆形红细胞增多症、微血管病性溶血性贫血及地中海贫血。

（3）患者无红细胞畸形而抗人球蛋白试验阴性，可行血红蛋白电泳以除外血红蛋白病，高铁血红蛋白还原试验以除外红细胞 G6PD 缺乏症。

（4）有血红蛋白尿者要做酸溶血试验，以及用流式细胞仪检查血细胞膜上的 CD55 和 CD59 或有核细胞的荧光标记变异体（FLAER）检测等，以排除阵发性睡眠性血红蛋白尿症。

6. 诊断步骤　①确定存在溶血。②判定溶血性贫血类型。③确定病因。

7. 治疗原则　①病因治疗。②支持治疗。③药物治疗。④脾切除治疗。

二十二、出血性疾病

 例题

关于过敏性紫癜的叙述，错误的是（D）

A. 本病是血管变态反应性疾病

B. 临床主要表现为皮肤紫癜

C. 儿童及青少年多见

D. 临床上肾型多见于紫癜发生前

E. 关节型多见于膝、踝等大关节

·············· 重点梳理 ··············

（一）概述

1. **定义**　出血性疾病是指因先天性或获得性原因,导致患者止血、凝血及纤维蛋白溶解等机制缺陷或异常而引起的一组以自发性出血或轻度损伤后过度出血或出血不止为特征的疾病。

2. **病因**　导致出血性疾病的原因有遗传因素和后天因素两大类。

（1）遗传因素:各种遗传性出血性疾病都是由于致病基因通过不同的遗传方式由亲代传给子代。

（2）后天因素:①理化因素,如放射线、苯、二甲苯及各种药物。②生物因素,如病毒、细菌、寄生虫、原虫、真菌等感染。③免疫因素及各种原发疾病,如肝病、造血系统疾病等。

3. **根据发病机制分类**

（1）血管壁异常:①先天性血管壁异常,如遗传性毛细血管扩张症。②获得性血管壁结构、功能异常,如过敏性紫癜、感染性紫癜。

（2）血小板因素异常:①血小板数量异常,如血小板减少性紫癜、血小板增多症。②血小板功能异常,如先天性血小板功能缺陷(血小板无力症等)、获得性血小板功能缺陷(尿毒症等)。

（3）凝血因子异常:①遗传性,如血友病、纤维蛋白原缺乏症。②获得性,如肝病所致的凝血因子缺乏、维生素 K 依赖的凝血因子缺乏。

（4）纤维蛋白溶解亢进:①先天性和遗传性纤溶亢进。②获得性纤溶亢进。

（5）病理性循环抗凝物质所致:①凝血因子抑制物。②肝素样抗凝物。③狼疮抗凝物。

（6）综合因素所致:如弥散性血管内凝血。

（二）原发免疫性血小板减少症

1. **概述**　原发免疫性血小板减少症(ITP)也称为特发性血小板减少性紫癜,是由于患者对自身血小板抗原免疫失耐受,产生体液免疫和细胞免疫介导的血小板过度破坏与血小板生成受抑,导致血小板减少,伴或不伴皮肤黏膜出血。

2. **临床表现**

（1）成人 ITP 多见于青年女性,一般起病隐袭,常表现为反复的皮肤黏膜出血,如瘀点、紫癜、瘀斑及外伤后止血不易等,鼻出血、牙龈出血、月经过多亦很常见。严重内脏出血较少见。

（2）患者病情可因感染等而骤然加重,出现广泛、严重的皮肤黏膜及内脏出血。

（3）部分患者仅有血小板减少而没有出血症状。

（4）乏力是 ITP 的另一常见临床症状,部分患者有明显的乏力症状。出血过多或长期月经过多可出现失血性贫血。

（5）查体可发现皮肤紫癜或瘀斑,以四肢远侧端多见,黏膜出血以鼻出血、牙龈出血或口腔黏膜血疱多见。

（6）本病一般无肝、脾、淋巴结肿大,少数患者因反复发作,脾脏可轻度肿大。

3. **实验室检查**

（1）血小板检查:①血小板计数减少,均低于 100×10^9/L。②血小板平均体积偏大。③血小板功能一般正常。④血小板生存时间约 90% 以上明显缩短。

（2）骨髓象：①巨核细胞数量正常或增加。②巨核细胞发育成熟障碍,幼稚巨核细胞增加,产板型巨核细胞显著减少。③粒系、红系、单核系和淋巴系均正常。

（3）出、凝血功能检查：出血时间延长,血块收缩不良,束臂试验阳性,一般凝血功能均正常。

（4）血小板相关抗体(PAIg)和血小板自身抗体：多数阳性。

（5）其他：可有与出血程度一致的贫血,少数可伴发自身免疫性溶血性贫血,称 Evans 综合征,Coombs 试验可呈阳性。

4. 分型与分期

（1）新诊断的 ITP：指确诊后 3 个月以内的 ITP 患者。

（2）持续性 ITP：指确诊后 3～12 个月血小板持续减少的 ITP 患者。

（3）慢性 ITP：指血小板减少持续超过 12 个月的 ITP 患者。

（4）重症 ITP：指血小板<10×10^9/L,且就诊时存在需要治疗的出血症状或常规治疗中发生新的出血症状,需要采用其他升高血小板药物治疗或增加现有治疗的药物剂量。

（5）难治性 ITP：①脾切除后无效或者复发。②仍需要治疗以降低出血的危险。③除外其他原因引起的血小板减少症,确诊为 ITP。

5. 诊断 ①至少 2 次血常规检查血小板计数减少。②脾不增大或仅轻度增大。③骨髓检查巨核细胞数增多或正常,伴有成熟障碍。④排除继发性血小板减少症。

6. 治疗 ①注意休息,防止外伤,可用一般止血药物,如氨甲环酸。②肾上腺糖皮质激素。③脾切除。④其他免疫抑制剂,如硫唑嘌呤、环磷酰胺、长春新碱等。⑤大剂量丙种球蛋白静注。⑥输注血小板悬液。

（三）过敏性紫癜

1. 概述 过敏性紫癜是一种常见的血管变态反应性疾病,因机体对某些致敏物质产生变态反应,导致毛细血管脆性及通透性增加,血液外渗,产生紫癜、黏膜及某些器官出血。可同时伴发血管神经性水肿、荨麻疹等其他过敏表现。

2. 病因 ①细菌、病毒、寄生虫等感染。②人体对异性蛋白过敏。③抗生素、解热镇痛药物等。④疫苗接种、虫咬、受凉和寒冷刺激等。

3. 临床表现

（1）单纯型(最常见)：皮肤紫癜,局限于四肢,先发生于下肢、臀部,踝关节部位最明显,可有轻度痒感。紫癜常成批反复发生、对称分布,可同时伴有皮肤水肿、荨麻疹。紫癜初呈深红色,按之不褪色,可融合成片或略高出皮面,呈出血性皮疹或小型荨麻疹,严重者可融合成大血疱,中心呈出血性坏死。随后数天内紫癜逐渐变成紫色、黄褐色、淡黄色,经过 7～14 天逐渐消退,然后不断有新的出现。

（2）腹型：除皮肤紫癜外,还有消化道症状及体征,以腹痛最为常见,多为阵发性绞痛。腹部症状和体征多与皮肤紫癜同时出现,偶可发生于紫癜之前。

（3）关节型：除皮肤紫癜外,尚有关节肿胀、疼痛、压痛及功能障碍等表现。多发生于膝、踝、肘、腕等大关节,呈游走性、反复性发作,经数天而愈,不遗留关节畸形。

（4）肾型：在皮肤紫癜基础上，出现血尿、蛋白尿及管型尿，偶见水肿、高血压及肾衰竭等表现。肾损害多发生于紫癜出现后 2～4 周，亦可延迟出现，多在 3～4 周内恢复，少数病例因反复发作而演变为慢性肾小球肾炎或肾病综合征。

（5）混合型：皮肤紫癜合并 2 项或 2 项以上其他临床表现。

（6）其他：因病变累及眼部、脑及脑膜血管而出现相关症状、体征。

4. 实验室检查 ①束臂试验半数以上阳性。②尿常规检查，肾型或合并肾型表现的混合型可有血尿、蛋白尿、管型尿。③粪常规和隐血试验，腹型或合并腹型表现的混合型可见红细胞，隐血可阳性。④血小板计数、功能及凝血相关检查，除 BT 可能延长外，其他均正常。⑤肾功能检查，肾型或合并肾型表现的混合型，可能有肾功能受损。

5. 诊断 ①发病前 1～3 周可有低热、咽痛、全身乏力或上呼吸道感染表现。②典型四肢皮肤紫癜，可伴腹痛、关节肿痛和/或血尿。③除 BT 可能延长外，血小板计数、功能及凝血检查均正常。④排除其他原因所致血管炎及紫癜。

6. 鉴别诊断 应与遗传性毛细血管扩张症、单纯性紫癜、原发免疫性血小板减少症、风湿性关节炎、肾小球肾炎、系统性红斑狼疮、外科急腹症等疾病相鉴别。

7. 治疗 ①消除致病因素。②抗组胺药（如异丙嗪）、改善血管通透性药物（如维生素 C）。③糖皮质激素，疗程一般不超过 30 天，肾型者可酌情延长。④改善腹痛及关节痛症状，但不能改善病程。⑤免疫抑制剂。⑥抗凝治疗。⑦中医中药。

二十三、急、慢性白血病

例题

（1～4 题共用题干）

女，18 岁。因"反复皮肤瘀点、瘀斑 2 周，高热 2 天"入院。查体：T 39.5 ℃，胸骨压痛（＋），浅表淋巴结及肝脾未触及。血象：Hb 70 g/L，WBC 2.0×10^9/L，PLT 15×10^9/L；血浆纤维蛋白原 1.2 g/L，D-二聚体阳性。骨髓象：有核细胞增生明显活跃，早幼粒细胞占 50%，其胞质内充满粗大颗粒，可见较多的 Auer 小体。胸片：双下肺弥漫性渗出灶。

1. 该患者最可能的诊断为（E）

A. 急性淋巴细胞白血病　　　　　　B. 急性粒细胞白血病未分化型

C. 急性单核细胞白血病　　　　　　D. 急性巨核细胞白血病

E. 急性早幼粒细胞白血病　　　　　F. 红白血病

2. 该患者特异的染色体和基因改变，正确的是（AB）

A. t(15；17)(q22；q21)　　　　　　B. PML-RARA 融合基因

C. t(8；21)(q22；q22.1)　　　　　　D. inv(16)(p13.1q22)

E. t(9；22)(q34.1；q11.2)　　　　　F. BCR-ABL 融合基因

3. 该患者最易出现的并发症是（F）

A. 中枢神经系统白血病　　　　　　B. 淋巴结肿大

C. 肝脾肿大   D. 绿色瘤

E. 黄疸   F. DIC

4. 该患者早期应该给予的治疗有(BCD)

A. 输注红细胞   B. 输注血小板

C. 抗感染   D. 早期使用肝素治疗

E. 造血干细胞移植   F. DA 方案化疗

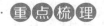

·········· 重 点 梳 理 ··········

(一) 急性白血病

1. 概述   急性白血病(AL)是造血干祖细胞的恶性克隆性疾病,发病时骨髓中异常的原始细胞及幼稚细胞(白血病细胞)大量增殖并抑制正常造血,可广泛浸润肝、脾、淋巴结等各种脏器。根据主要受累的细胞系列可分为急性淋巴细胞白血病(ALL)和急性髓系白血病(AML)。

2. 临床表现

(1) 感染和发热:发热是常见的症状,常见感染部位有咽部、扁桃体、肺、牙龈、皮肤、肠道、肛周软组织。细菌感染多见,部分感染可由病毒引起。由于长期化疗、大剂量糖皮质激素和广谱抗生素的应用,患者易发生真菌感染。

(2) 出血:以皮肤出血斑点、鼻腔和口腔黏膜出血、牙龈渗血为常见,女性患者月经过多或经期延长,严重时可出现颅内出血、消化道或呼吸道大出血,危及生命。急性早幼粒细胞白血病常并发弥散性血管内凝血。

(3) 贫血:早期即可出现,呈进行性加重。

(4) 白血病细胞浸润的表现:肝、脾、淋巴结肿大,骨痛、关节痛,急性白血病常有胸骨压痛,对诊断具有重要意义。牙龈、皮肤组织、中枢神经系统、呼吸道、胃肠道、泌尿生殖系统皆可被浸润。绿色瘤常见于小儿急性淋巴细胞白血病及青年急性原粒细胞白血病。

3. 实验室检查

(1) 血象:大部分患者的红细胞和血红蛋白有不同程度的减少,多数患者白细胞计数增高,部分正常或减少。外周血涂片中可出现数量不等的幼稚型白细胞。大多数患者血小板计数减少。

(2) 骨髓象:有核细胞增生明显活跃或极度活跃,有关系列的原始细胞或原始细胞 + 幼稚细胞至少占有核细胞总数的 20%,多数在 70% 以上,常有细胞形态异常,红系及巨核细胞系明显受抑,血小板少见。少数患者骨髓增生低下,但原始细胞数的比例仍达到白血病的诊断标准。

(3) 细胞化学染色:对鉴别急性淋巴细胞白血病和急性髓细胞白血病及其亚型有一定意义。

(4) 免疫分型:可明确急性白血病细胞的来源及分化阶段,从而对急性白血病进行免疫分型。

(5) 细胞遗传学:对白血病有辅助诊断意义,还有判断预后的价值。

（6）分子生物学：可诊断急性白血病，还可检测微小残留病变或用以判断预后和监测白血病的早期复发。

4. 诊断　主要依靠患者的临床表现、血象和骨髓细胞形态学检查。骨髓涂片中原始细胞占有核细胞总数的 20% 以上时即诊断为急性白血病(需除外类白血病反应)，结合细胞化学染色、免疫表型特点及细胞遗传学检查可进一步明确其亚型。

5. 鉴别诊断

（1）骨髓增生异常综合征(MDS)：突出表现为病态造血，骨髓中原始细胞<20%，骨髓活检出现不成熟前体细胞异常定位，有利于诊断 MDS，且与预后有关，有不成熟前体细胞异常定位者预后差，易转为白血病。

（2）再生障碍性贫血：表现为三系减少，但不会出现胸骨压痛，肝、脾、淋巴结不大，骨髓检查容易鉴别。

（3）某些感染引起的白细胞异常：如传染性单核细胞增多症，血象中出现异形淋巴细胞，但形态与原始细胞不同，血清中嗜异性抗体效价逐步上升，病程短，可自愈。百日咳、传染性淋巴细胞增多症、风疹等病毒感染时，血象中淋巴细胞增多，但淋巴细胞形态正常，病程良性。骨髓原幼细胞不增多。

（4）巨幼细胞贫血：有时可与红白血病混淆。但前者骨髓中原始细胞不增多，幼红细胞 PAS 反应常为阴性，予以叶酸、维生素 B_{12} 治疗有效。

（5）急性粒细胞缺乏症恢复期：在药物或某些感染引起的粒细胞缺乏症的恢复期，骨髓中原、幼粒细胞增多。但该症多有明确病因，血小板正常，原、幼粒细胞中无 Auer 小体及染色体异常。短期内骨髓粒细胞成熟恢复正常。

6. 治疗

（1）支持治疗：是治疗本病的重要基础。贫血严重者应输注红细胞，血小板显著减少并有严重出血危及生命时，可输注血小板。预防与治疗感染，对中性粒细胞缺乏者可应用粒细胞集落刺激因子。

（2）化学治疗：是急性白血病最重要和最基本的治疗手段，且是其他治疗的基础。化疗分为诱导缓解治疗和缓解后治疗。早期、足量、联合和个体化是化疗的重要原则。

（3）骨髓移植：是目前治愈白血病的有效方法。对急性髓细胞白血病(除外急性早幼粒细胞白血病)，年轻患者如有 HLA 相匹配的同胞供者，应在第一次完全缓解后进行异基因骨髓移植。对急性淋巴细胞白血病，除儿童标危组外，有条件者均应进行异基因骨髓移植。

（4）免疫治疗：①应用非特异的免疫兴奋剂(卡介苗、棒状杆菌或左旋咪唑)。②应用细胞因子(如白细胞介素-2)激活细胞免疫以减少残留白血病。③应用单克隆抗体以作用于白血病细胞。

（5）基因治疗。

（二）慢性髓系白血病

1. 概述　慢性髓系白血病(CML)俗称慢粒，是一种发生在多能造血干细胞的恶性骨髓增殖性肿瘤(为获得性造血干细胞恶性克隆性疾病)，主要涉及髓系。病程发展缓慢，脾脏多肿大。

2. 临床表现

(1)慢性期(CP):一般持续 1～4 年。患者有乏力、低热、多汗或盗汗、体重减轻等代谢亢进症状,由于脾大而自觉有左上腹坠胀感。常以脾大为最显著体征,往往就医时已达脐或脐以下,质地坚实,平滑,无压痛。如果发生脾梗死,则脾区压痛明显,并有摩擦音。肝脏明显肿大较少见。部分患者胸骨中下段压痛。白细胞显著增高时,可有眼底充血及出血。白细胞极度增高时,可发生白细胞淤滞症。

(2)加速期(AP):可维持几个月至数年。常有发热、虚弱、进行性体重下降、骨骼疼痛,逐渐出现贫血和出血;脾持续或进行性肿大。

(3)急变期(BC):为 CML 的终末期,临床与 AL 类似。多数急粒变,少数为急淋变或急单变,偶有巨核细胞及红细胞等类型的急性变。

3. 实验室检查

(1)慢性期:①血象见白细胞数明显增高,常超过 $20 \times 10^9/L$,可达 $100 \times 10^9/L$ 以上,血片中粒细胞显著增多,可见各阶段粒细胞,以中性中幼、晚幼和杆状核粒细胞居多。血小板可在正常水平,近半数患者增多;晚期血小板渐减少,并出现贫血。②中性粒细胞碱性磷酸酶(NAP)活性减低或呈阴性反应。治疗有效时 NAP 活性可以恢复,疾病复发时又下降,合并细菌性感染时可略升高。③骨髓象见骨髓增生明显至极度活跃,以粒细胞为主,粒红比例明显增高,其中中性中幼、晚幼及杆状核粒细胞明显增多,原始细胞＜10％。嗜酸性、嗜碱性粒细胞增多。红细胞相对减少。巨核细胞正常或增多,晚期减少。偶见 Gaucher 样细胞。④多数 CML细胞中出现 Ph 染色体(小的 22 号染色体),显带分析为 $t(9;22)(q34;q11)$。9 号染色体长臂上 $C-ABL$ 原癌基因易位至 22 号染色体长臂的断裂点簇集区(BCR)形成 $BCR-ABL$ 融合基因。⑤血清及尿中尿酸浓度增高。血清 LDH 增高。

(2)加速期:外周血或骨髓原始细胞≥10％;外周血嗜碱性粒细胞≥20％;不明原因的血小板进行性减少或增加;Ph 染色体阳性细胞中又出现其他染色体异常。

(3)急变期:外周血或骨髓中原始细胞＞20％或出现髓外原始细胞浸润。

4. 诊断 凡有不明原因的持续性白细胞数增高,根据典型的血象、骨髓象改变,脾大,Ph染色体阳性或 $BCR-ABL$ 融合基因阳性即可作出诊断。

5. 鉴别诊断

(1)其他原因引起的脾大:血吸虫病、慢性疟疾、黑热病、肝硬化、脾功能亢进等均有脾大。但各病均有各自原发病的临床特点,血象及骨髓象无 CML 典型改变。Ph 染色体及 $BCR-ABL$ 融合基因均阴性。

(2)类白血病反应:常并发于严重感染、恶性肿瘤等基础疾病,并有相应原发病的临床表现。粒细胞胞质中常有中毒颗粒和空泡。嗜酸性粒细胞和嗜碱性粒细胞不增多。NAP 反应强阳性。Ph 染色体及 $BCR-ABL$ 融合基因阴性。血小板和血红蛋白大多正常。原发病控制后,白细胞恢复正常。

(3)骨髓纤维化:原发性骨髓纤维化脾大显著,血象中白细胞增多,并出现幼粒细胞等,易与 CML 混淆。但骨髓纤维化外周血白细胞数一般比 CML 少,多不超过 $30×10^9$/L。NAP 阳性。幼红细胞持续出现于外周血中,红细胞形态异常,特别是泪滴状红细胞易见。Ph 染色体及 $BCR-ABL$ 融合基因阴性。患者可存在 $JAK2V617F$、$CALR$、MPL 基因突变。多次多部位骨髓穿刺干抽。骨髓活检网状纤维染色阳性。

6. 治疗

(1) 高白细胞血症紧急处理:需合用羟基脲和别嘌醇。对于白细胞计数极高或有白细胞淤滞症表现的 CP 患者,可行治疗性白细胞单采。明确诊断后,首选伊马替尼。

(2) 分子靶向治疗:甲磺酸伊马替尼(IM)是第一代酪氨酸激酶抑制剂(TKI)可使患者达到血液学缓解,并可获得长期细胞遗传学缓解,是目前治疗该病的首选药物。第二代 TKI 包括尼洛替尼、达沙替尼,可作为 CML 一线治疗方案的可选药物。

(3) 干扰素:起效慢,目前用于不适合 TKI 和异基因造血干细胞移植的患者。

(4) 其他药物治疗:①羟基脲起效快,但维持时间短,为当前慢性期获得血液学缓解有效的化疗药物。②小剂量 HA(高三尖杉酯碱 + 阿糖胞苷)的联合化疗对加速期疗效较好。

(5) 异基因造血干细胞移植(allo-HSCT):是目前根治慢性髓系白血病的有效方法。仅用于移植风险低且对 TKI 耐药及进展期患者。

二十四、骨质疏松症

 例题

骨质疏松症的易感因素不包括(A)
A. 肥胖　　　　　　　　　　B. 吸烟
C. 长期服用糖皮质激素　　　D. 酗酒
E. 长期卧床

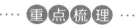 重点梳理

1. **概述**　骨质疏松症(OP)是一种以骨量降低和骨组织微结构破坏为特征,导致骨脆性增加和易于骨折的代谢性骨病。按病因可分为原发性和继发性两类。

(1) 原发性 OP 包括绝经后骨质疏松症和老年性骨质疏松症,病因和危险因素包括骨吸收因素、骨形成因素、骨质量下降,以及高龄、吸烟、制动、体力活动过少、酗酒、跌倒、长期卧床、长期服用糖皮质激素、光照减少、钙和维生素 D 摄入不足等。

(2) 继发性 OP 常由内分泌代谢疾病(如性腺功能减退症、甲状腺功能亢进症、甲状旁腺功能亢进症、库欣综合征、1 型糖尿病等)或全身性疾病引起。

2. **临床表现**

(1) 骨痛和肌无力:轻者无症状。较重患者腰背疼痛、乏力或全身骨痛。骨痛通常为弥漫性,无固定部位,检查不能发现压痛区(点)。乏力常于劳累或活动后加重,负重能力下降或不能负重。四肢骨折或髋部骨折时肢体活动明显受限,局部疼痛加重,有畸形或骨折阳性体征。

（2）骨折：常因轻微活动、创伤、弯腰、负重、挤压或摔倒后发生骨折。多发部位为脊柱、髋部和前臂。

3. 并发症 驼背和胸廓畸形者常伴胸闷、气短、呼吸困难，甚至发绀等表现。肺活量、肺最大换气量和心排血量下降，极易并发上呼吸道和肺部感染。髋部骨折者常因感染、心血管病或慢性衰竭而死亡；幸存者生活自理能力下降或丧失，长期卧床加重骨丢失，骨折难以愈合。

4. 辅助检查 骨骼 X 线片、骨密度检查、血常规、血生化、血沉检查等。

5. 诊断 骨质疏松症患者早期常无自觉症状，少数有骨骼疼痛。典型症状如脊柱畸形、骨折是晚期表现。

（1）根据临床诊断：有脆性骨折史，即非外伤或轻微外伤发生的骨折。

（2）根据骨密度诊断：骨密度值低于同性别、同种族正常成人的骨峰值 2.5 个标准差以上，及 T 值≤-2.5。

6. 鉴别诊断

（1）老年性 OP 与 PMOP 的鉴别：在排除继发性 OP 后，老年女性患者要考虑 PMOP、老年性 OP 或两者合并存在等可能，可根据既往病史、BMD 和骨代谢生化指标测定结果予以鉴别。

（2）内分泌性 OP：根据需要选择必要的生化或特殊检查逐一排除。甲状旁腺功能亢进症者的骨骼改变主要为纤维囊性骨炎，早期可仅表现为低骨量或 OP。测定血 PTH、血钙和血磷一般可予鉴别，如仍有困难可行特殊影像学检查或动态试验。其他内分泌疾病均因本身的原发病表现较明显，鉴别不难。

（3）血液系统疾病：血液系统肿瘤的骨损害有时可酷似原发性 OP 或甲状旁腺功能亢进症，此时有赖于血 PTH、PTH 相关蛋白（PTHrP）和肿瘤特异性标志物测定等进行鉴别。

（4）原发性或转移性骨肿瘤：转移性骨肿瘤（如肺癌、前列腺癌、胃肠癌等）或原发性骨肿瘤（如多发性骨髓瘤、骨肉瘤和软骨肉瘤等）的早期表现可酷似 OP。当临床高度怀疑为骨肿瘤时，可借助骨扫描或 MRI 明确诊断。

（5）结缔组织疾病：成骨不全的骨损害特征是骨脆性增加，多数是由于 I 型胶原基因突变所致。临床表现依缺陷的类型和程度而异，轻者可仅表现为 OP 而无明显骨折，必要时可借助特殊影像学检查或 I 型胶原基因突变分析予以鉴别。

7. 治疗

（1）一般治疗措施：①补钙，推荐钙摄入量 1000 mg/d，绝经后妇女为 1500 mg/d。低脂、低盐饮食，多吃奶制品、鱼肉和新鲜蔬菜，必要时补充钙制剂。②增加维生素 D，推荐剂量 400～800 U/d。③推荐每天负重锻炼 30 分钟。④调整生活方式：戒酒、戒烟，慎用影响骨代谢的药物。⑤安全的家庭环境，防止跌倒。

（2）特殊治疗措施：补充性激素、选择性雌激素受体调节剂和选择性雄激素受体调节剂、二膦酸盐、降钙素、PTH、小剂量氟化钠等。

（3）骨质疏松症性骨折的治疗：包括复位、固定、功能锻炼和抗骨质疏松症治疗。

8. 健康教育 加强卫生宣教，早期发现易感人群。提倡运动和充足的钙摄入。

9. 转诊指征 ①首次确诊骨质疏松症的患者。②骨量低下患者并存在一项以上骨质疏松危险因素,无论是否有过骨折。③无骨密度测定条件时,具备以下情况之一者,也需考虑药物治疗:已发生过脆性骨折、亚洲人骨质疏松自我筛查工具筛查为"高风险"、世界卫生组织推荐的骨折风险预测简易工具,计算出髋部骨折概率≥3%或任何重要部位的骨折概率≥20%。

第三节　急诊科疾病

一、急诊高热

 例题

中暑先兆的处理原则是(E)

A. 吸氧　　　　　　　　B. 物理降温　　　　　　　C. 早期输液

D. 必须口服补液　　　　E. 脱离高温环境至通风阴凉处休息

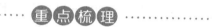

(一)发热

1. **病因**　常见感染、风湿性疾病、恶性肿瘤、血液性疾病、物理性及化学性损害、内分泌与代谢障碍、变态反应、体温调节中枢功能异常、中枢性发热、某些病理性体温升高等。

2. **分度**　以腋下温度为标准,37.3～38 ℃为低热;38.1～39 ℃为中热;39.1～40 ℃为高热;41 ℃以上为超高热。

3. **热型**

热型	体温特点	常见疾病
稽留热	恒定维持在39～40 ℃以上,可达数天或数周,24 小时体温波动范围≤1 ℃	大叶性肺炎、斑疹伤寒
弛张热	常在39 ℃以上,波动幅度大,24 小时内波动范围超过2 ℃,全天体温均在正常水平以上	败血症、化脓性感染
间歇热	骤升达高峰后持续数小时,但又迅速降至正常水平,无热期可持续1 天至数天,高热期和无热期反复交替出现	疟疾、急性肾盂肾炎
波状热	逐渐上升达39 ℃或以上,数天后降至正常水平,持续数天后又逐渐升高	布鲁菌病
回归热	急骤上升至39 ℃或以上,持续数天后骤然降至正常水平,高热期和无热期各持续数天后规律性交替一次	霍奇金淋巴瘤
不规则热	发热的体温曲线无一定规律	结核病、支气管肺炎

4. **诊断**

(1)病史:详细认真的病史采集,包括发热的病程、起病急缓、热型特点及伴随症状等。

（2）体格检查。

（3）辅助检查：血、尿、粪常规；胸部 X 线检查和 CT 检查；炎症标志物；血清抗体；微生物培养和药敏试验。

5. 治疗 急性发热治疗的根本是病因治疗。

（1）快速评估：常规检查神志状态和生命体征，立即给予监护，建立静脉通道、实施气道管理、补液及氧疗，必要时给予呼吸机支持治疗、动态监测体温，体温持续高于 41℃的患者须立即退热治疗。

（2）急诊处理：解热、抗感染、综合治疗。

6. 转诊 对发热伴重要脏器功能受损或有重症感染者，如中毒性菌痢、中毒性肺炎等致周围循环衰竭、低血压甚至休克者，或原因不明发热 2 周以上者，需做进一步检查时，应及时转上级医院进一步诊治。

（二）中暑

1. 概述 中暑是在暑热天气、湿度大及无风环境中，患者因体温调节中枢功能障碍、汗腺功能衰竭和水、电解质丧失过多而出现相关临床表现的疾病。

2. 病因 对高温环境的适应能力不足是致病的主要原因。①环境温度过高。②产热增加，如从事重体力劳动、发热疾病、甲状腺功能亢进症和应用某些药物（如苯丙胺）。③散热障碍，如湿度大、肥胖、穿透气性不良的衣服或无风天气等。④汗腺功能障碍。

3. 临床表现

分类	主要表现
热痉挛	主要为严重的肌痉挛伴有收缩痛，体温大多正常
热衰竭	头昏、头痛、心悸、多汗、面色苍白、恶心、呕吐、口渴、皮肤湿冷、血压一过性下降，突然晕厥，体温不高或稍高
热射病	高热（＞40℃）、无汗、意识障碍

4. 实验室检查 严重者常出现肝、肾、胰和横纹肌损伤的实验室参数改变，应紧急进行有关生化检查，如血清天冬氨酸氨基转移酶（AST）、丙氨酸氨基转移酶（ALT）、乳酸脱氢酶（LDH）、肌酸激酶（CK）和止、凝血功能及动脉血气分析，尽早发现重要器官功能障碍证据。怀疑颅内出血或感染时，应行脑 CT 和脑脊液检查。

5. 鉴别诊断 热射病应与脑炎、脑膜炎、伤寒、斑疹伤寒、脑恶性疟疾、甲状腺危象、震颤性谵妄及下丘脑出血、抗胆碱药中毒或抗精神病药恶性综合征鉴别。

6. 治疗

（1）热痉挛与热衰竭：患者应迅速转移到阴凉通风处休息或静卧。口服清凉含盐饮料。静脉补给生理盐水、葡萄糖液和氯化钾。一般治疗后 30 分钟至数小时内即可恢复。

（2）热射病：须紧急抢救，降温速度决定预后。应在 1 小时内使直肠温度降至 38.5℃以内。可用体外降温、体内降温、药物降温，同时对症治疗。无循环虚脱者，可用冷水擦浴或将躯体浸入 2.0～14.0℃水中传导散热降温；循环虚脱者可用蒸发散热降温。

7. 预防

（1）暑热夏季加强预防中暑宣传教育，穿宽松浅色透气衣服。在阳光下活动时，戴宽边遮阳帽，使用防晒霜。

（2）炎热天气尽量减少户外活动，避免在 11:00～15:00 暴露于阳光太久。

（3）改善年老体弱、慢性病患者及产褥期妇女的居住环境。

（4）改善高温环境中的工作条件，多饮用渗透压＜200 mOsm/L 的钾、镁和钙盐防暑饮料。

（5）中暑患者恢复后，数周内应避免阳光下剧烈活动。

二、昏迷

例题

深、浅反射均消失见于(E)

A. 意识模糊

B. 谵妄

C. 轻度昏迷

D. 中度昏迷

E. 深度昏迷

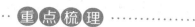

1. **概述** 昏迷是严重的意识障碍，即意识持续中断或完全丧失，多由于某些疾病发展过程中大脑及脑干受损害所致。

2. **病因** 常见低氧血症、血糖异常、脑低灌注、代谢辅因子缺乏/缺陷、电解质紊乱与酸碱失调、内分泌疾病、内外源性毒物、环境异常与体温调节障碍、中枢神经系统炎症或浸润、原发性神经或胶质疾病、中枢神经系统的局灶性损伤、基底动脉性偏头痛、脑干脱髓鞘等。

3. **分度**

分度	表现
轻度昏迷	意识大部分丧失，无自主运动，对声、光刺激无反应，对疼痛刺激尚可出现痛苦的表情或肢体退缩等防御反应。角膜反射、瞳孔对光反射、眼球运动、吞咽反射等可存在
中度昏迷	对周围事物及各种刺激均无反应，对于剧烈刺激可出现防御反射。角膜反射减弱，瞳孔对光反射迟钝，眼球无转动
深度昏迷	肌肉松弛，对各种刺激全无反应。深、浅反射均消失

4. **诊断** 详细的病史是诊断的关键。应从护送者或家属那里了解昏迷发生经过以及患者既往健康状况。重点了解昏迷发生的时间和过程；起病缓急及伴随症状；昏迷与伴随症状的先后顺序；有无外伤或意外事故；是否服用过药物、毒品或接触过毒物；既往有无癫痫史、高血压或糖尿病等疾病史。

5. **鉴别诊断**

（1）意志缺乏症：多见于双侧额叶病变患者。患者对刺激无反应、无欲望、无自主活动，呈严重淡漠状态，但处于清醒状态，其感觉和运动通路完整，且对自身和环境的记忆仍存在。

（2）闭锁综合征：患者不能言语和吞咽，不能活动，但意识清醒并能以睁眼、闭眼或眼球的上下活动与周围建立联系，多见于脑血管病等引起的脑桥基底部病变。

6. 治疗

（1）急救治疗

1）基本生命支持：保持呼吸道通畅，必要时做气管插管或气管切开，吸氧。若有严重心律失常、心脏停搏，应立即心肺复苏。

2）在严重感染伴有休克时，应静脉补液、保温、应用升压药物和中枢兴奋药，纠正酸中毒并治疗原发病。

3）如有颅内压增高、脑疝者，应用20％甘露醇或糖皮质激素等降低颅内压。

4）在除外糖尿病酮症酸中毒引起的昏迷后，应给予葡萄糖、维生素 B_1；若疑为阿片类中毒，可常规应用纳洛酮。

5）昏迷伴抽搐者，应做抗抽搐治疗。若考虑为癫痫持续状态，应做相应处理。

6）外伤所致昏迷并可能累及颈椎者，颈部应制动以避免颈段脊髓损伤。

7）密切监测生命体征，做必要的实验室检查。

（2）病因治疗：在急救过程中，应努力查明可能的病因。一旦病因明确，应迅速给予有效治疗。

7. 健康指导　患者一旦昏迷则病情危重，生命危在旦夕。应针对引起昏迷的各种疾病做好健康宣教，尽量避免昏迷的发生。

（1）早发现、早诊断、早治疗颅内占位性病变及颅内感染性疾病，以避免其进展导致昏迷的程度。

（2）随访社区人群的相关内科疾病患者（如高血压、糖尿病，以及心、肝、肾、肺等重要脏器的疾病），评估疾病可能导致昏迷的危险程度，并适当干预。

（3）严格管理镇静剂、农药等，减少由药物滥用或误用引起的昏迷。

（4）向社区人群进行急救措施的宣教，以利于首先发现昏迷患者的人能够恰当处置，从而为进一步的医院抢救创造有利条件。

8. 转诊　若明确为颅内占位性病变，应及时转诊至专科医师处实施外科手术治疗。在不具备全面的抢救治疗设施、条件时，应在基本生命支持及初步抢救治疗的基础上，尽快转诊至上级医院进一步救治。

三、咯血

 例题

抢救大咯血窒息患者最紧急的措施为（B）

A. 高浓度氧疗

B. 解除呼吸道梗阻，保持气道通畅

C. 注射呼吸中枢兴奋剂

D. 进行人工呼吸

E. 补充血容量

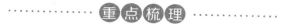

1. **概述** 咯血是喉以下呼吸道任何部位的出血,通过口腔咯出。咯血量过大,可发生休克或窒息而危及生命。一般咯血前先感胸部不适、喉痒,然后发生咯血,咯出鲜红色血或咳带泡沫样血痰,呈碱性而无黑便。

2. **常见病因** ①支气管病变、肺部病变。②二尖瓣狭窄、其他心脏疾病引起左心衰竭时。③有全身出血倾向的疾病,如血小板减少性紫癜和白血病等,或伴发其他内脏和皮肤的严重出血。④钩端螺旋体病、肾综合征出血热等。

3. **诊断**

(1)咯血伴发热

1)肺炎:为呼吸道常见病。多见痰中带血,或铁锈色痰,同时伴有发热、咳嗽、胸痛及气急。肺部可闻及湿啰音,周围血白细胞数及中性粒细胞增高,胸部X线检查有助于诊断。

2)肺脓肿:起病急,表现为发热、寒战、胸痛及咳嗽,可咳出大量有臭味的脓血痰。胸部叩诊浊音,听诊呼吸音低;血常规提示白细胞数及中性粒细胞增高;胸片显示肺部可有空洞,内有气液平,空洞的内壁较规则。

3)肺结核:多见于青壮年,可表现为低热、疲乏、盗汗、消瘦及咳嗽等症状,痰中可带血,空洞性肺结核患者可大咯血。血沉快,结核菌素试验阳性,胸部X线检查有助于诊断。

4)肺真菌病:多见于老人、小儿、体弱及长期应用激素者,有发热、乏力及咳嗽等症状,多咳脓血痰或血痰,肺部可闻及湿啰音。痰液镜检及痰培养可见到真菌孢子。

5)肺寄生虫病:①阿米巴肺脓肿有发热、乏力、胸痛及咳嗽等症状,痰呈棕褐色而带腥臭味,痰液镜检可找到阿米巴滋养体。②肺吸虫病可有发热、胸痛及咳嗽等症状,痰呈铁锈色或棕黄色,全身一般情况较好。③肺棘球蚴病早期多无症状,当包虫形成的囊肿增大并合并感染后可出现发热、胸痛、咳嗽及咯血等症状。

6)肺梗死:多见于长期卧床、下肢静脉血栓形成或心房颤动者。可出现突然发热、胸痛、咳嗽、咯血、呼吸困难、发绀、出汗、烦躁及休克等症状。

7)支气管肺囊肿:患者平时多无症状,当支气管、肺泡发生继发感染后,可出现发热、咳嗽、咯出少量血或痰中带血。X线胸部摄片、CT及支气管镜检有助于诊断。

8)系统性红斑狼疮及血管炎:病变累及肺部时,可出现发热、咳嗽及咯血等,可伴关节痛、皮疹、瘀点及蛋白尿等症状。测定多项自身抗体能明确诊断。

9)特发性含铁血黄素沉着症:常见于儿童,急性期可有面色苍白、发热、咳嗽、咯血、气急及发绀等症状。在慢性期,上述症状可反复出现,并伴肝脾大。

(2)咯血伴剧烈咳嗽

1)慢性支气管炎:主要症状是慢性咳嗽、咳痰及喘息。秋冬季节多发,天气转暖时多可自然缓解,感冒、劳累、受凉后可使病情加重。有时会咳出较多的黏液性脓痰,偶可带血。两肺可闻及散在干、湿啰音,胸片见支气管纹理增粗。

2)支气管内膜结核:多见于有结核病史的青壮年女性,可有刺激性咳嗽、反复少量咯血或痰中带血。有时会咳出较多的黏液性脓痰,有时有低热、盗汗及消瘦等毒血症状。通过支气管镜及病理检查可明确诊断。

3) 肺癌:多见于男性老年人,常有吸烟史。患者可有反复或持续性剧烈咳嗽,有时为刺激性咳嗽,可咯出少量血或痰中带血,少见大咯血,有时可在痰液中见到灰白色小颗粒状崩溃的组织。除咳嗽外,患者可有胸痛及消瘦。胸片或 CT 及支气管镜检有助于诊断。

(3) 咯血伴痰多:支气管扩张以青少年居多,患者幼时可有麻疹、百日咳及罹患肺炎的病史。表现多为长期咳嗽、反复咯血及咳出大量的痰,痰液可多达几百毫升,将其静置后可分为三层,痰液恶臭。肺部湿啰音持续存在,但全身状况较好。可借助胸片、CT 协助诊断。

(4) 咯血伴皮下出血:多是全身血液病表现的一个出血症状。

4. 辅助检查 血小板计数和凝血功能、胸部 X 线检查、CT 肺动脉造影、支气管镜检查等。

5. 治疗

(1) 保持呼吸道通畅,防止窒息,对症治疗,控制病因及防治并发症,并针对基础病因采取相应的治疗。

(2) 绝对卧床,大出血时取患侧卧位。高流量吸氧。镇静。原则上不用镇咳剂,必要时可口服镇咳剂;年老体弱,呼吸功能不全者慎用镇咳药,禁用抑制咳嗽反射和呼吸中枢的麻醉药物。持续大咯血出现循环容量不足者,应及时输血和补充血容量。

(3) 迅速有效止血。药物止血,如垂体后叶素、普鲁卡因、酚妥拉明、纤维蛋白溶解抑制剂、抑制毛细血管通透性的药物;非药物止血,如纤维支气管镜下局部止血、支气管动脉栓塞、紧急外科手术、治疗原发疾病。

6. 健康指导

(1) 加强体育锻炼、增强体质,建议有慢性支气管炎者用冷水洗脸及鼻腔,增强呼吸道的防寒能力。

(2) 秋冬季节交替或冷空气袭击时,有慢性呼吸道疾病及心脏病者,应及早添加衣服,以免诱发上呼吸道感染。

(3) 勿过度劳累,注意劳逸结合,劝导戒烟。

(4) 注意环境卫生,加强居室通风。对已患肺结核者,建议去空气较好的环境休养,争取早日痊愈。

7. 转诊 咯血不止,伴发窒息或休克及原发病诊断有困难者,应及时转送上级医院。

四、急性呼吸困难

 例题

急性呼吸困难的处理要点不包括(B)

A. 畅通呼吸道   B. 立即应用抗生素   C. 吸氧

D. 了解主要病史   E. 迅速查体,主要是咽喉及胸部

·············· 重点梳理 ··············

1. **概述** 呼吸困难是指患者主观上有空气不足或呼吸费力的感觉,而客观上表现为呼吸频率、深度和节律的改变,患者用力呼吸时,可见辅助呼吸肌参与呼吸运动,严重时可出现鼻翼扇动、发绀、端坐呼吸。

2. **诊断要点**

(1)肺源性呼吸困难

分类	病因及发病机制	常见疾病
吸气性呼吸困难	呼吸道狭窄	喉头水肿、喉异物、急性咽后壁脓肿、白喉及喉癌等
呼气性呼吸困难	肺组织病变,如弹性减弱及小支气管痉挛、狭窄	急性支气管炎、支气管哮喘、慢性阻塞性肺气肿、棉尘肺等
混合性呼吸困难	肺呼吸面积减少	慢性阻塞性肺气肿合并肺部感染、大量胸腔积液、自发性气胸、广泛性肺实质性病变及急性肺水肿、肺栓塞等

(2)心源性呼吸困难

分类	病因	特点
左心功能不全	肺淤血与肺组织弹性减退	劳累时发生或加重,休息时缓解或减轻,仰卧位时加重,坐位时减轻。急性左心功能不全时,表现为夜间阵发性呼吸困难
右心功能不全	体循环淤血	

(3)中毒性呼吸困难:①代谢性酸中毒时,呼吸深而规则,可伴鼾声。②急性感染时呼吸加快。③吗啡类、巴比妥类药物急性中毒时,呼吸变慢,也可呈潮式呼吸。

(4)血液病引起的呼吸困难:①严重贫血、高铁血红蛋白血症、硫化血红蛋白血症或一氧化碳中毒等可使呼吸变慢而深,心率加快。②大出血或休克时可引起呼吸困难。

(5)神经精神因素引起的呼吸困难:重症颅脑疾病可致呼吸慢而深,呼吸节律改变。

3. **急救措施**

(1)保持气道畅通,清理口鼻腔内异物、血块、呕吐物等:缓解舌下坠造成的气道梗阻;头侧偏、放置口咽通气道、托起下颌角等。

(2)迅速吸氧。

(3)哮喘患者可吸入异丙肾上腺素气雾剂,同时给予地塞米松5~10 mg肌内注射、静脉推注或静脉滴注;也可静脉滴注氨茶碱。

(4)急性左心衰竭患者要双下肢下垂,肌内注射呋塞米,舌下含服硝酸甘油。

(5)气胸患者患侧制动,同时给予镇静、镇咳治疗。

4. **转诊**

(1)呼吸困难伴发热,应明确有无肺部感染、急性胸膜炎、急性心包炎等。

(2)呼吸困难伴胸痛,有可能是自发性气胸、大叶性肺炎、肺栓塞、急性心肌梗死、急性心包炎等。

(3) 发作性呼吸困难除支气管哮喘外,常可见心源性哮喘及各种过敏反应性疾病。

(4) 产妇破水后突然出现呼吸困难、发绀、休克,应考虑为肺羊水栓塞。

(5) 胸、腹部大手术后突然呼吸困难,须除外肺不张。长骨骨折后出现呼吸困难,除外脂肪栓子引起的肺栓塞。

五、急性呼吸衰竭

 例题

诊断急性呼吸衰竭最有价值的检查为(A)

A. 动脉血气分析   B. 血常规

C. 静脉血气分析   D. 生化检查

E. 心电图

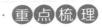

1. 概述

(1) 呼吸衰竭是指各种原因引起的肺通气和/或换气功能的严重障碍,以致不能进行有效的气体交换而导致全身缺氧和/或二氧化碳潴留,从而引起一系列病理生理改变的临床综合征。可分为急性呼吸衰竭和慢性呼吸衰竭两大类。

(2) 急性呼吸衰竭是因某些突发因素使呼吸功能急剧下降,机体往往来不及代偿,常可危及生命,急性呼吸窘迫综合征(ARDS)是其特殊类型。

2. 诊断要点

(1) 病因诊断

1) 呼吸道疾病:感染、烧伤等致黏膜充血水肿、支气管痉挛、异物阻塞。

2) 肺部病变:①肺实质浸润性疾病,如肺炎、淹溺、误吸。②肺水肿。③肺栓塞。

3) 胸膜病变:大量胸腔积液、气胸、胸外伤等影响肺扩张。

4) 神经肌肉病变:脑炎、脑外伤、脑意外、药物中毒、重症肌无力、严重低钾血症。

(2) 缺氧的临床特征

1) 危害程度:取决于缺氧的发生速度、严重程度和持续时间。

2) 组织耐受力:神经系统最差;骨骼肌肉系统最强;对呼吸、循环系统先兴奋后抑制;对消化、泌尿系统均为抑制作用。

3) 临床表现:有发绀、呼吸困难、呼吸频率加快、节律不规则、谵妄、昏迷、血压上升、心率加快,进而血压下降等表现,重者心跳停搏。

(3) 二氧化碳潴留的临床特征

1) 危害程度:主要取决于二氧化碳分压升高的速度和程度,尤其是前者。轻度升高可刺激中枢神经系统、呼吸、循环系统引起兴奋,持续升高则起抑制作用。

2）临床表现：有头痛、嗜睡、反应迟钝、昏迷、多汗、球结膜水肿、扑翼性震颤、血压下降等表现。容易发生呼吸性酸中毒、代谢性酸中毒及高钾血症。

（4）实验室检查：急性呼吸衰竭的诊断主要依靠动脉血气分析，即在静息状态、呼吸室内空气、海平面高度的情况下，除外心血管疾病等原因，$PaO_2 < 60\ mmHg$ 和/或 $PaCO_2 > 50\ mmHg$，即可诊断。

3. 治疗　①保持呼吸道通畅。②高浓度吸氧。③机械通气。④合理应用呼吸兴奋剂。⑤处理酸碱平衡失调。⑥处理原发病，预防和控制肺部感染。

4. 转诊

（1）确保患者呼吸道通畅，注意发生窒息或误吸可能，随时做好急救准备。

（2）运送过程中，应准备充分供氧。

（3）密切观察病情变化，尤其是呼吸和神志改变，如发现问题应及时给予相应处理。

六、急性呼吸窘迫综合征

例题

男，38 岁。因车祸致骨盆、股骨骨折急诊手术。术后 1 天逐渐出现憋气，烦躁不安，经皮血氧饱和度（SpO_2）监测提示由 98% 逐渐下降至 87%，经面罩给氧（5 L/min）后，SpO_2 增加至 89%，但症状缓解不明显。查体：T 37.2 ℃，P 103 次/分，R 32 次/分，BP 90/60 mmHg，意识清楚，口唇发绀，双肺呼吸音对称，双肺闻及少许湿啰音。该患者最可能的诊断是（E）

A. 气胸　　　　　　　　B. 肺血栓栓塞　　　　　　　C. 腹腔内出血

D. 急性左心衰竭　　　　E. 急性呼吸窘迫综合征

·················· 重点梳理 ··················

1. 概述　急性呼吸窘迫综合征（ARDS）是多种原因引起的、以急性进行性呼吸窘迫和低氧血症为特征的综合征，病死率高。主要病理改变为肺毛细血管通透性增加，蛋白质含量高的水肿液渗漏入肺泡间隔及肺泡内，使肺泡塌陷，肺透明膜形成，顺应性下降，肺内血液分流增加，机体极度缺氧。常合并多脏器衰竭。

2. 诊断要点

（1）原发病因诊断

1）直接肺损伤：创伤、烧伤、误吸、严重肺部感染、毒物吸入、放射性损伤等。

2）间接原因：各型休克、败血症、坏死性胰腺炎、药物中毒、大量输血、肺外损伤等。

（2）临床特点

1）患者多为青壮年。

2）急性起病，在原发病救治过程中（6～48 小时内）突发呼吸频率加快（30～50 次/分），呼吸困难，鼻翼扇动，烦躁不安，发绀明显，辅助呼吸肌运动增强，肺泡呼吸音减弱伴湿啰音。吸氧不能缓解症状。

3）辅助检查：①胸片示早期肺纹理增强，继而迅速出现双肺弥漫性浸润影。②血气分析，吸入氧浓度＞50％时，PaO_2 仍低于 60 mmHg。早期 $PaCO_2$ 正常或偏低，后期可增高。

4）除外左心衰竭引起的肺水肿和慢性肺部疾病。

3. 治疗

（1）积极治疗原发病、防治并发症。

（2）纠正缺氧：高流量吸氧，但尽量避免长期吸入。一般患者需予以呼气末正压通气。

（3）限制性液体管理：在保证组织灌注前提下维持较低的输液量，尤其限制晶体液入量，可用呋塞米利尿，有低蛋白血症的急性呼吸窘迫综合征患者，可通过补充白蛋白等胶体溶液联合利尿剂实现液体负平衡。

（4）糖皮质激素。

（5）防治并发症：患者易并发感染，且感染常为致死原因。适时吸痰，经常翻身拍背，有利于肺部感染的预防。在救治过程中应警惕肾衰竭、消化道出血、DIC 及多脏器功能衰竭等并发症的出现。

4. 转诊　急性呼吸窘迫综合征一般不宜在基层医院抢救。如患者诊断明确，应尽早转综合性医院治疗。转诊前和转诊途中应积极给予吸氧等支持治疗，必要时可给予利尿剂、激素及血管扩张剂等治疗。

七、自发性气胸

 例题

男，60 岁。因提取重物时，出现右侧胸痛而到社区医疗中心就诊，诊断为右侧自发性气胸，右肺压缩70％，需要转诊上级医院处理。在转诊前的注意事项，错误的是（A）

A. 动态观察，不需要特殊处理　　　　B. 卧床休息

C. 穿刺排气　　　　D. 闭式引流排气

E. 吸氧

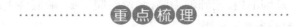 重点梳理

1. **概述**　自发性气胸是指非人工或创伤性因素导致脏层胸膜和肺泡破裂，肺内气体通过裂口进入胸膜腔而产生的气胸。

2. **分类**

（1）按病因分类

1）原发性气胸：无明显肺部病变者。

2）继发性气胸：继发于多种急、慢性呼吸系统疾病(哮喘、慢性支气管炎、肺气肿、肺结核等)。

（2）按胸膜裂口分类

1）闭合性气胸：裂口小，且自行关闭，胸膜腔内压不再增高。

2）开放性气胸：裂口持续开放，空气自由出入，胸膜腔内压不稳定。

3）张力性气胸：吸气时裂口开放，呼气时关闭，胸膜腔内压持续增高。

3. 临床表现

（1）症状：①突然发生胸部锐痛，深吸气加重。②呼吸困难：张力性气胸明显，重者可发生呼吸衰竭。③刺激性干咳。④休克。

（2）体征：患侧胸廓膨隆，运动减弱，肋间隙增宽，叩诊呈鼓音，肝浊音界消失，语颤减弱，呼吸音消失，气管移向健侧。

4. 诊断

（1）诱因：剧咳、用力屏气、剧烈运动、提取重物等。

（2）辅助检查：胸片显示积气部位透光度增强，肺纹理消失，肺被压缩向肺门区。

（3）鉴别诊断：自发性气胸的突发性胸痛和呼吸困难需与急性心肌梗死、慢性阻塞性肺疾病合并呼吸道感染、肺栓塞等疾病相鉴别。

5. 治疗

（1）保持镇静，减少搬动。卧床休息，吸氧。

（2）有哮喘和慢性支气管炎者可给氨茶碱，咳嗽者可给止咳药。

（3）肺压缩在25％以下的闭合性气胸，不伴呼吸困难者，卧床，吸氧，应用抗生素预防感染，2～4周后可自行吸收。

（4）胸腔积气量大伴呼吸困难，尤其是张力性气胸者，应紧急排气。穿刺部位选在患侧锁骨中线第2肋间或腋前线第4～5肋间。

（5）积气量大的张力性气胸、开放性气胸、抽气治疗后反复发作者，应行闭式引流排气。

（6）胸膜腔粘连术和手术治疗。

6. 转诊

（1）闭合性气胸积气量大、呼吸困难明显者，或开放性气胸、张力性气胸均应转诊至上级医院进行排气或胸腔闭式引流治疗。

（2）转诊前或转诊途中，如果病情危急，应果断采取简易排气法，暂时缓解胸膜腔内压的增高，同时给予氧疗和必要的对症处理。

八、急性心肌梗死

详见第二篇第六章第二节"二、冠状动脉粥样硬化性心脏病"的相应内容。

九、心绞痛

详见第二篇第六章第二节"二、冠状动脉粥样硬化性心脏病"的相应内容。

十、休克

例题

下列不属于休克诊断条件的是（D）

A. 收缩压＜80 mmHg　　　　B. 四肢湿冷

C. 意识障碍　　　　　　　　D. 高热

E. 脉搏快,超过 100 次/分或不能触及

························ 重点梳理 ························

1. **概述**　休克是指由于各种严重致病因素引起神经-体液因子功能失调与急性循环功能不全,导致有效循环血量急剧减少,全身组织、器官微循环灌注不良,使组织代谢紊乱和细胞受损为特征的临床综合征。

2. **分类**　通常将休克分为低血容量性(包括失血性和创伤性)、感染性、心源性、神经源性和过敏性休克五类。以低血容量性和感染性休克最常见。

3. **临床特征**

(1) 休克早期:血压变化不明显,常有交感神经兴奋的症状或体征,如心率加快、呼吸增粗、焦虑或激动、头晕、恶心、呕吐等。此期临床表现易被原发病所掩盖而引起漏诊或误诊。

(2) 休克中期:多表现为神志淡漠、迟钝,严重者可出现昏迷。血压明显降低,脉快而弱,浅表静脉萎陷,明显口渴,发绀,呼吸急促,尿少甚至无尿。

(3) 休克晚期:昏迷,血压极低或测不到,对升压药不敏感,可伴皮肤、黏膜及内脏出血,常合并多脏器功能衰竭(如呼吸、循环、肝、肾衰竭,应激性溃疡等)。

4. **诊断指标**　凡符合下列第①项,以及第②、③、④项中的 2 项和⑤、⑥、⑦项中的 1 项者即可诊断:①有诱发休克的病因。②意识障碍。③脉细速(＞100 次/分),或不能触到。④四肢湿冷,皮肤出现花纹,黏膜苍白或发绀,尿量＜30 mL/h 或尿闭。⑤收缩压＜80 mmHg。⑥脉压＜20 mmHg。⑦原有高血压者,收缩压较原水平下降 30％以上。

5. **治疗**　尽早去除休克的病因,恢复有效的循环血容量,改善微循环,保证重要脏器的血供。

(1) 一般措施:患者取仰卧头低位,下肢抬高 15°～20°,有利于静脉回流,保证脑部供血。昏迷者头偏向一侧。维持呼吸道通畅、给氧。保持正常体温。镇静。

(2) 积极消除病因:处理原发病是抗休克的先决条件。

(3) 补充血容量:扩容是抗休克的基本措施。

1) 迅速建立静脉通路:必要时建立 2～3 条静脉通路或行中心静脉插管或静脉切开。

2) 输液量的掌握:原则是"需多少、补多少"。

3) 血容量补足的指标:①血压回升,脉压增大。②脉搏速率逐渐下降,搏动有力。③意识(反映脑组织灌流)逐渐清楚,反应良好。④尿量(反映内脏灌流)稳定在 30 mL/h 以上。⑤肢体温度及色泽(反映体表灌流)改善,四肢变温,皮肤红润、无汗,甲床无发绀,胸骨部皮肤指压阴性。

(4) 心血管药物的应用:①血管收缩剂。②血管扩张及胆碱能受体拮抗剂。③强心剂。

(5) 其他处理:纠正酸中毒、应用激素、预防并发症及多脏器功能衰竭等。

6. **转诊**　在给予初步支持治疗的前提下积极转诊。要通过妥善的初步处理,保证转送途中患者的基本生命体征平稳。做好转诊途中的应急抢救准备。转送前应和上级医院联系以便做好接诊及抢救准备。

第四节 生长发育与儿科疾病

一、小儿生长发育

 例题

小儿20 kg,年龄大约为(A)

A. 6岁 　　B. 5岁 　　C. 4岁 　　D. 3岁 　　E. 7岁

·············· 重点梳理 ··············

1. 儿童生长发育的规律

(1)生长发育是一个连续的、有阶段性的过程。如体格发育,婴儿期是第一个生长高峰,以后速度减慢,青春期是第二个生长高峰。

(2)各系统、器官的生长发育不平衡。神经系统发育是先快后慢,生殖系统发育是先慢后快,体格发育是快慢快,淋巴系统发育在儿童期较迅速,青春期达高峰,以后降至成人水平。

(3)生长发育存在个体差异,一般随年龄增长而显著,青春期差异更大。

(4)生长发育遵循一般规律,即由上到下,由近到远、由粗到细,由低级到高级、由简单到复杂。

2. 体格生长常用指标

(1)体重:是反映儿童体格发育和近期营养状况的指标,临床给药、输液也常根据体重计算用量。正常新生儿初生体重平均为3.25kg。常用体重计算公式:①3～12月龄,体重(kg)=[年龄(月)+9]/2。②1～6岁,体重(kg)=年龄(岁)×2+8。③7～12岁,体重(kg)=[年龄(岁)×7-5]/2。

(2)身高(长):①正常足月新生儿出生时身长约50 cm,1岁时达75 cm。②2～6岁:身高(cm)=年龄(岁)×7+75。③7～10岁:身高(cm)=年龄(岁)×6+80。

(3)头围:指经眉弓上方、枕后结节绕头一周的长度,反映脑和颅骨的发育情况。

1)正常新生儿初生时头围约34 cm,1岁时达46 cm,2岁时48 cm,5岁时约50 cm,15岁时接近成人头围(54～58 cm)。

2)头围测量在2岁内儿童最有临床意义。头围过大,常见于脑积水;头围过小,见于小头畸形或脑发育不全。

(4)胸围:指沿乳头下缘水平绕胸一周的长度,反映胸廓、胸背肌肉、皮下脂肪及肺的发育程度。初生时胸围约32 cm。1周岁时与头围相等,约46 cm;以后超过头围(胸围≈头围+年龄-1 cm)。

(5)上臂围:可测量左上臂围来筛查1～5岁儿童的营养状况。评估标准:>13.5 cm为营养良好,12.5～13.5 cm为营养中等,<12.5 cm为营养不良。

(6)皮下脂肪:常用的测量部位有腹壁皮下脂肪、背部皮下脂肪。

3. 骨骼发育

（1）头颅骨发育

部位	发育特点
前囟	出生时为 1.0～2.0 cm，1～2 岁时闭合
后囟	出生时很小或已经闭合，一般于生后 6～8 周时闭合
骨缝	出生时稍分离或重叠，一般于生后 3～4 个月时闭合

1）前囟闭合过早见于小头畸形，闭合过迟见于佝偻病、甲状腺功能减低和脑积水等。

2）前囟饱满、紧张、隆起，常表示颅内压增高，是婴儿脑膜炎、脑炎或脑积水等重要体征之一；前囟凹陷见于脱水或极度消瘦患儿。

（2）脊柱发育：出生后的第一年脊柱增长比下肢快，以后则落后于下肢。

年龄	发育特点
出生时	脊柱无弯曲，仅轻微后凸
3 个月	儿童抬头时出现颈椎前凸（第一个生理弯曲）
6 个月	儿童能坐时出现胸椎后凸（第二个生理弯曲）
1 岁	儿童站立行走时出现腰椎前凸（第三个生理弯曲）
6～7 岁	3 个脊柱自然弯曲随韧带的发育而固定

（3）长骨骨化中心的发育：通常采用左手腕、掌、指骨正位 X 线片来了解和判断儿童的骨骼发育年龄。婴儿早期可采用膝部 X 线片来了解其发育情况。1～9 岁儿童骨龄简易计算法：腕部骨化中心的数目约为儿童的年龄 + 1。甲状腺功能减退症、生长激素缺乏症患儿骨龄明显落后，真性性早熟、先天性肾上腺皮质增生症患儿骨龄超前。

4. 牙齿发育

（1）乳牙多于生后 4～10 个月开始萌出，3 岁出齐；2 岁内乳牙数约等于其月龄减 4～6。

（2）恒牙 6 岁左右开始萌出（称第一磨牙或六龄齿），12 岁左右出第二磨牙，18 岁以后出第三磨牙，20～30 岁时出齐。

（3）佝偻病、营养不良、先天性甲状腺功能减低症及唐氏综合征（21 三体综合征）等患儿出牙延迟、牙釉质欠佳。

5. 运动发育
一般规律是由上而下，由近及远，由不协调到协调，由粗到精细、准确、灵巧。

年龄	发育特点
2 个月	直立及俯卧时能抬头
4 个月	手能握持玩具
5 个月	扶腋下能站得直，两手各握一玩具
6 个月	能独坐一会，用手摇玩具
7 个月	会翻身，独坐很久，将玩具换手

年龄	发育特点
8 个月	会爬,会拍手及扶栏杆站起
9 个月	试独站
10～11 个月	推车能走几步,用拇、示指对指拿东西,可独站片刻
1 周岁左右	逐渐会走,弯腰取东西,会将圆圈套在木棍上
1.5 岁后	会蹲着玩,爬台阶,有目标地扔皮球
2 岁左右	会双脚跳,会用勺子吃饭
3 岁	会跑,骑三轮车等

6. 语言发育　经过发音、理解、表达三个阶段。语言发育的阶段性总结:哭叫阶段(1～2 个月);咿呀阶段(3～4 个月);单音阶段(5～10 个月);单词阶段(1～2 岁);成语阶段(3 岁以后)。

阶段	发育特点
新生儿	会哭叫
2 个月	发喉音
3～4 个月	咿呀发音
5～6 个月	会发单音
7～8 个月	能无意识发出复音,如"爸爸""妈妈"
9 个月	能听懂"再见"等
10～11 个月	能模仿成人的动作,如再见等、开始说单词
1～1.5 岁	能说出物品及自己的名字,认识并指出身体的各部位
2 岁	用简单的语言表达自己的需要,对人、事有喜乐之分
3 岁以后	词汇增多,说话也逐渐流利

7. 神经系统发育

(1) 神经髓鞘的形成和发育约在 4 岁完成,在此之前,尤其在婴儿期,各种刺激引起的神经冲动传导速度缓慢,且易于泛化;不易形成兴奋灶,易疲劳而进入睡眠状态。

(2) 在胎儿期,脊髓下端在第 2 腰椎下缘,4 岁时上移至第 1 腰椎,进行腰椎穿刺时应注意。

(3) 握持反射应于 3 个月时消失。婴儿肌腱反射较弱,腹壁反射和提睾反射也不易引出,到 1 岁时才稳定。

(4) 3～4 个月前的婴儿肌张力较高,凯尔尼格征可为阳性,2 岁以下儿童巴宾斯基征阳性亦可为生理现象。

二、新生儿窒息

例题

新生儿出生时,身体红,四肢青紫,心率 90 次/分,呼吸 20 次/分,呼吸不规则,四肢略屈曲,弹足底有皱眉。Apgar 评分为(C)

A. 3 分　　　　B. 4 分　　　　C. 5 分　　　　D. 6 分　　　　E. 7 分

·············· 重点梳理 ··············

1. **病因** ①母亲因素:妊娠相关疾病、全身性疾病。②分娩因素:胎盘早剥、前置胎盘、脐带血流受阻、产程延长、头盆不称等。③胎儿因素:宫内感染、羊水或胎粪吸入、先天畸形等。

2. **临床表现** 胎儿缺氧时,早期表现胎动增多,胎心率增快,如缺氧持续则进入抑制期,胎心率减慢,肛门括约肌松弛,胎粪排出。新生儿娩出时皮肤青紫或苍白,呼吸浅表,心率减慢,四肢肌张力降低。窒息严重者,出现全身各脏器缺氧缺血性损伤,甚至发生多脏器功能衰竭。

3. **新生儿 Apgar 评分** 生后 1 分钟评分主要评价出生当时的状况,5 分钟评分提示复苏的效果及预后情况。0~3 分为重度窒息,4~7 分为轻度窒息,8~10 分为正常。

体征	评分标准		
	0 分	1 分	2 分
心率	无	<100 次/分	≥100 次/分
呼吸	无	浅慢,不规则	正常,哭声响
肌张力	松弛	四肢略屈曲	四肢屈曲,活动好
对刺激的反应	无反应	有些反应,如皱眉	哭、喷嚏
皮肤颜色	青紫或苍白	躯干红,四肢青紫	全身红

4. **新生儿复苏**

(1) 复苏基本原则:采用 A(保持气道通畅)、B(建立有效通气)、C(保证循环功能)、D(适当应用药物)、E(评价复苏效果)的复苏技术。

(2) 监护:复苏后应进行密切监护,主要监测呼吸、心率、脉搏、血压、血气分析、血糖、电解质、尿量等。缺氧时间短,程度轻者,监护 3~4 天,病情多逐渐恢复。严重缺氧者常发生多脏器功能损害,应严密监测各脏器功能状况及内环境稳定情况,及时采取保护措施。

三、新生儿肺炎

 例题

某男婴,足月正常产,日龄 20 天。被抱到急诊室,呼吸急促,口周发绀,轻度鼻扇及三凹征。诊断为新生儿肺炎。病史中最可能出现的症状是(D)

A. 咳嗽影响正常睡眠　　　　　　　B. 高热

C. 反复抽搐　　　　　　　　　　　D. 口吐泡沫

E. 咳痰带血

·············· 重点梳理 ··············

1. **病因**

(1) 宫内感染:主要病原体为病毒,如风疹病毒、巨细胞病毒、单纯疱疹病毒等。

(2) 分娩过程中感染:羊膜早破、产程延长、分娩时消毒不严、孕母有绒毛膜炎、泌尿生殖器感染,胎儿分娩时吸入被病原体污染的羊水或母亲宫颈分泌物,均可致胎儿感染。

(3)出生后感染:常见途径有呼吸道途径、血行感染、医源性途径。病原体以金黄色葡萄球菌、大肠埃希菌多见。

2. 临床表现

(1)宫内感染性肺炎:出生时常有窒息史,症状出现较早,多在 12～24 小时发生,表现为呻吟、点头呼吸、面色苍白、发绀,甚至呼吸衰竭、抽搐、肌张力低等。

(2)产时感染性肺炎:经过一定潜伏期,如细菌感染多在出生后 3～5 天发病,Ⅱ型疱疹病毒感染则在出生后 5～10 天出现症状。

(3)产后感染性肺炎:多在出生后 5～7 天发病。患儿一般症状不典型,主要表现为反应差、哭声弱、拒奶、口吐白沫、呼吸浅促、发绀,呼吸不规则、体温不稳定,病情严重者出现点头呼吸或呼吸暂停;肺部体征不明显,有的仅表现双肺呼吸音粗。金黄色葡萄球菌肺炎易并发气胸、脓胸、脓气胸等,病情较严重。

3. 治疗

(1)保持呼吸道通畅:雾化吸入,体位引流,定期翻身、拍背,及时吸净口鼻腔分泌物。

(2)维持正常血气:①有低氧血症时,根据病情和血气分析结果选用鼻导管、面罩、鼻塞式 CPAP 给氧。②高碳酸血症难以改善时,行机械通气。

(3)抗病原体治疗:①细菌性肺炎选用抗生素治疗。②衣原体肺炎首选红霉素。③单纯疱疹病毒性肺炎可用阿昔洛韦。④巨细胞病毒性肺炎可用更昔洛韦。

(4)支持疗法:纠正循环障碍和水、电解质及酸碱平衡紊乱,输液速率应慢,以免发生心力衰竭及肺水肿;保证充足能量和营养供给,提高机体免疫功能。

四、小儿哮喘

 例题

下列不属于支气管哮喘表现的是(A)

A. 吸气相延长
B. 胸部 X 线片正常
C. 端坐呼吸
D. 阵发性喘息
E. 咳嗽

·············· 重点梳理 ··············

1. 概述 支气管哮喘是儿科常见慢性气道变态反应性疾病。其发病机制可能与免疫、神经、精神、内分泌等因素及遗传学背景密切相关。

2. 临床表现 反复发作咳嗽、喘息、气促、胸闷等症状,常在夜间和/或清晨发作或加剧。严重病例呈端坐呼吸、恐惧不安、大汗淋漓、面色青灰。

3. 儿童哮喘的诊断标准 符合以下第(1)～(4)项或第(4)、(5)项者,可诊断为哮喘。

(1)反复发作的喘息、气促、胸闷和咳嗽,多与接触变应原、冷空气、物理或化学性刺激、病毒性上/下呼吸道感染、运动等有关,常在夜间和/或清晨发作或加剧。

(2) 发作时,双肺可闻及散在或弥漫性的、以呼气相为主的哮鸣音,呼气相延长。

(3) 上述症状和体征经抗哮喘治疗有效或自行缓解。

(4) 除外其他疾病引起的喘息、气促、胸闷和咳嗽。

(5) 临床表现不典型者(如无明显喘息或哮鸣音),应至少具备以下 1 项。

1) 支气管激发试验或运动激发试验阳性。

2) 证实存在可逆性气道受限:①支气管舒张试验阳性。吸入速效 β_2 受体激动剂后 15 分钟,FEV_1 增加≥12%。②抗哮喘治疗有效。使用支气管舒张剂和口服(或吸入)糖皮质激素治疗 1~2 周后,FEV_1 增加≥12%。

3) PEF 每日变异率(连续监测 1~2 周)≥20%。

4. 咳嗽变异性哮喘的诊断标准　以下第(1)~(4)项为诊断的基本条件。

(1) 咳嗽持续>4 周,常在夜间和/或清晨发作或加剧,以干咳为主。

(2) 临床上无感染征象,或经较长时间抗生素治疗无效。

(3) 抗哮喘药物诊断治疗有效。

(4) 排除其他病因引起的咳嗽。

(5) 支气管激发试验阳性和/或 PEF 每日变异率(连续监测 1~2 周)≥20%。

(6) 个人或一级、二级亲属有特应性病史,或变应原测试阳性。

5. 治疗　治疗原则是去除诱因、控制发作和预防复发。应长期、持续、规范和个体化治疗。急性发作期治疗重点为抗炎、平喘,以便快速缓解症状;慢性持续期应坚持长期抗炎,降低气道反应性,防止气道重塑,避免危险因素和自我保健。

(1) 缓解药物用于哮喘急性发作期,包括吸入型速效 β_2 受体激动剂、全身性糖皮质激素、抗胆碱药物、口服短效 β_2 受体激动剂、短效茶碱等。

(2) 控制药物用于哮喘慢性持续期,包括吸入型糖皮质激素、白三烯调节剂、缓释茶碱、长效 β_2 受体激动剂、肥大细胞膜稳定剂、全身性糖皮质激素等。

6. 健康教育　预防哮喘发作的主要措施:①哮喘患儿的系统管理。②避免过敏原和诱发因素。③预防呼吸道感染。④加强哮喘儿童的心理教育。⑤提高和改善生存与居住环境。

五、小儿腹痛

1. 腹痛起病前后的情况、发病诱因

(1) 腹痛前若有暴饮、暴食则应考虑急性胆囊炎或急性胰腺炎。若有进食不洁、生冷食物史,有腹痛和腹泻则考虑胃肠急性炎症。

(2) 有规律的空腹和进食后引起的上腹部疼痛或缓解,有周期性、节律性,有助于胃、十二指肠溃疡的诊断。

(3) 上腹部受暴力引起的局部腹部剧痛并伴有休克者,最可能诊断为肝、脾破裂。

2. 腹痛的部位

(1) 胃、十二指肠疾病和急性胰腺炎多为中上腹痛。

（2）急性阑尾炎疼痛在右下腹麦氏点。

（3）小肠疾病多为中腹部或脐周疼痛。

（4）胆囊炎、胆石症、肝脓肿等多为右上腹痛。

（5）结肠疾病多为左、右腹或下腹痛。

（6）膀胱炎疼痛在下腹部。

（7）弥漫性或部位不定的疼痛见于急性弥漫性腹膜炎、机械性肠梗阻、急性出血坏死性肠炎、铅中毒、腹型过敏性紫癜等。

3. 腹痛的性质和程度

（1）绞痛主要考虑空腔脏器痉挛、扩张或梗阻疾病。

（2）烧灼痛提示与化学性刺激有关,如胃酸。

（3）剧烈刀割样疼痛首先考虑脏器穿孔或严重炎症。

（4）持续钝痛可能为实质器官牵张或腹膜外刺激所致。

（5）隐痛或胀痛提示病变轻微,可能为器官轻度扩张或包膜牵扯等所致。

（6）突发的中上腹剧烈持续性刀割样痛、烧灼样痛,首先考虑消化性溃疡穿孔。

（7）剧烈阵发性绞痛,考虑胆石症或泌尿系统结石。

（8）阵发性剑突下钻顶样疼痛考虑胆道蛔虫症。

（9）中上腹持续性剧痛或阵发性加剧应考虑急性胃炎、急性胰腺炎。

（10）持续性、广泛性剧烈腹痛伴腹壁肌紧张、压痛、反跳痛,提示为急性弥漫性腹膜炎。

六、儿童腹泻与液体疗法

 例题

小儿秋冬腹泻最常见的病原是(E)

A. 腺病毒   B. 冠状病毒

C. 柯萨奇病毒   D. 埃可病毒

E. 轮状病毒

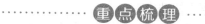 重点梳理

1. 概述 小儿腹泻病是一组由多病原、多因素引起的以大便次数增多、性状改变为主要特点的病症,6 个月至 2 岁的婴幼儿发病率高,是造成小儿营养不良、生长发育障碍和死亡的主要原因之一。

2. 病因

（1）易感因素:小儿消化系统发育不成熟、机体防御功能差等。

（2）非感染因素:喂养不当或过敏因素、腹部受凉使肠蠕动增加、原发或继发性双糖酶缺乏或活性减低、肠道吸收不良使乳糖积滞等。

（3）感染因素:①肠道内感染,如病毒(最多见)、细菌、真菌及寄生虫感染;②肠道外感染,

如呼吸道、泌尿道及皮肤等感染。

3. 分类

（1）按病情分型：可分为轻型腹泻、重型腹泻。

（2）按病程分期：①急性腹泻，病程在 2 周以内。②迁延性腹泻，病程 2 周至 2 个月。③慢性腹泻，病程 2 个月以上。

4. 临床表现

（1）轻型腹泻：以胃肠道症状为主。如食欲不振，偶有溢乳或呕吐；大便每天数次至十余次，每次量不多；大便黄色或黄绿色，带奶瓣、泡沫、少量黏液，镜检可见脂肪球。无明显的全身症状，偶有低热，无脱水症状，多在数天内痊愈。

（2）重型腹泻：除有较重的胃肠道症状外，还有较明显的脱水和电解质紊乱及全身中毒症状。

5. 常见类型肠炎的临床特点

（1）轮状病毒肠炎：秋、冬季常见，多见于 6～24 个月的婴幼儿。潜伏期 1～3 天。起病急，常伴发热和上呼吸道感染症状。病初易吐，大便次数多，量多，水分多，黄色水样或蛋花汤样，可带少量黏液，无腥臭味。腹泻严重可并发脱水、酸中毒及电解质紊乱。本病为自限性疾病，自然病程 3～8 天。大便镜检偶有少量白细胞。

（2）致病性大肠埃希菌肠炎：夏季多见。潜伏期 1～2 天，起病较缓。大便每天 5～10 余次，量中等，呈黄绿色或蛋花样稀便伴较多黏液，有霉臭味。镜检有少量白细胞。常伴呕吐，轻症无发热及全身症状，严重者可伴发热、脱水及电解质紊乱。病程 1～2 周，体弱儿病程迁延。

（3）抗生素诱发的肠炎

1）金黄色葡萄球菌肠炎：轻症日泻数次，停药后逐渐恢复；重症腹泻频繁，大便有腥臭味，呈黄或暗绿色，水样，黏液较多，少数为血便。可出现脱水、电解质紊乱和酸中毒。伴有腹痛和不同程度的中毒症状。大便镜检有大量脓细胞和成簇的革兰阳性球菌，培养有金黄色葡萄球菌生长，凝固酶试验阳性。

2）假膜性小肠结肠炎：轻症每天大便数次，停抗生素后即很快痊愈；重症频泻，大便为黄或黄绿色，水样，可有假膜排出，少数大便带血。可出现脱水、电解质紊乱和酸中毒。伴有腹痛、腹胀和中毒症状，严重者可发生休克。对可疑病例可行直肠镜和乙状结肠镜检查。大便做厌氧菌培养、组织培养法检测细胞毒素可协助确诊。

3）真菌性肠炎：常为白念珠菌所致，常伴鹅口疮。大便次数增多，稀黄，泡沫较多，带黏液，有时可见豆腐渣样细块，偶见血便，镜检可见真菌芽生细胞和假菌丝。

（4）迁延性与慢性腹泻：病因复杂，感染、过敏、酶缺陷、免疫缺陷、药物因素、先天性畸形等均可引起。以急性感染性腹泻未彻底治疗、迁延不愈最为常见。

6. 诊断　根据发病季节、病史、临床表现和粪便检查易于作出临床诊断。从临床诊断和治疗需要，根据粪便常规有无白细胞可将腹泻分为两组。

（1）粪便无或偶见少量白细胞者：为侵袭性以外的病因引起的腹泻，多为水泻，有时伴脱水症状。

（2）粪便有较多白细胞者：表明结肠或回肠末端有侵袭性炎症病变，常为各种侵袭性细菌感染所致,大多伴有不同程度的全身中毒症状。仅凭临床表现彼此难以区别,必要时做粪便细菌培养,细菌血清型和毒性检测。

7. 鉴别诊断

(1) 粪便无或偶见少量白细胞者

1) 生理性腹泻:多见于 6 个月以内婴儿,外观虚胖,常有湿疹,生后不久即出现腹泻,除大便次数增多外,无其他症状,食欲好,不影响生长发育。

2) 导致小肠消化吸收功能障碍的各种疾病:如乳糖酶缺乏、葡萄糖半乳糖吸收不良、失氯性腹泻、原发性胆酸吸收不良、过敏性腹泻等。

(2) 粪便有较多白细胞者:应与细菌性痢疾、坏死性肠炎等疾病相鉴别。

8. 治疗原则

(1) 一般治疗:加强护理,注意消毒隔离,观察脱水情况及静脉输液速度等。

(2) 饮食疗法:强调继续进食。严重呕吐者可暂时禁食 4～6 小时(不禁水)。病毒性肠炎多有继发性双糖酶缺乏,可改用豆制代乳品,或发酵乳、去乳糖配方奶粉。

(3) 液体疗法:合理的液体疗法是降低病死率的关键。

(4) 药物治疗:①水样便腹泻患者,多为病毒及非侵袭性细菌所致,一般不用抗生素。②黏液、脓血便患者,多为侵袭性细菌感染,应根据临床特点、粪便细菌培养和药敏试验结果选用抗生素。③肠道微生态疗法,常用双歧杆菌、嗜酸乳杆菌、粪链球菌等。④肠黏膜保护剂,如蒙脱石散。⑤避免使用止泻剂。⑥补锌治疗。

(5) 迁延性和慢性腹泻的治疗:针对病因治疗。切忌滥用抗生素,纠正电解质及酸碱平衡紊乱。继续进食。

9. 液体疗法

(1) 水、电解质、酸碱平衡紊乱判定

1) 脱水程度

指标	轻度脱水	中度脱水	重度脱水
失水量	30～50 mL/kg	50～100 mL/kg	100～120 mL/kg
失水占比	<5%	5%～10%	>10%
精神状态	稍差,略烦躁	萎靡,烦躁	淡漠,昏睡,昏迷
皮肤、黏膜	稍干燥,弹性好	明显干燥,弹性差	极干燥,弹性极差,花纹
前囟、眼窝	稍凹陷	明显凹陷	深度凹陷
四肢末梢循环	温暖	稍凉	厥冷
血压	正常	正常	下降
休克征	无	无	有
眼泪	有泪	泪少	无泪
尿量	稍减少	明显减少	极少或无尿

2) 脱水性质:①等渗性脱水,血清钠 130～150 mmol/L。②低渗性脱水,血清钠<130 mmol/L。③高渗性脱水,血清钠>150 mmol/L。

3）代谢性酸中毒：①轻度酸中毒，HCO_3^- 13～18 mmol/L。②中度酸中毒，HCO_3^- 9～13 mmol/L。③重度酸中毒，HCO_3^- <9 mmol/L。表现为唇周灰暗或口唇呈樱桃红色，精神萎靡，呼吸深长等。

4）低钾血症：血清钾<3.5 mmol/L。表现为精神萎靡，肌张力减低，腱反射减弱或消失，腹胀，肠鸣音减少或消失，心音低钝，心律失常，心电图出现 T 波低平、倒置、ST 段下移、QT 间期延长、U 波增大。

5）低钙、低镁血症：血钙<1.75 mmol/L，血镁<0.58 mmol/L，两者常同时存在，表现为神经肌肉兴奋性增强、手足抽搐、惊厥或口唇痉挛。

（2）口服补液实施方案

1）口服补液盐（ORS）传统配方：电解质渗透压为 220 mOsm/L，张力约为 2/3 张，总渗透压为 310 mOsm/L。

2）口服补液盐低渗配方：电解质渗透压为 160 mOsm/L，张力约为 1/2 张，总渗透压为 245 mOsm/L。

3）适应证：适用于急性腹泻时预防脱水及轻、中度脱水而无明显周围循环障碍者。

4）不适应证：不适用于明显呕吐、腹胀、周围循环障碍（休克）、心肾功能不全者或其他严重并发症的患儿及新生儿。

5）用量与用法：轻度脱水按 50～80 mL/kg、中度脱水按 80～100 mL/kg 给予。少量多次，每 5～10 分钟口服一次，每次 10～15 mL，累积损失量宜在 8～12 小时内给完。

（3）第 1 天静脉补液实施方案：适用于中度及以上脱水、吐泻严重或腹胀的患儿。

1）补液总量：包括补充累积损失量、继续损失量和生理需要量，一般轻度脱水为 90～120 mL/kg、中度脱水为 120～150 mL/kg、重度脱水为 150～180 mL/kg。

2）补液种类：一般等渗性脱水用 1/2 张含钠液，低渗性脱水用 2/3 张含钠液，高渗性脱水用 1/3 张含钠液。若临床判断脱水性质有困难时，可先按等渗性脱水处理。

3）补液速度：对重度脱水有明显周围循环障碍者应先快速扩容，20 mL/kg 等张含钠液，30～60 分钟内快速输入。累积损失量（扣除扩容液量）一般在 8～12 小时内补完，每小时 3～10 mL/kg。脱水纠正后，补充继续损失量和生理需要量时速度宜减慢，于 12～16 小时内补完，约每小时 5 mL/kg。

（4）纠正低钾、低钙、低镁

1）见尿后（有尿或来院前 6 小时内有尿）应及时补钾。按每天 3～4 mmol/kg（相当于氯化钾 200～300 mg/kg），缺钾症状明显者可增至 4～6 mmol/kg（相当于氯化钾 300～450 mg/kg）。氯化钾静脉滴注浓度不得超过 0.3%。每天静脉补钾时间不应少于 8 小时。切忌将钾盐静脉推入，否则可危及生命。一般静脉补钾要持续 4～6 天，严重缺钾者应适当延长。

2）一般脱水患儿无须常规补钙；对腹泻脱水合并营养不良、佝偻病患儿，或在补液过程中出现抽搐者，可静脉给予 10%葡萄糖酸钙，必要时重复使用。

3）若腹泻时间较长，出现抽搐且钙剂治疗无效时，应考虑低镁血症可能，可给予 25%硫酸镁。

10. 健康教育　①合理喂养，提倡母乳喂养，及时合理添加辅食。②养成良好的卫生习惯。

③增强体质锻炼,及时治疗原发病。④在腹泻流行季节,应积极采取预防措施,并做到早期治疗,做好消毒隔离。

11. 转诊 经综合治疗效果不佳,腹泻原因不清,腹泻脱水不易纠正,迁延、慢性者应转诊至上级医院。

七、儿童急性白血病

📋 **例题**

急性白血病诊断的主要依据是(E)

A. 发热、贫血、出血
B. 白细胞计数大于 50×10^9/L
C. 骨髓增生极度活跃
D. 胸骨压痛(+)
E. 骨髓中原始细胞明显增高

········· 重点梳理 ·············

1. 病因 可能与病毒感染、理化因素、遗传因素有关。

2. 临床表现

(1)多数起病较急。早期症状有面色苍白、精神不振、乏力、食欲低下、鼻出血或齿龈出血等;少数患儿以发热和类似风湿热的骨关节痛为首发症状。

(2)多数患儿起病时有发热,热型不定,可低热、不规则发热、持续高热或弛张热,一般不伴寒战。

(3)贫血出现较早,随病情发展而加重,表现为苍白、虚弱无力、活动后气促等。

(4)出血以皮肤和黏膜出血多见,表现为紫癜、瘀斑、鼻出血、齿龈出血、消化道出血和血尿。偶有颅内出血,此为引起死亡的重要原因之一。

(5)白血病细胞浸润引起表现:①肝、脾、淋巴结肿大。②骨、关节疼痛。③中枢神经系统白血病(CNSL)。④睾丸局部肿大、触痛。⑤绿色瘤。⑥皮肤、心脏、肾脏等器官浸润。

3. 辅助检查

(1)外周血象:红细胞及血红蛋白均减少,多为正细胞正血色素性贫血。网织红细胞数大多较低,少数正常,偶在外周血中见到有核红细胞。白细胞数增高者约占50%以上,其余正常或减少,但在整个病程中白细胞数可有增减变化。白细胞分类示原始细胞和幼稚细胞占多数。血小板减少。

(2)骨髓象:典型表现为该类型白血病的原始及幼稚细胞极度增生;幼红细胞和巨核细胞减少。少数患儿的骨髓象表现为增生低下。

(3)组织化学染色:常用髓过氧化物酶、酸性磷酸酶、苏丹黑、糖原、非特异性酯酶协助鉴别细胞类型。

(4)溶菌酶检查:正常人血清含量为 $4 \sim 20$ g/L;尿液中不含此酶。急性单核细胞白血病,血清及尿液的溶菌酶浓度明显增高;急性粒细胞白血病中度增高;急性淋巴细胞白血病则减少或正常。

4. 治疗 主要是以化疗为主的综合疗法,原则是早诊断、早治疗;严格区分白血病的类型,按照类型选用不同的化疗方案和相应的药物剂量;采用早期、连续、适度化疗和分阶段长期规范治疗的方针。同时要早期防治中枢神经系统白血病和睾丸白血病,给予支持疗法。

八、儿童糖尿病

1. 病因 遗传因素、环境因素、自身免疫因素。

2. 临床表现

(1) 1型糖尿病患者起病较急骤,多有感染或饮食不当等诱因。典型症状为多饮、多尿、多食和体重下降。但婴儿多饮、多尿不易被发觉,很快即可发生脱水和酮症酸中毒。

(2) 儿童因夜尿增多可发生遗尿。年长儿可出现消瘦、精神不振、倦怠乏力等体质显著下降症状。

(3) 部分糖尿病患儿就诊时即处于酮症酸中毒状态。多表现为起病急,进食减少,恶心,呕吐,腹痛,关节或肌肉疼痛,皮肤黏膜干燥,呼吸深长,呼气中带有酮味,脉搏细速,血压下降,体温不升,甚至嗜睡、淡漠、昏迷。

(4) 体格检查除体重减轻、消瘦外,一般无阳性体征。

3. 特殊自然病程

(1) 急性代谢紊乱期:从出现症状到临床确诊,时间多在1个月以内。约20%患儿表现为糖尿病酮症酸中毒;20%～40%为糖尿病酮症,无酸中毒;其余仅为高血糖、糖尿和酮尿。

(2) 暂时缓解期:约75%患儿经胰岛素治疗后,临床症状消失、血糖下降、尿糖减少或转阴,即进入缓解期。一般持续数周,最长可达半年以上。此期应定期监测血糖、尿糖水平。

(3) 强化期:经过缓解期后,患儿出现血糖增高和尿糖不易控制的现象,胰岛素用量逐渐或突然增多。该期病情不甚稳定,胰岛素用量较大。

(4) 永久糖尿病期:青春期后,病情逐渐稳定,胰岛素用量比较恒定。

4. 诊断 符合下列任一标准即可诊断为糖尿病:①有典型糖尿病症状且餐后任意时刻血糖水平≥11.1 mmol/L。②空腹血糖≥7.0 mmol/L。③2小时口服葡萄糖耐量试验(OGTT)血糖水平≥11.1 mmol/L。

5. 治疗 目的是消除高血糖引起的临床症状;积极预防并及时纠正酮症酸中毒;纠正代谢紊乱,力求病情稳定;使患儿获得正常生长发育,保证其正常的生活活动;预防并早期治疗并发症。强调综合治疗,主要包括合理应用胰岛素;饮食管理;运动锻炼;自我血糖监测;糖尿病知识教育和心理支持五个方面。

九、小儿惊厥

 例题

男婴,1个月。咳嗽1天,发热3小时,T39.3℃,就诊过程中突然双眼上翻,肢体强直,持续1

分钟。查体:咽红,心、肺、腹及神经系统无异常。半年前也有相同病史。最可能的诊断是(E)

    A. 癫痫   B. 低钙惊厥   C. 中毒性脑病

    D. 化脓性脑膜炎   E. 热性惊厥

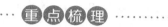
重点梳理

1. 病因 ①感染性病因,如颅内外感染。②非感染性病因,颅内疾病如颅脑损伤与出血、先天发育畸形、颅内占位性病变等;全身性疾病如缺氧缺血性脑损伤、代谢性疾病、中毒等。

2. 临床表现 局灶性发作前可有先兆,但多数突然发作,全面性惊厥发作时意识完全丧失、双眼凝视、斜视或上翻、头后仰、面肌及四肢呈强直性或阵挛性抽搐,呼吸暂停甚至青紫,惊厥后昏睡、疲乏。热性惊厥多于惊厥后神志很快恢复。惊厥呈持续状态或者频繁发生表示病情严重。

3. 诊断

(1)病史:既往有无热性惊厥史、现病史有无发热,有发热者多考虑中枢神经系统感染、中毒性脑病及热性惊厥。

(2)年龄

1)新生儿期:以产伤、窒息、先天颅脑畸形、低血糖症、低钙血症、脓毒症和化脓性脑膜炎、破伤风常见。

2)1个月至1岁:围产期损伤后遗症、先天颅脑畸形、低钙血症、化脓性脑膜炎、婴儿痉挛多见。6个月后热性惊厥逐渐增多。

3)1~3岁:热性惊厥、各种脑膜炎和脑炎、中毒性脑病、低血糖多见。

4)学龄前期及学龄期:以中毒性脑病、各种脑膜炎和脑炎、颅内肿瘤、颅脑外伤、各种中毒、高血压脑病、癫痫多见。

(3)季节:传染病多有明显的季节性,如夏秋季以乙型脑炎、中毒性细菌性痢疾多见;冬春季以重症肺炎、流行性脑膜炎多见。

(4)体格检查:包括皮肤瘀点、局部感染灶、脑膜刺激征、颅内高压症等,测血压及眼底检查等均有助于病因诊断。

(5)实验室检查:血、尿、粪便常规,血生化、肝肾功能、脑脊液检查。

(6)特殊检查:脑电图;头颅影像学检查如CT、X线平片、脑血管造影等;脑超声检查。

4. 治疗

(1)一般处理:严密观察意识、瞳孔及生命体征变化,及时处理病情变化;记录惊厥发作的具体表现;注意保护,避免意外伤害,保持头向一侧偏斜,维持呼吸道通畅,避免窒息和误吸,不要向口腔内塞入任何物品;不要过度用力按压患者;必要时给氧。若长时间发作,应根据氧合情况适时给予气管插管机械通气。

(2)止惊治疗:多数惊厥发作可在5分钟内自行缓解,发作超过5分钟者及时给予药物止惊治疗。首选苯二氮䓬类药物。可用苯巴比妥钠、10%水合氯醛。苯妥英用于惊厥持续状态。

(3)病因治疗:在进行止惊治疗的同时应尽快明确惊厥的病因。在急诊情况下,对于惊厥持续状态者,推荐首先做血常规、血糖、血电解质(小婴儿必须包含钙、镁)检查,有条件者可做急诊肝肾功能、血气分析、血氨,有病史线索提示时,可酌情行脑脊液检查、抗癫痫药血药浓度检测、血培养、血毒物检测等。

(4) 对症治疗:高热者可给予药物及物理方法降温;纠正水、电解质、代谢紊乱;如存在颅内压增高,可予以 20%甘露醇等降低颅压;必要时给予循环与呼吸支持。

十、小儿癫痫

 例题

关于癫痫患儿药物治疗原则的叙述,错误的是(E)

A．尽早开始抗癫痫药物治疗

B．根据癫痫发作类型选用抗癫痫药物

C．单药治疗为主,避免多种药物联用

D．剂量因人而异,以最小剂量达到最满意疗效

E．发作完全控制后 1~2 年内逐渐减量停药

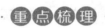

1. **概述** 癫痫是多种原因所致的慢性脑功能异常综合征,是小儿神经系统常见疾病之一。临床表现为反复发作的突发性和一过性脑功能障碍。其发作是由于大脑神经元异常放电引起的,表现为意识、运动、感觉、情感及认知等方面的短暂异常。

2. **病因**

(1) 原发性:即未能找到任何获得性致病因素,与遗传因素密切相关。

(2) 继发性或症状性:具有明确的继发性病因。

(3) 隐源性:指高度怀疑为症状性,但尚未找到确切病因。

1) 先天性脑发育异常:如脑回畸形、胼胝体阙如、灰质异位等。

2) 后天获得性脑损伤:包括围产期脑病、脑血管病、中枢神经系统感染、中毒、颅脑外伤或占位性病变、神经免疫或变性疾病、系统性疾病或代谢、内分泌紊乱所致的脑损伤等。

3. **分类** 主要基于癫痫发作的临床表现及发作期脑电图改变,分为部分性发作、全身性发作和分类不明的各种发作三大类。

4. **临床表现**

(1) 简单部分运动性发作:表现为癫痫灶对侧肢体或面部抽搐。口、唇、拇指、示指最常受累。发作时意识不丧失。若局限性癫痫灶的异常放电由一侧扩散至对侧大脑半球,则抽搐变为全身性,并有意识丧失,称为继发性泛化。

(2) 复杂部分性发作:包括两种及两种以上简单部分性发作,并有程度不等的意识障碍及自动症。发作时常有精神、意识、运动、感觉及自主神经等方面的症状。可持续数分钟至数小时。常伴自动症,即在意识不清的情况下出现的无目的、无意义、不合时宜的不自主动作,发作

后不能回忆。

（3）全身性强直-阵挛发作：又称大发作。表现为突然意识丧失，随即全身强直阵挛性抽搐，伴呼吸暂停、发绀、瞳孔散大，发作持续 1～5 分钟，发作后嗜睡。

（4）肌阵挛发作：表现为某个肌肉或肌群突然、快速、有力地收缩，引起一侧或双侧肢体抽动，抽动时手中物品落地或摔出。躯干肌肉受累表现为突然用力点头、弯腰或后仰。站立时发作常猛然倒地，可伤及头部、前额、下颌、嘴唇或牙齿。

5. **诊断** ①确定癫痫发作及癫痫诊断。②确定癫痫发作类型。③确定癫痫及癫痫综合征类型。④确定癫痫病因。⑤确定功能障碍和共患病。

6. **鉴别诊断** 需与晕厥、儿童癔症发作、睡眠障碍、偏头痛、抽动障碍等相鉴别。

7. **治疗**

（1）治疗原则

1）指导家长、学校及患儿正确认识癫痫，坚持长期规律治疗，并定期随访。

2）安排正常合理的学习及生活，避免过度兴奋、睡眠不足、感染等诱发因素。

3）有明确病因者尽可能给予针对性治疗。

4）合理应用抗癫痫药物。

（2）病因治疗：低血糖、低血钙等代谢紊乱者针对病因进行治疗。颅内占位性病变者应考虑手术治疗。

（3）药物治疗

发作类型	可选药物
局灶性发作	卡马西平、丙戊酸、左乙拉西坦等
全面强直-阵挛发作	丙戊酸、卡马西平、奥卡西平、拉莫三嗪等
强直性发作或失张力发作	丙戊酸、托吡酯、拉莫三嗪等
肌阵挛发作	丙戊酸、托吡酯、左乙拉西坦等
失神发作	丙戊酸、乙琥胺、拉莫三嗪等

1）诊断明确后，即应在病因治疗的同时，尽早给予抗癫痫药物；原则上有过两次或两次以上无其他原因的惊厥，均应治疗。

2）按照癫痫发作或癫痫综合征的类型选药。

3）单药治疗为主，尽量避免多种药同时合用。

4）从 1/3～1/2 维持量甚至更小剂量开始，逐渐加量。服药开始后经 5 个半衰期，其血浓度始达稳态，此时方可初步判断疗效，在此之前不宜自行改药、加药，有条件者应检查血药浓度，并结合临床情况调整药量。

5）坚持服药至末次发作后 2～4 年，不宜过早停药。

6）服药过程中避免自行减量、加量、突然停药等，以免加重癫痫发作或诱发癫痫持续状态。治疗过程中若疗效欠佳或有中毒表现时，应监测血药浓度并调整药物与剂量。

（4）外科治疗：主要有癫痫灶切除术、姑息性治疗。

(5) 免疫治疗：大剂量免疫球蛋白、糖皮质激素等。

8. 健康指导

(1) 尽早接受专业医师的指导治疗，合理用药，不提倡使用偏方等不正规治疗。

(2) 癫痫患儿应正常学习、生活，但不宜做有危险的活动，以免发作时造成人身危险。

十一、儿科常见传染病

 例题

典型麻疹的临床分期是(D)

A. 前驱期、发热期、出疹期、恢复期

B. 发热期、出疹期、恢复期

C. 前驱期、发热期、休克期、恢复期

D. 前驱期、出疹期、恢复期

E. 前驱期、发热期、热退期、出疹期、恢复期

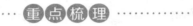

（一）麻疹

1. 概述 麻疹是由麻疹病毒引起的急性呼吸道传染病，以婴幼儿多见，常因未接种疫苗或疫苗接种后免疫水平下降所致。麻疹以冬春季节发病为多，潜伏期6～18天，患者是唯一传染源。患者在潜伏期末2～3天至出疹后5天内均有传染性，如并发肺炎，则延至出疹后10天。

2. 临床表现

分期	表现
前驱期	出疹前3～4天出现发热、流涕、咳嗽、流泪、畏光、结膜炎和麻疹黏膜斑。麻疹黏膜斑在两颊黏膜上，相对下磨牙处及唇内侧面，呈沙粒大小，灰白色斑点
出疹期	发热3～4天后出现皮疹，持续3～5天。皮疹先见于耳后、发际、颈部、面部、躯干、四肢，最后达手掌和足底，同时全身症状加重。高热不退，咳嗽加重
恢复期	出疹3～5天后发热渐退，皮疹按出疹顺序逐渐消退，出疹部位有糠麸样脱屑和棕色瘢痕色素沉着，1～2周后可完全消失

3. 并发症 常见肺炎、中耳炎、喉炎、心肌炎、脑炎。肺炎是麻疹最常见的并发症。

4. 辅助检查

(1) 外周血白细胞总数减少，淋巴细胞相对增多。并发细菌感染时白细胞总数和中性粒细胞均增高。

(2) 前驱期鼻黏膜涂片可见多核巨细胞，免疫荧光法测定麻疹病毒特异性抗体阳性，具有早期诊断价值。

(3) 血清麻疹病毒抗体测定或双份血清抗体≥4倍升高，有助于诊断。

(4) 疑有肺部病变时，应作胸部X线检查；疑有心脏病变时，应作心电图检查；疑有神经系

统病变时,应作脑脊液检查。

5. 鉴别诊断 ①幼儿急疹一般热退后疹出。②风疹和肠道病毒感染的皮疹没有麻疹明显,发热和病情较轻。③猩红热为小红丘疹,似"鸡皮样"。④药疹一般为服用某种药物后发生,停药后皮疹消退。

6. 治疗 目前无特效抗病毒药物。无并发症者无需住院,给予对症治疗,如高热时可适当给予退热剂,烦躁时可应用镇静剂,入量不足时可适当给予静脉补充液体。有并发症时应住院,针对并发症给予相应治疗。

7. 健康教育 ①卧床休息至体温降至正常。②保持室内空气新鲜、流通,温度适宜。③饮食以流质为主,多饮温开水以便皮疹出彻底。④做好口腔、眼、鼻的清洁护理,预防继发感染。⑤给予重症患儿口服维生素 A 可减轻病情。⑥应按计划免疫程序接种疫苗,1 岁以内完成基础免疫,1 岁半至 2 岁时加强接种。

(二)水痘

1. 概述 水痘是由水痘-带状疱疹病毒引起的出疹性传染病。临床以皮肤出现斑疹、丘疹、水疱疹和结痂同时存在为特征。

2. 临床表现 出疹前可有前驱症状,发热,头痛,食欲差,全身不适,偶有轻度腹痛。1~2天出现皮疹,以躯干、头皮、面部及四肢多见,呈向心性分布。皮疹经历初为红色斑丘疹、后为水疱疹到结痂的过程。由于皮疹分批出现,患者身上可同时存在多种形态的皮疹是水痘的重要特征。

3. 并发症 一般水痘并发症较少。但应注意继发皮肤细菌感染;水痘脑炎可出现在出疹后或出疹前,临床表现与一般脑炎相似;水痘肺炎多发生在免疫缺陷的患者,于正常小儿少见;其他少见并发症还有肝炎、关节炎、血小板减少性紫癜、瑞氏综合征等。

4. 鉴别诊断 ①脓疱病,皮肤皮疹为化脓性疱疹,尤其是水痘皮疹继发细菌感染时更要与此症鉴别。②手足口病,为肠道病毒柯萨奇 A 组病毒所致,手、足、臀部及四肢可见比较坚实的丘疹和疱疹,口腔黏膜也可见疱疹和溃疡。③丘疹样荨麻疹,皮疹呈红丘疹,无水疱和疱疹结痂过程。

5. 治疗 ①注意皮肤清洁卫生,避免皮肤继发细菌感染。②对重症水痘,或正在进行免疫抑制剂或糖皮质激素治疗者,或患有免疫缺陷病,或有并发症的患儿,可使用阿昔洛韦。③继发细菌感染者可使用抗生素。

6. 健康教育 控制感染源,隔离患儿,直到皮疹结痂变干后,方可解除隔离;注意清洁卫生,勤换内衣,避免皮肤继发细菌感染。

(三)流行性脑脊髓膜炎

1. 概述 流行性脑脊髓膜炎(简称流脑),是由脑膜炎球菌引起的化脓性脑膜炎,小儿发病率高,经呼吸道传播。临床特征为突起发热,头痛,皮肤、黏膜瘀点和脑膜刺激征。

2. 临床表现 潜伏期为 1~10 天,平均 2~3 天。

(1)普通型:最常见。

分期	表现
上呼吸道感染期	多数无症状,部分有咽痛、鼻咽部黏膜充血及分泌物增多。鼻咽拭子培养可发现脑膜炎球菌
败血症期	① 起病急骤,高热伴畏寒、头痛、呕吐、全身乏力、肌肉酸痛、烦躁不安,偶有关节痛 ② 特征性表现是瘀点或瘀斑,最早见于眼结膜和口腔黏膜,分布不均,以肩、肘、臀等易受压处多见,色泽鲜红,后变为紫红 ③ 多数患者于 12～24 小时发展到脑膜炎期 ④ 血培养多为阳性,脑脊液可能正常,瘀点涂片检查易找到病原菌
脑膜炎期	① 在败血症基础上头痛加剧,频繁喷射性呕吐、烦躁不安、惊厥、意识障碍等中枢神经系统症状加重 ② 特征性表现为脑膜刺激征阳性(颈项强直、克氏征阳性、布氏征阳性)
恢复期	体温逐渐降至正常,各种症状逐渐消失,皮疹大部分被吸收。一般 1～3 周痊愈,部分患者出现口唇疱疹

（2）暴发型：较少见,但凶险,病死率高,可分为休克型、脑膜脑炎型、混合型 3 种类型。C 群流行性脑脊髓膜炎常表现为暴发型,可在发病 24 小时内死亡,以高热为首发症状,伴有头痛、全身酸痛、咳嗽,部分患者出现皮肤瘀点、瘀斑,颈项强直、喷射性呕吐等。

分型	表现
休克型	小儿多见,起病急骤,中毒症状严重,12 小时内出现广泛皮肤黏膜瘀点、瘀斑,且迅速融合,伴循环衰竭、DIC 表现
脑膜脑炎型	小儿为主,除高热、皮肤瘀斑外,脑实质损害的临床表现明显
混合型	兼有休克型与脑膜脑炎型的临床表现,病情危重,病死率高

3. 实验室检查

（1）血常规:白细胞计数增高,中性为主。

（2）脑脊液检查:压力升高,呈脓样,脑脊液中白细胞数增多,蛋白含量增多,糖减少,涂片及培养可找到病原菌。

（3）细菌学检查:从皮肤瘀点取材涂片找病原菌,检出率高。

4. 治疗

（1）抗生素:可用青霉素(首选),头孢菌素(如头孢曲松、头孢噻肟)。

（2）暴发型流行性脑脊髓膜炎治疗:纠正休克,尽早应用有效抗生素。一旦发现有循环障碍表现,立即给予扩充血容量及纠正酸中毒的药物;如改善不明显,选用血管活性药物(如多巴胺等)。

5. 健康教育 ①管理传染源,流行期间要做好卫生宣传和个人卫生措施。患者须呼吸道隔离至病后 7 天,对接触者需医学观察 7 天。②药物预防,对密切接触者给予抗生素类药物预防。③疫苗预防接种(菌苗)。

（四）风疹

1. 概述 风疹是由风疹病毒引起的儿童时期常见的急性呼吸道传染病。人是风疹病毒的唯一自然宿主。皮疹出现 5 日后一般即无传染性。

2. **临床特点**

（1）前驱期：可有发热,轻微上呼吸道感染症状,如咳嗽、流涕、结膜充血、咽痛或呕吐、腹泻等消化道症状。

（2）出疹期：皮疹多在发病 1～2 日出现,多在 24 小时内出齐;皮疹为浅红色斑丘疹,颜面和四肢多,躯干部少,手心和足底无皮疹;出疹 2～3 日,长则 4～5 日消退。一般无色素沉着,最具特征性的体征是耳后、枕后和颈部淋巴结肿大。

3. **实验室检查**

（1）血常规：白细胞总数减少,淋巴细胞相对增多。

（2）血清学检查：血清中风疹病毒特异性抗体阳性提示在急性感染期,IgG 抗体阳性说明已有免疫。

4. **治疗**　本病无特效药物治疗,只需对症治疗,无继发细菌感染则无需使用抗生素。

5. **健康指导**　宜卧床休息,给予易消化、富营养的饮食,多饮水;经常通风,保持室内空气新鲜。

（五）幼儿急疹

1. **概述**　幼儿急疹是由人类疱疹病毒 6 型(HHV-6)所致,是婴幼儿常见的出疹性疾病。常见于 6～18 个月小儿,3 岁后少见。临床以高热持续 3～4 日,骤然热退疹出为特征。

2. **临床表现**

（1）起病突然,发热以高热为主,体温持续在 39～41 ℃,部分患儿可出现高热惊厥;发热持续 3～4 日,咽部轻度充血,颈部及耳后淋巴结轻度肿大;部分患者可有呕吐、腹泻。

（2）持续高热 3～4 日后可骤然热退至正常,全身皮肤出现红色斑丘疹,由躯干向颈部、上肢、面部、下肢发展,皮疹多在 24 小时内出齐,3 日内消退,无脱屑,无色素沉着。

3. **治疗**

（1）本病为自限性疾病,目前尚无有效药物,无合并感染时无需使用抗生素。

（2）对症治疗,针对临床出现的症状给予降温、止惊治疗;呕吐、腹泻严重者可给予静脉输液治疗,补充液体入量。

4. **健康指导**　加强护理,保证水分和营养的供给。

（六）流行性腮腺炎

1. **概述**　流行性腮腺炎是由腮腺炎病毒所致的急性呼吸道传染病。临床以唾液腺尤其是腮腺肿痛为特征,并可引起全身其他腺体受累。多发生于学龄前和学龄期儿童。

2. **临床表现**

（1）腮腺肿胀前常有不同程度的发热、头痛、全身不适等前驱症状。

（2）腮腺肿胀可先一侧而后波及对侧,或可双侧同时肿大,也可一侧肿大;可以颌下腺肿大为主;腮腺肿大以耳垂为中心,呈弥漫性,边缘不清,坚韧有弹性,表面皮肤不红肿,有疼痛和触痛,张口、咀嚼或进食酸性食物时疼痛加重。

（3）腮腺管口(位于上颌第 2 磨牙相对的颊黏膜上)红肿、突起,有助于诊断。

3. **并发症**　脑膜脑炎常见于腮腺肿大前或腮腺肿大消退后 2 周,表现为发热、头痛、呕吐,可有或没有脑膜刺激症状,脑脊液呈无菌性脑膜炎改变,预后良好。睾丸炎好发于青少年,多为单侧,伴有发热、局部红肿热痛,双侧可影响生育能力;女孩可见卵巢炎。合并胰腺炎时,可有腹泻、发热、呕吐、腹痛和上腹压痛。

4. 治疗 本病为自限性疾病,主要是对症治疗,可服用板蓝根冲剂。

5. 健康指导 急性期注意休息,给予易消化吸收的食物,避免酸性食物;隔离患者于腮腺肿胀完全消退为止。

(七) 猩红热

1. 概述 猩红热是由 A 组乙型溶血性链球菌引起的急性呼吸道传染病。临床以发热、咽峡炎、全身红色皮疹,恢复期皮肤脱屑为特征。少数患儿于病后 2～3 周可发生急性肾小球肾炎、急性风湿热。

2. 临床表现

(1) 发热,体温在 38～39 ℃,伴咽痛、头痛、呕吐、腹痛、全身不适等症状。

(2) 咽部和扁桃体充血水肿,有脓性分泌物,舌面鲜红,舌乳头红肿突起,称为"杨梅舌"。

(3) 皮疹多在发病后 24 小时出现,自耳后、颈部、腋下、腹股沟遍及全身。皮疹为红色细小丘疹,似有砂纸感,指压可色退变苍白,数秒后恢复原状;面色发红,口周苍白,形成环口苍白圈,腋窝、肘窝、腹股沟处皮疹密集,形成明显横纹线,称为"帕氏线",1 周后皮疹按出疹顺序消退,体温正常。皮疹消退后开始脱皮。

3. 并发症 猩红热急性期可并发心肌炎,恢复期可并发急性肾小球肾炎。高度怀疑有并发症存在时,可做心电图或尿常规检查。

4. 治疗

(1) 抗生素药物治疗,首选青霉素类药物。青霉素过敏者可选用大环内酯类药物,重症患儿可静脉给予抗生素。

(2) 对症治疗,指针对临床出现的症状及并发症给予相应的治疗。

5. 健康指导 急性期应卧床休息,给予充足的营养,保证足够的入量;猩红热患儿应隔离至鼻咽分泌物培养连续 3 次均阴性为止。

十二、新生儿黄疸

 例题

某新生儿,生后 2～3 天出现黄疸,一般情况好,最可能的诊断是(C)

A. 新生儿肝炎　　　　B. 新生儿溶血症　　　　C. 生理性黄疸

D. 胆道闭锁　　　　E. 新生儿败血症

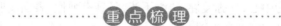 重点梳理

1. 概述 由于体内胆红素的累积引起皮肤或其他器官黄染的现象称为黄疸。新生儿出现黄疸,应辨别为生理性或病理性。

2. 病因 胆红素生成过多、肝细胞摄取和结合胆红素能力低下、胆红素排泄异常。

3. **分类**

（1）按发病机制可分为红细胞破坏增多（溶血性黄疸）、肝脏胆红素代谢功能低下（肝细胞性黄疸）和胆汁排出障碍（梗阻性黄疸）三大类。

（2）按实验室测定总胆红素和结合胆红素浓度增高的程度，可分为高未结合胆红素血症、高结合胆红素血症或混合性高胆红素血症。

4. **诊断**

（1）病史：生后 24 小时内出现黄疸，进展速度快者，应首先考虑同族免疫性溶血。如生后 3～4 天出现较轻的、进展不快的黄疸而且肝脾无明显肿大者，首先考虑生理性黄疸。

（2）临床表现：不同病因引起的黄疸临床表现各异。新生儿同族免疫性溶血病，轻型者常仅有皮肤黄染症状，重型者可出现水肿、贫血、肝脾大、心力衰竭等。

（3）辅助检查

1）血清胆红素浓度测定。

2）对可疑溶血病患儿，应查母婴 ABO 及 Rh 血型、直接抗人球蛋白试验（Coombs 试验）、特异抗体效价等以明确诊断。

3）对可疑新生儿肝炎患儿应做肝功能及病原学检查。

（4）引起新生儿病理性黄疸的主要疾病

1）新生儿溶血病：指母婴血型不合引起的新生儿同族免疫性溶血。以 ABO 血型不合新生儿溶血病最为常见，其次为 Rh 血型不合。

2）新生儿肝炎：多为胎儿宫内感染病毒所致，以巨细胞病毒最常见。病原体等可经胎盘传给胎儿或胎儿在通过产道娩出时被感染。患儿常在生后 1～3 周或更晚出现黄疸，病重时粪便色浅或呈灰白色，尿色深黄，患儿可有厌食、呕吐、肝轻至中度增大。

3）母乳性黄疸：特点是非溶血性未结合胆红素增高，常与生理性黄疸重叠且持续不退，血清胆红素可高达 342 $\mu mol/L$，婴儿一般状态良好，无引起黄疸的其他病因。黄疸多于生后 3～8 日出现，1～3 周达高峰，6～12 周消退。停喂母乳后 3～5 日，如黄疸明显减轻或消退将有助于诊断。

5. **鉴别诊断**

鉴别要点	生理性黄疸	病理性黄疸
黄疸出现时间	生后 2～3 天	生后 24 小时内或其他时间
黄疸高峰时间	生后 4～6 天	不定
黄疸消退时间	生后 2 周	2 周后不退
血清总胆红素	$<204\,\mu mol/L$	$>204\,\mu mol/L$
血清结合胆红素	$<25\,\mu mol/L$	$>25\,\mu mol/L$

6. **治疗**

（1）光照疗法：适用于高未结合胆红素血症。光疗的作用部位在皮肤浅层组织。

（2）换血疗法：主要用于新生儿溶血病。

（3）药物治疗：①白蛋白（或血浆）。②γ-球蛋白。

7. 健康教育 ①对低体重儿、窒息儿、母婴血型不合患儿及其他易发生重症黄疸者,生后应进行血清胆红素监测。②加强社区新生儿访视工作,及早发现病理性黄疸,及时转诊治疗。

十三、儿童营养性疾病

 例题

关于维生素 D 缺乏性佝偻病的预防措施,不正确的是(E)

A. 适当多晒太阳　　　　　　　　B. 提倡母乳喂养

C. 孕母补充维生素 D 及钙剂　　　D. 及时添加辅食

E. 早产儿 2 个月开始补充维生素 D

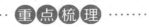 重点梳理

(一) 维生素 D 缺乏性佝偻病

1. 概述　　维生素 D 缺乏性佝偻病是婴幼儿时期常见的营养缺乏性疾病。由于维生素 D 的不足,表现为钙磷代谢失常和骨样组织钙化不良。

2. 病因

(1) 围产期维生素 D 不足:主要是母亲妊娠后期维生素 D 营养不足,如母亲营养不良、肝肾疾病、慢性腹泻、早产、双胎等,使婴儿体内维生素 D 储存不足。

(2) 日照不足:紫外线照射不足,影响内源性维生素 D 的生成。如冬天日照短、紫外线弱、长期室内活动、大气污染、高大建筑阻挡阳光等。

(3) 生长速度快:特别是早产和双胎或多胎婴儿生长发育快,维生素 D 需求量大,且体内储存维生素 D 不足。

(4) 食物中补充维生素 D 不足:添加副食过迟或不足。

(5) 疾病影响和药物作用:如胃肠道疾病或肝胆疾病影响维生素 D 吸收,肾脏损坏可致维生素 D 羟化障碍,$1,25-(OH)_2D_3$ 生成不足。长期服用抗惊厥药可使体内维生素 D 不足,糖皮质激素有对抗维生素 D 对钙的转运作用等。

3. 临床表现

(1) 初期(早期):多见于 6 个月以内,特别是<3 个月的婴儿,主要表现为非特异性的神经兴奋性增高症状,如易激惹、烦躁、睡眠不安、夜间惊啼、多汗(与季节无关)、枕秃(因烦躁及头部多汗致婴儿常摇头擦枕)。血钙正常或稍低,血磷低,血清 $25-(OH)D_3$ 下降,碱性磷酸酶正常或增高。无骨骼改变,X 线片检查多正常,或仅见临时钙化带模糊。

(2) 活动期(激期):①颅骨软化,多见于 3~6 个月婴儿。②方颅,多见于 7~8 个月或以上儿童。③前囟增大及闭合延迟。④出牙延迟。⑤胸廓畸形,多见于 1 岁左右儿童,如肋骨串珠、肋膈沟(郝氏沟)、鸡胸、漏斗胸。⑥腕踝畸形,多见于 6 个月以上儿童。⑦下肢畸形,多见于 1 岁后能站立、行走的儿童,可出现"O"形腿或"X"形腿。血钙稍降低,血磷明显降低,碱性磷酸酶明显增高。X 线片见干骺端临时钙化带模糊或消失,呈毛刷样,有杯口状改变;骺软骨

明显增宽,骨骺与干骺端距离加大;骨质普遍稀疏,密度减低,可有骨干弯曲或骨折。

(3)恢复期:经适当治疗后患儿临床症状减轻至消失,精神活泼,肌张力恢复。血清钙、磷浓度数天内恢复正常,碱性磷酸酶4～6周恢复正常。X线片表现于2～3周后有所改善,临时钙化带重新出现,逐渐致密并增宽,骨质密度增浓,逐步恢复正常。

(4)后遗症期:多见于3岁以后儿童,临床症状消失,血生化及骨骼X线检查正常,仅遗留不同程度的骨骼畸形,轻、中度佝偻病治疗后很少留有骨骼改变。

4. 治疗

(1)一般治疗:加强护理,合理喂养,多做户外活动,充分接受阳光照射,积极防治并发症。

(2)补充维生素D制剂:不主张采用大剂量维生素D治疗,应以口服为主。口服困难或腹泻等影响吸收时,采用大剂量突击疗法。

(3)补充钙剂:口服或肌内注射维生素D之前一般不需先服钙剂,但3个月以内小婴儿或有过手足搐搦症病史者,肌内注射前宜先服钙剂2～3日,肌内注射后再继续服至2周。

(4)恢复期与后遗症期治疗:轻度畸形经功能锻炼可自行恢复;重度畸形需外科矫治,一般4岁后行手术矫治。

5. 预防

(1)胎儿期预防:孕母应注意摄入富含维生素D及钙、磷的食物,并多晒太阳,冬春季妊娠或体弱多病者可于孕后期给予维生素D及钙剂。

(2)新生儿期预防:出生数天后即应补充维生素D,一般维生素D每日生理需要量为400 U,连续服用,不能坚持者可给维生素D 10万～20万U一次肌内注射(可维持2个月)。

(3)婴幼儿期预防:多晒太阳。一般维生素D每日需要量为400 U。2岁以后儿童生长发育减慢,户外活动增多,饮食多样化,一般已不需补充维生素D制剂。若饮食中含钙丰富不必加服钙剂。

(二)营养性缺铁性贫血

1. 概述 缺铁性贫血是由于体内铁不足致血红蛋白合成减少而形成的一种小细胞低色素性贫血,是小儿贫血中最常见的类型。

2. 临床表现 ①轻度贫血可无特征表现,随缺铁与贫血程度加重可逐渐出现面色苍白、乏力、不爱活动、食欲差,可有烦躁、精神不集中、记忆力下降、异食癖等精神症状。智力及动作发育落后。②重症可出现心率快、心脏扩大及收缩期杂音,脾可轻度肿大,少数患儿可有反甲。

3. 实验室检查

(1)贫血分度(按血红蛋白量)

分度	儿童	新生儿
轻度	90～120 g/L	120～145 g/L
中度	60～90 g/L	90～120 g/L
重度	30～60 g/L	60～90 g/L
极重度	<30 g/L	<60 g/L

（2）血象：①血红蛋白低于正常。②红细胞数减少。③血细胞比容降低。④血涂片示红细胞大小不等，以小细胞为主，中心浅染区明显，呈低色素小细胞改变。

（3）骨髓象：有核细胞增生活跃，粒红比值正常或红系增多，红细胞系以中幼、晚幼红细胞增多明显。

（4）铁代谢检测：血清铁蛋白 $<12\,\mu g/L$，红细胞内游离原卟啉 $>500\,\mu g/L$，血清铁、总铁结合力、运铁蛋白饱和度等因影响因素较多，反映早期缺铁不够敏感。

4. 鉴别诊断　应与其他可致小细胞低色素性贫血的疾病相鉴别，如地中海贫血、感染性贫血、维生素 B_6 依赖性贫血、特发性肺含铁血黄素沉着症、铅中毒等。

5. 治疗

（1）一般治疗：加强护理，防治感染，改善喂养，适当增加瘦肉、动物血、肝、蛋黄、豆制品等富含铁质的食物，并增加促进铁吸收的绿色与红色蔬菜。

（2）铁剂治疗：若无特殊原因，应采用口服给药；二价铁盐更容易吸收。以两餐之间口服为宜；同时口服维生素 C 能促进铁的吸收。牛乳、茶、咖啡、抗酸药等与铁剂同服，均可影响铁的吸收。铁剂治疗后如有效，则于 12～24 小时后细胞内含铁酶活性开始恢复，精神症状减轻，食欲好转。网织红细胞数于用药 2～3 日后开始升高，5～7 日达高峰，2～3 周后下降至正常。治疗 1～2 周后，血红蛋白逐渐增加，通常于治疗 3～4 周达到正常。如疗效满意，铁剂应继续服用至血红蛋白恢复正常水平后 6～8 周，以补充储存铁。

6. 健康教育　①加强孕期尤其是孕末 3 个月的保健，防治孕产妇缺铁与缺铁性贫血。②提倡母乳喂养，及时添加含铁丰富的辅食，纠正儿童不良饮食习惯。③对早产儿、双胎儿、出生低体重儿给予铁剂预防。元素铁每日可给予 1 mg/kg。

7. 转诊　轻、中、重度贫血经 4 个月未治愈者，需立即转上级医院做进一步检查治疗。

（三）单纯性肥胖

1. 概述　单纯性肥胖是由于长期摄入能量过剩，以致大量脂肪聚集在体内而体重超标。

2. 临床表现　①体重超标，身高增长较正常儿童快，骨龄正常或超过实际年龄。②性成熟正常或提前，男性外生殖器似小而实为正常。③身体脂肪多聚集在胸、腹、肩、臀及会阴部。④重度肥胖的患儿活动后常出现气短、心悸、乏力等。

3. 实验室检查　血浆胰岛素基础水平高于正常，出现高血脂、高血糖。超声检查可有脂肪肝。

4. 鉴别诊断　应与继发性肥胖症相鉴别，如弗勒赫利希综合征、Cushing 综合征、甲状腺功能减退症、糖原累积症和糖尿病等。

5. 治疗　坚持正确合理的饮食习惯和体格锻炼，进行集体治疗、行为干预及相应的心理治疗与调整等。

6. 健康指导　①定期门诊观察、检测，鼓励和强化患儿坚持正确合理的饮食习惯。②因地制宜，采取可行的活动和运动计划，循序渐进，并要提高患儿锻炼的信心和兴趣。③指导家长合理配膳原则。④定期召开家长联谊会以交流经验，增强防治本病的信心。

十四、儿童呼吸道感染

 例题

小儿上呼吸道感染的临床表现,不正确的是(A)

A. 婴儿局部症状重而全身症状轻

B. 婴儿主要表现为发热、咳嗽、食欲差、呕吐、腹泻等

C. 年长儿主要表现为鼻塞、流涕、咳嗽、咽痛及发热等

D. 咽部充血,有的可有扁桃体肿大

E. 并发症在婴幼儿多见

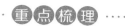

(一)急性上呼吸道感染

1. 概述 急性上呼吸道感染简称上感,俗称"感冒",是小儿最常见的疾病。它主要侵犯鼻、鼻咽和口咽部,常诊断为急性鼻咽炎、急性咽炎、急性扁桃体炎等,可统称为上呼吸道感染。

2. 病因

(1)各种病毒和细菌均可引起急性上呼吸道感染,但以病毒多见。主要有呼吸道合胞病毒、流感病毒、副流感病毒、腺病毒、鼻病毒、EB病毒等。

(2)病毒感染后可继发细菌感染,最常见的为溶血性链球菌,其次为肺炎链球菌、流感嗜血杆菌等,肺炎支原体亦可引起。

(3)婴幼儿易患本病。若患有维生素D缺乏性佝偻病、营养不良等疾病,或护理不当、气候改变和环境因素不良等,则易致反复感染或病程迁延。

3. 一般类型上呼吸道感染

(1)婴幼儿局部症状不显著而全身症状重,可骤然起病,高热、咳嗽、食欲差,可伴有呕吐、腹泻、烦躁,甚至高热惊厥。

(2)年长儿症状较轻,常于受凉后1~3天出现鼻塞、喷嚏、流涕、干咳、咽痛、发热等;有些在发病早期可有阵发性脐周疼痛,与发热所致阵发性肠痉挛或肠系膜淋巴结炎有关。

(3)查体可见咽部充血,扁桃体肿大,颌下淋巴结肿大、触痛等;肺部呼吸音正常;肠病毒感染者可见不同形态的皮疹。

(4)一般病程3~5天,如体温持续不退或病情加重,应考虑感染可能侵袭其他部位,同时需与其他发热性疾病相鉴别。

4. 疱疹性咽峡炎 由柯萨奇A组病毒所致,好发于夏秋季。表现为急起高热、咽痛、流涎、厌食、呕吐等;咽部充血,咽腭弓、悬雍垂、软腭等处有2~4 mm大小的疱疹,疱疹周围有红晕,疱疹破溃后形成小溃疡,病程1周左右。

5. 咽结合膜热 由腺病毒3、7型所致,常发生于春夏季,可在儿童集体机构中流行。以发热、咽炎、结膜炎为特征;多呈高热,咽痛,眼部刺痛,咽部充血,一侧或两侧滤泡性眼结膜炎;颈

部、耳后淋巴结肿大,有时伴胃肠道症状。病程1～2周。

6. 并发症 婴幼儿多见。上呼吸道感染可波及邻近器官,或向下蔓延;可引起中耳炎、鼻窦炎、咽后壁脓肿、颈淋巴结炎、喉炎、气管炎、支气管肺炎等。年长儿若患链球菌性上感,可引起急性肾小球肾炎、风湿热等。

7. 治疗

(1) 一般治疗:休息、多饮水;呼吸道隔离;预防并发症。

(2) 病因治疗:选用抗病毒药物如利巴韦林。如病情重、有继发细菌感染,或有并发症者可选用抗生素。流行性感冒可用磷酸奥司他韦。

(3) 对症治疗:①退热可选药物和物理降温,可口服对乙酰氨基酚或布洛芬,亦可用冷敷、湿温敷降温。②对发生高热惊厥者,可予镇静、止惊。

(4) 中成药治疗。

8. 健康指导 ①加强体格锻炼,增强抵抗力。②提倡母乳喂养,防治佝偻病及营养不良。③多饮水,保证睡眠。④避免去人多拥挤的公共场所。

(二) 小儿肺炎

1. 概述 肺炎是小儿的一种主要常见病,尤多见于婴幼儿,也是婴儿时期的主要死亡原因。

2. 分类

(1) 按病理分类:可分为大叶性肺炎、支气管肺炎、间质性肺炎。以支气管肺炎最为多见。

(2) 按病原体分类:①细菌性肺炎,由肺炎链球菌、流感嗜血杆菌、葡萄球菌、大肠埃希菌、铜绿假单胞菌等引起。②病毒性肺炎,由腺病毒、呼吸道合胞病毒、流感病毒、副流感病毒、巨细胞病毒、麻疹病毒等引起。③真菌性肺炎,多由白念珠菌、曲霉菌、球孢子菌等感染引起。④支原体肺炎。⑤衣原体肺炎。⑥非感染因素引起的肺炎,包括吸入性肺炎、过敏性肺炎、嗜酸细胞性肺炎、类脂性肺炎、脱屑性肺炎等。

(3) 按病程分类:①急性肺炎,病程在1个月以内。②迁延性肺炎,病程在1～3个月。③慢性肺炎,病程在3个月以上。

(4) 按病情分类:①轻症肺炎,以呼吸系统症状为主,其他系统仅轻微受累,无明显全身中毒症状。②重症肺炎,除呼吸系统受累严重外,出现其他系统表现,全身中毒症状明显,甚至危及生命。

(5) 根据临床表现典型与否分类:①典型肺炎,包括肺炎链球菌、金黄色葡萄球菌、肺炎杆菌、流感嗜血杆菌、大肠埃希菌等引起的肺炎。②非典型肺炎,包括肺炎支原体、衣原体、嗜肺军团菌、病毒引起的肺炎,以及严重急性呼吸综合征(SARS)等。

(6) 根据发生肺炎的地点分类:①社区获得性肺炎,指原本健康的儿童在院外获得的感染性肺炎。②院内获得性肺炎,指住院48小时后发生的肺炎,包括出院48小时内发生的肺炎。

3. 临床表现

(1) 主要症状:①发热,热型不定,多为不规则热,新生儿、重度营养不良患儿体温可不升或低于正常。②咳嗽较频繁,早期为刺激性干咳,极期咳嗽反而减轻,恢复期咳嗽有痰。③气促,多在发热、咳嗽后出现。④精神不振、食欲减退、烦躁不安,轻度腹泻或呕吐。

（2）体征:①呼吸增快,40～80 次/分,可见鼻翼扇动和吸气性凹陷。②口周、鼻唇沟和指(趾)端发绀,轻症患儿可无发绀。③早期肺部啰音不明显,可有呼吸音粗糙、减低,以后可闻及固定的中细湿啰音,以背部两侧下方及脊柱两旁较多,于深吸气末更为明显。肺部叩诊多正常,病灶融合时可出现实变体征。

（3）心血管系统表现:可发生心肌炎、心包炎等,有先天性心脏病者易发生心力衰竭。肺炎合并心力衰竭指征:①安静状态下呼吸突然加快＞60 次/分。②安静状态下心率突然增快＞180 次/分。③突然极度烦躁不安,明显发绀,面色苍白或灰黯,指(趾)甲微血管再充盈时间延长,以上 3 项不能用发热、肺炎本身和其他合并症解释。④心音低钝、奔马律,颈静脉怒张。⑤肝脏迅速增大。⑥少尿或无尿,眼睑或双下肢水肿。

（4）神经系统表现:在肺炎基础上,除外热性惊厥、低血糖、低血钙及中枢神经系统感染(脑炎、脑膜炎),如有以下①、②项则提示脑水肿,伴其他一项以上者可确诊缺氧中毒性脑病:①烦躁、嗜睡,眼球上窜、凝视。②球结膜水肿,前囟隆起。③昏睡、昏迷、惊厥。④瞳孔改变,对光反射迟钝或消失。⑤呼吸节律不整,呼吸心跳解离(有心跳,无呼吸)。⑥有脑膜刺激征,脑脊液检查除压力增高外,其他均正常。

4. 并发症　最常见不同程度的脓胸、肺不张。长期肺不张或反复发作的肺炎,可导致支气管扩张。其他并发症有心力衰竭、中毒性脑病、呼吸衰竭等。

5. 治疗

（1）一般治疗:室内空气要流通,以温度 18～20℃、湿度 60％ 为宜。给予营养丰富的饮食,重症患儿进食困难者,可给予静脉营养。保持呼吸道通畅,及时清除上呼吸道分泌物,以利痰液排出。经常变换体位,以减少肺部淤血,促进炎症吸收。注意隔离,以防交叉感染。

（2）对症治疗:有缺氧表现,如烦躁、发绀,或动脉血氧分压＜60 mmHg 时需吸氧。一般用鼻前庭导管给氧,经湿化的氧气流量为 0.5～1 L/min;氧浓度不超过 40％。气道管理。低钾血症者,应补充钾盐。中毒性肠麻痹时,应禁食和胃肠减压,可使用酚妥拉明。高热者给予药物降温,不推荐使用温水擦浴退热。若伴烦躁不安,可给予水合氯醛或苯巴比妥。

（3）抗感染治疗:根据病原菌选用敏感的药物,早期治疗,联合用药,选用渗入下呼吸道浓度高的药物,足量、足疗程,重症宜经静脉途径给药。抗生素用药一般应持续至体温正常后 5～7 天;临床症状、体征消失后 3 天停药。支原体肺炎至少用药 2～3 周。金黄色葡萄球菌肺炎一般于体温正常后继续用药 2～3 周可停药,总疗程≥6 周。目前尚无理想的抗病毒药物,常用利巴韦林、α 干扰素。

6. 健康指导

（1）保持室内空气流通、湿润。

（2）保持呼吸通畅,及时清除上呼吸道分泌物。

（3）少量多次饮水、勤拍背,以利于痰液排出。

（4）饮食应予易消化、易吸收的食物。

十五、小儿用药特点与药物剂量方法

1. 小儿用药的特殊性 ①药物在组织内的分布因年龄而异。②小儿对药物的反应因年龄而异。③肝脏解毒功能不足。④肾脏排泄功能不足。⑤考虑家族中有遗传病史的患儿对某些药物的先天性异常反应。

2. 小儿用药注意事项 ①剂量要正确。②途径要适宜,一般口服给药是最方便、经济、安全的给药方法。③剂型要适宜,婴幼儿用糖浆剂、滴剂、含糖冲剂等较合适,年长儿可用片剂或药丸。④品种要适宜。⑤观察要细致。

3. 药物剂量方法 可按体重、体表面积、年龄计算或从成人剂量折算。

第五节　外科疾病

一、外科感染

 例题

疖和痈的主要致病菌是(D)

A. 肺炎链球菌　　　　　B. 溶血性链球菌　　　　　C. 厌氧菌

D. 金黄色葡萄球菌　　　E. 铜绿假单胞菌

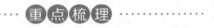

(一)疖、痈

1. 病因 疖、痈都是毛囊及其周围组织急性细菌性化脓性炎症,多为金黄色葡萄球菌感染,偶可因表皮葡萄球菌或其他病菌致病。

2. 临床表现

(1) 疖好发于头面、颈项和背部,初始局部皮肤有红、肿、痛的小硬结(直径2 cm左右)。数日后肿痛范围扩大、小硬结中央组织坏死、软化,出现黄白色的脓栓,触之稍有波动;继而,大多脓栓可自行脱落、破溃,待脓液流尽后炎症逐步消退愈合。

(2) 痈发病以中、老年居多,多数患者合并有糖尿病。病变好发于皮肤较厚的项部和背部。初起表现为局部小片皮肤硬肿、热痛,肤色暗红,其中可有数个凸出点或脓点,有畏寒、发热、食欲减退和全身不适,但一般疼痛较轻。随着局部皮肤硬肿范围增大,周围呈现浸润性水肿,引流区域淋巴结肿大,局部疼痛加剧,全身症状加重。继而病变部位脓点增大、增多,中心处可坏死脱落、破溃流脓,使疮口呈蜂窝状。周围皮肤可因组织坏死呈紫褐色,但疮口肉芽增生比较少见,难以自行愈合。

(3) 位于鼻、上唇及其周围"危险三角区"的疖痈,称为面疖和唇痈,临床症状明显、病情严

重。由于处理不当(如被挤碰时),病菌可经内眦静脉、眼静脉进入颅内海绵状静脉窦,引起颅内化脓性海绵状静脉窦炎,出现颜面部进行性肿胀,寒战、高热、头痛、呕吐、昏迷甚至死亡。

3. 治疗

(1)疖在红肿阶段可选用热敷、超短波、红外线等理疗,也可敷贴中药金黄散、玉露散或鱼石脂软膏。

(2)疖顶见脓点或有波动感时,可用聚维酮碘(碘伏)点涂脓点,也可用针尖或小刀头将脓栓剔出,但禁忌挤压。出脓后敷以聚维酮碘(碘伏)湿纱条或化腐生肌中药膏直至病变消退。

(3)痈在初期仅有红肿时,可用50%硫酸镁湿敷或外敷中药和理疗,争取病变范围缩小。

(4)痈出现多个脓点、表面紫褐色或已破溃流脓时,及时切开引流。静脉麻醉下做"+"或"++"形切口切开引流,切口线应达到病变边缘健康组织,深度须达到痈的基底部(深筋膜层),清除已化脓和尚未成脓、但已失活的组织,脓腔内填塞生理盐水、聚维酮碘(碘伏)或凡士林纱条,外加干纱布绷带包扎。

(5)痈和出现发热、头痛、全身不适等症状的疖,特别是面部疖和唇痈,并发急性淋巴结炎、淋巴管炎时,可选用青霉素类或头孢菌素类抗菌药物,应用清热解毒中药方剂。有糖尿病病史者应给予胰岛素或降血糖类药物。

4. 预防

保持皮肤清洁,暑天或在炎热环境中应避免汗渍过多,勤洗澡和及时更换内衣。及时治疗疖以防感染扩散。婴儿更应注意保护皮肤避免表皮受伤。

(二)急性蜂窝织炎

1. 病因

致病菌主要是溶血性链球菌,其次为金黄色葡萄球菌或厌氧菌。

2. 临床表现

(1)急性蜂窝织炎表浅者初起时患处红、肿、热、痛,继之炎症迅速沿皮下向四周扩散,肿胀明显,疼痛剧烈。局部皮肤发红、指压后可稍褪色,红肿边缘界限不清楚,可出现不同大小的水疱,病变部位的引流淋巴结常有肿痛。病变加重时,皮肤水疱溃破出水样液,部分肤色变褐色。

(2)深部的急性蜂窝织炎皮肤病状不明显,常因病变深在而影响诊治,多有寒战、高热、头痛、乏力等全身症状;严重时体温极高或过低,甚至有意识改变等严重中毒表现。

3. 特殊类型

(1)产气性皮下蜂窝织炎:致病菌以厌氧菌为主。下腹与会阴部多见,常见于皮肤受损伤且污染较重时。病变主要局限于皮下结缔组织,不侵及肌层。初期表现类似一般性蜂窝织炎,但病变进展快且可出现皮下捻发音,破溃后可有臭味,全身状况较快恶化。

(2)新生儿皮下坏疽:起病急、发展快,病变不易局限,极易引发皮下组织广泛坏死。致病菌主要为金黄色葡萄球菌,多发生于背部与臀部。初起时皮肤发红,触之稍硬。病变范围扩大时,中心部分变暗变软,皮肤与皮下组织分离,触诊时有皮下浮动感,脓液多时可出现波动。皮肤坏死时肤色呈灰褐色或黑色,并可破溃。严重时可有高热、拒乳、哭闹不安或昏睡、昏迷等全身感染症状。

(3)口底、颌下蜂窝织炎:来自口腔感染时,炎症肿胀可迅速波及咽喉,导致喉头水肿,压迫气管而阻碍通气。颌下皮肤轻度发红、发热,但肿胀明显,伴有高热,呼吸急迫、吞咽困难、不能进食,口底肿胀。源于面部者,红、肿、热、痛,全身反应较重。感染常向颌下或颈深部蔓延,引起吞咽和呼吸困难,甚至窒息。

4. **治疗**

(1) 抗菌药物可用青霉素或头孢菌素类抗生素,疑有厌氧菌感染时加用甲硝唑。

(2) 早期急性蜂窝织炎,可用 50％硫酸镁湿敷,或敷贴金黄散、鱼石脂软膏等。

(3) 若形成脓肿,应及时切开引流;口底及颌下急性蜂窝织炎应尽早切开减压,以防喉头水肿、压迫气管;产气性皮下蜂窝织炎须及时隔离,伤口可用 3％过氧化氢液冲洗、聚维酮碘(碘伏)湿敷等处理。

(4) 高热时,可选用冷敷物理降温;进食困难者,输液维持营养和体液平衡;呼吸急促时,给予吸氧等辅助通气。

(三) 丹毒

1. **病因** 丹毒是由乙型溶血性链球菌从皮肤、黏膜的细小破损入侵皮肤及其网状淋巴管的急性炎症。

2. **临床表现** ①起病急,常有头痛、畏寒、发热。②患处烧灼样痛,出现边界清、稍高出皮肤的鲜红色片状红斑,有时伴小水疱形成,轻压褪色,松手后很快复红。③随着红肿区向外蔓延,中心区肤色变暗、脱屑、转为棕黄。④区域淋巴结肿大疼痛。⑤足癣或丝虫感染可反复诱发下肢丹毒,重者可发展成象皮腿。

3. **治疗** 休息,抬高患肢。局部用 50％硫酸镁溶液湿热敷。全身用大剂量青霉素,同时积极治疗足癣、丝虫病等。

(四) 脓性指头炎

1. **病因** 致病菌常为金黄色葡萄球菌。

2. **临床表现** ①初起指头为针刺样疼痛,之后疼痛加剧。当指动脉受压,疼痛转为搏动性跳痛。②指头红肿不明显,表皮反显黄白色,此时多伴发热、全身不适、白细胞计数及中性粒细胞增高。③后期组织缺血坏死,疼痛减轻。④可因指骨缺血性坏死形成慢性骨髓炎,伤口经久不愈。

3. **治疗** ①早期经理疗或热盐水泡洗,酌情应用抗菌药物。②一旦出现搏动性跳痛及指头张力增高,立刻切开减压、引流。③手术应做患指侧面纵行切口,但不可超过末节,以免伤及腱鞘。切口内放置乳胶片引流。

(五) 破伤风

1. **病因** 破伤风是破伤风杆菌侵入体内、生长繁殖、产生毒素所引起的一种急性特异性感染。

2. **临床表现**

(1) 潜伏期:平均为 6～10 天。新生儿破伤风一般在断脐带后 7 天发病。一般潜伏期愈短,症状愈重,死亡率愈高。

(2) 前驱期:全身乏力、头晕、头痛,咬肌紧张酸胀,烦躁不安,打哈欠等。

（3）发作期：①初为咬肌，以后顺序发生面肌、颈项肌、背腹肌、四肢肌群、膈肌和肋间肌的持续收缩和阵发性痉挛。②患者开始咀嚼不便，张口困难，随后有牙关紧闭、苦笑面容，颈项强直，角弓反张。③肢体可出现屈膝、弯肘、半握拳姿态。④当膈肌、肋间肌收缩，则发生呼吸困难，甚至可致呼吸停止；若喉部肌肉痉挛，可引起窒息。⑤任何轻微的刺激，如光线、声响、震动或触碰，均可诱发强烈的抽搐。每次发作持续数分钟，患者面色发绀、呼吸急促、口吐白沫、流涎、磨牙、头频频后仰、四肢抽搐不止、全身大汗，非常痛苦。⑥病情较重时，抽搐发作频繁，持续时间长，间歇期则短。发病期间，患者神志始终清楚，病程一般为 3～4 周。

3. 诊断　破伤风症状比较典型，诊断主要根据临床表现。凡有外伤史，不论伤口大小、深浅，如果伤后出现肌紧张、扯痛，张口困难、颈部发硬、反射亢进等，均应考虑破伤风可能。

4. 鉴别诊断　①化脓性脑膜炎，虽有"角弓反张"状和颈项强直等症状，但无阵发性痉挛；有剧烈头痛、高热、喷射性呕吐、神志有时不清；脑脊液检查有压力增高、白细胞计数增多等。②狂犬病，有被疯狗、猫咬伤史，以吞咽肌抽搐为主。喝水不能下咽，并流大量口涎，患者听见水声或看见水，咽肌立即发生痉挛。③其他，如颞下颌关节炎、子痫、癔病等。

5. 治疗　①处理伤口，清除毒物来源。②使用破伤风抗毒素中和游离的毒素。③控制和解除痉挛，常用地西泮、水合氯醛等。④防治并发症。

二、水、电解质紊乱

 例题

下列不符合低钾血症临床表现的是（E）

A. 肌无力，腱反射减退　　　　　　　　B. 腹胀，肠麻痹

C. 心率快，心律异常　　　　　　　　　D. 代谢性碱中毒

E. 尿量少，呈碱性

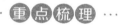 重 点 梳 理

（一）等渗性脱水

1. 概述　任何等渗性液体大量丢失所造成的血容量减少，短时间内均属等渗性脱水。等渗性脱水如不及时纠正，患者可通过不显性蒸发或呼吸等途径不断丢失水分而转变成高渗性脱水。如果补充过多低渗液体则可转变为低渗性脱水和低钠血症。

2. 病因　①消化液急性丧失，如肠外瘘、大量呕吐、腹泻等。②体液丧失在感染区或软组织内，如腹腔内或腹膜后感染、肠梗阻等。③大量抽放胸腔积液、腹腔积液，大面积烧伤等。

3. 临床表现

（1）舌干燥，眼窝凹陷，皮肤干燥、松弛，少尿等。

（2）恶心、厌食、乏力，无明显口渴。

（3）若在短期内体液丧失达到体重的 5%（细胞外液的 25%），则有脉搏细速、肢端湿冷、血压不稳或下降等表现。当体液丧失达到体重的 6%～7% 时，可出现严重的休克，并导致代谢性

酸中毒。如以呕吐为病因,则出现代谢性碱中毒。

4. 诊断 多数患者有消化液或其他体液大量丧失病史,失液量越大、失液持续时间越长则症状越明显,依据病史和临床表现常可确定诊断。实验室检查可发现血液浓缩现象,包括红细胞计数、血红蛋白量和血细胞比容均明显增高。血清 Na^+、Cl^- 等一般无明显降低,尿比重增高,动脉血血气分析可判别是否有酸、碱平衡失调存在。

5. 治疗

(1) 积极治疗原发病,消除病因。

(2) 静脉滴注平衡盐溶液或等渗盐水,使血容量得到尽快补充。对有脉搏细速和血压下降等血容量不足表现者,需静脉快速滴注,以恢复其血容量。还应补给日需要水量 2 000 mL 和氯化钠 4.5 g。

(3) 纠正脱水后,排钾量会有所增加,应预防低钾血症发生。一般尿量达 40 mL/h 后方可补钾。

(二) 低渗性脱水

1. 病因 ①大量消化液丢失而只补充水是最常见原因,如大量呕吐、长期胃肠减压引流导致大量含 Na^+ 消化液丢失而只补充水或仅输注葡萄糖溶液。②液体在第三间隙集聚,如腹膜炎、胰腺炎形成大量腹腔积液、肠梗阻导致大量肠液在肠腔内集聚、胸膜炎形成大量胸腔积液等。③长期连续应用排钠利尿剂(如呋塞米、噻嗪类等);肾上腺功能不全,醛固酮分泌不足,肾小管对 Na^+ 重吸收减少;肾实质性疾病或肾小管中毒等可引起 Na^+ 排出增加。④经皮肤丢失,如大量出汗、大面积烧伤等均可导致体液和 Na^+ 大量丢失,若只补充水则可造成低渗性脱水。

2. 临床表现 主要为低钠表现,一般无口渴。根据缺钠程度,可分为三度。

分度	血清钠浓度(mmol/L)	临床表现
轻度	130～135	食欲差,头晕、疲乏、手足无力等
中度	120～130	恶心、呕吐、视物模糊、容易晕倒、血压不稳等
重度	120 以下	神志不清,休克和昏迷等

3. 诊断 根据体液丢失病史和临床表现,可初步诊断为低渗性脱水。进一步检查:①尿液检查,尿比重常在 1.010 以下,尿 Na^+ 和 Cl^- 常明显减少。②血钠测定,血钠浓度<135 mmol/L,血钠浓度越低,病情越重。③红细胞计数、血红蛋白量、血细胞比容及血尿素氮值均增高。

4. 治疗

(1) 积极处理致病原因。

(2) 静脉输注含盐溶液或高渗性盐水。补钠公式:需补充的钠量(mmol)=[血钠的正常值(mmol/L)－血钠测得值(mmol/L)]×体重(kg)×0.6(女性为 0.5)。一般应将需补钠量分次逐步给予,当天先补 1/2 量,加每天正常需要量 4.5 g。其余的一半钠可在第二天补给。

(3) 重度缺钠出现休克者,应先补足血容量,可用晶体液(复方乳酸氯化钠溶液、等渗盐水)、白蛋白及血浆等胶体溶液。输注高渗盐水时应严格控制滴速。

（三）高渗性脱水

1. 病因 ①摄入水分不足，多见于进食和饮水困难等情况(如食管癌致吞咽困难、重危患者给水不足)。②水丧失过多，如高热、大量出汗、甲状腺功能亢进及大面积烧伤，均可通过皮肤丢失大量低渗液体。③呕吐、腹泻及消化道引流等可导致等渗或含钠低的消化液丢失。④中枢性或肾性尿崩症时，均可经肾排出大量低渗性尿液，使用大量脱水剂(如甘露醇、葡萄糖等高渗溶液)，以及昏迷患者鼻饲浓缩的高蛋白饮食，均可因为溶质性利尿而导致失水。⑤任何原因引起的过度通气，可经呼吸道黏膜不显性蒸发加强，丢失不含电解质的水分。

2. 临床表现 根据缺水程度可分为三度。

分度	临床表现	缺水量占体重的百分比
轻度	口渴	2%～4%
中度	极度口渴，乏力、尿少和尿比重增高，唇舌干燥，皮肤弹性差，眼窝下陷	4%～6%
重度	上述症状＋躁狂、幻觉、谵妄甚至昏迷	＞6%

3. 诊断 病史和临床表现有助于高渗性脱水的诊断。实验室检查异常：①尿比重和尿渗透压高；②红细胞计数、血红蛋白量、血细胞比容轻度升高；③血清 Na^+ 浓度＞150 mmol/L 或血浆渗透压＞310 mOsm/L。

4. 治疗 ①去除病因。②口服补液，不能口服时，可静脉滴注5%葡萄糖溶液和0.45%氯化钠溶液。③计算所需补充液体量，可估计丧失水量占体重的百分比，每丧失体重的1%补液400～500 mL；计算所得的补水量一般可分在2天内补给；治疗1天后，应监测全身情况及血钠浓度，必要时酌情调整次日补给量。④另外，补充每天正常需要量2 000 mL。⑤预防低钠血症。⑥及时补钾。

（四）低钾血症

1. 临床表现 ①最早表现为肌无力及腱反射减弱，严重时可软瘫。②吞咽困难、腹胀等。③心律失常，典型的心电图改变是早期出现T波降低、变宽、双相或倒置，随后出现ST段降低，QT间期延长和U波。④碱中毒，出现反常性酸性尿。

2. 诊断 根据详细的病史、临床表现及实验室检查，即可作低钾血症的诊断，血钾浓度低于3.5 mmol/L有诊断意义，心电图检查可作为辅助性诊断手段。

3. 治疗 积极治疗原发病，补充钾盐。发生低钾血症时，根据血钾水平，一天补钾不超过80 mmol/L(氯化钾6 g)，不足量可在次日给予。纠正缺钾，需3～5天的疗程。补钾盐注意事项：①尽量口服。②对无尿、少尿者不补钾盐，先恢复血容量和促使排尿，待尿量超过40 mL/h后，再静脉补钾。③静脉滴注钾盐，每升液体中含钾宜不超过40 mmol/L(氯化钾3 g)，速度控制在20 mmol/h以下，严禁10%氯化钾静脉推注。④监测血清钾和心电图变化。

（五）高钾血症

1. 临床表现 可无症状，也可有轻度的神志改变、感觉异常和四肢软弱等。危险的临床表现是心功能失常,严重者心搏骤停。特别是血钾超过 7 mmol/L 时,几乎都有以下心电图的改变:早期 T 波高尖,QT 间期缩短,QRS 波增宽伴幅度下降,P 波波幅下降并逐渐消失。

2. **诊断** 有引起高钾血症原因的患者,当出现无法用原发病解释的上述临床表现时,应考虑有高钾血症可能。血清钾浓度超过 5.5 mmol/L 即可确诊,心电图有辅助诊断价值。

3. **治疗** 停用含钾食物、饮料和含钾盐的药物;积极降低血清钾浓度;对抗心律失常。

(1) 促使 K^+ 转入细胞内:①10％葡萄糖酸钙溶液 10～20 mL 稀释后缓慢静脉注射,起效快但持续时间短。②5％$NaHCO_3$ 溶液 250 mL 静脉滴注,可增加血容量而稀释血清 K^+,促使 K^+ 移入细胞内或由尿排出,同时有助于酸中毒治疗。③10 U 正规胰岛素加入 10％葡萄糖溶液 300～500 mL 中静脉滴注,持续 1 小时通常可以降低血钾 0.5～1.2 mmol/L。

(2) 利尿剂:常用袢利尿剂(如呋塞米)或噻嗪类利尿剂,可促使钾从肾排出,但对肾功能障碍者较差。

(3) 阳离子交换树脂:可用降钾树脂 15 g 口服,每日 2～3 次,无法口服者可灌肠,可从消化道排出钾离子。

(4) 透析疗法:是最快速有效的降低血钾方法,血液透析对钾的清除速度快,可用于上述治疗仍无法降低血钾浓度或者严重高钾血症的患者。

三、颈部肿块

 例题

对于恶性淋巴瘤,最有意义的临床表现是(D)

A. 发热　　　　　　　B. 恶病质　　　　　　　C. 贫血

D. 无痛性淋巴结肿大　　E. 肝脾肿大

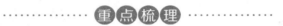

(一) 甲状舌骨囊肿

1. 诊断

(1) 肿物位于颈前正中线,舌骨下甲状腺之间。圆形、光滑、边界清楚、囊性、无压痛,与皮肤无粘连,与深部有粘连,有时可触及索条与舌骨相连。肿物随伸舌活动而上、下活动。

(2) 囊肿穿刺有透明黏液,含上皮细胞。囊肿可发生感染,局部有炎症表现,肿物增大,如破溃或切开引流可形成经久不愈的瘘管,排脓或黏液,可反复发生急性感染。

2. **处理** 手术切除囊肿、与囊肿相连的瘘管和舌骨中段,追踪至舌根。

(二) 腮裂囊肿

1. 诊断

(1) 囊肿位于下颌角后下方胸锁乳突肌前方,位置固定。呈球形,表面光滑,边界尚清,囊性,与皮肤不粘连,深部固定。咽部感染或感冒时囊肿可增大,感冒或咽部感染好转时肿物可复原。如发生感染则囊肿增大,局部有炎症表现,如破溃或切开引流后可形成经久不愈的瘘管。囊肿穿刺可抽出乳白色液体,镜检有胆固醇结晶。

(2) 先天性腮裂瘘多在婴幼儿发生,胸锁乳突肌前缘各部位可发现小瘘管,流少量黏液或白色液,有时可引起反复感染。

2. 处理

(1) 手术切除囊肿,局部作切口,完整切除,不残留囊壁。

(2) 腮裂瘘应先向瘘管内注入亚甲蓝,皮肤切口包括外瘘口一起分离,沿瘘管位置追逐上行,直至咽隐窝。因瘘管较长,一般均在颈部不同水平作多个阶梯状切口,瘘管炎症急性期不宜手术。

(三) 囊状水瘤

1. 诊断

(1) 婴幼儿即出现,位于锁骨上窝,胸锁乳突肌缘外侧。可向肩、腋及纵隔伸展,囊肿大小不等,表面皮肤较薄,肿物为海绵状、单房性、柔软有弹性,挤压可缩小,放手可复原,无压痛。

(2) 透光试验阳性,穿刺可抽出草黄色液体,性状同淋巴液。

2. 处理 以手术治疗为主,囊肿范围广,边界不清,手术较困难,争取彻底切除,过大者可分期切除。残存小部囊肿可试用放射治疗。

(四) 慢性淋巴结炎

1. 诊断 ①淋巴结有不同程度增大,散在、中等硬度、可活动、可轻度痛或无压痛。与皮肤不粘连。②多无全身症状。③根据淋巴引流区城,寻找原发感染病灶。④胸部 X 线片或在必要时做淋巴结的切除或切取活检。

2. 处理 对原发灶进行治疗,未找到者可先抗感染,必要时行穿刺或切除活检。

(五) 颈淋巴结结核

1. 诊断 ①颈一侧或两侧有散在或融合的无痛性肿大淋巴结,与皮肤或周围组织粘连。②淋巴结可累及皮肤,或干酪坏死,液化,皮肤溃破。③患者可无症状,或有轻度发热、食欲不振等症状。④胸部 X 线片可能有肺结核病灶。⑤可切除或切取活检确诊。

2. 处理 抗结核药物治疗或病灶清除、引流、病灶刮除。

(六) 恶性淋巴瘤

1. 诊断 ①颈部一侧或两侧发现肿大淋巴结,分散、稍硬、高弹性、活动、无压痛。淋巴结肿大发展迅速,伴轻度疼痛,互相粘连成团。伴全身其他部位淋巴结增大。②50％患者伴肝脾增大,不规则发热,有白血病血象及贫血。③B超检查可明确淋巴结性质及病变范围。④颈淋巴结活检时,应选较大或病期稍长的淋巴结整个切除。

2. 处理 采用放疗、化疗或手术治疗等综合治疗。

(七) 转移性肿瘤

1. 诊断

(1) 初起时颈侧部、锁骨上窝出现肿大淋巴结,常单发,无痛,无炎症表现,慢性进行性增长,淋巴结可硬如软骨或石,坚实、无弹性、可活动。

(2) 继之迅速出现多个淋巴结,同时侵及周围组织成为结节性、无移动性团块。伴局部放射痛。

（3）晚期可坏死、感染、破溃、出血，伴大量渗出，恶臭，或肿瘤外翻如菜花状。

（4）有些恶性肿瘤原发灶可能小而隐蔽，但转移瘤却先发生。

（5）部分鼻咽癌以颈部肿块为首发症状。

（6）半数口腔癌发生颈淋巴结转移，侵及颏下、颌下，然后至颈深上组淋巴结。部分腮腺癌发生颌下及颈深上组淋巴结转移。

（7）甲状腺癌转移率高，范围广。

（8）锁骨上淋巴结转移可来自全身各部。

2. 处理　转移灶应与原发灶同时手术治疗，术后采用化疗、放疗等综合措施。

四、乳房疾病

（1~3题共用题干）

女，37岁。无意中发现左乳腺肿块2天。体格检查：左乳腺外上象限可触及一外形不规则肿块。

1. 有助于明确临床诊断的体征有（ABCEF）

A. 肿块质地坚硬　　　　　　　B. 肿块与表面皮肤有粘连

C. 肿块活动度小　　　　　　　D. 双侧乳腺大小对称

E. 肿块表面皮肤凹陷　　　　　F. 双侧乳头内陷

2. 为迅速明确临床诊断，首选的辅助检查方法包括（ABE）

A. 乳腺B超　　　　　　　　　B. 乳腺钼靶检查

C. 腹部B超　　　　　　　　　D. 胸片

E. 穿刺病理活检　　　　　　　F. 全身骨扫描

3. 乳腺癌侵犯Cooper韧带，引起的皮肤相应改变为（E）

A. 橘皮样改变　　　　　　　　B. 皮肤溃疡

C. 乳头内陷　　　　　　　　　D. 局部水肿

E. 酒窝征　　　　　　　　　　F. 铠甲胸

······· 重点梳理 ·······

（一）急性乳腺炎

1. 病因　乳汁淤积；细菌入侵，主要致病菌是金黄色葡萄球菌，其次为链球菌。

2. 临床表现　多发生于初产妇。

（1）早期：局部红、肿、热、痛，伴发热、乏力等全身症状。

（2）进展期：全身炎症表现加重，寒战、高热、心率加快，可有患侧腋窝淋巴结肿大、压痛，白细胞计数明显升高。

（3）后期：脓肿形成，为单房或多房性，可向外破溃，或向乳房和胸肌间疏松组织破溃形成乳房后脓肿，严重者可并发脓毒症。

3. 诊断 ①乳房局部表现红、肿、热、痛，同侧腋窝淋巴结肿大，有压痛，全身性炎症表现。②白细胞及中性粒细胞比例升高。③炎症早期乳汁细菌培养或脓肿形成后穿刺抽出脓液，行细菌培养和药敏试验阳性。

4. 治疗 患侧乳房停止哺乳并排空乳汁。应用健侧哺乳，感染严重时应终止泌乳，常用药物有口服溴隐亭，肌内注射苯甲酸雌二醇，以及中草药。蜂窝织炎期以抗生素治疗为主，脓肿形成后，及时做脓肿切开引流。

（二）乳腺纤维腺瘤

1. 诊断 ①乳腺内圆形或椭圆形、有一定韧性和弹性的肿块，表面光滑易活动，与皮肤或胸壁无粘连。月经周期对肿块大小无影响。②乳腺超声示肿块形态规整，边界清晰，边缘光滑整齐，内部回声均质，如有钙化斑多为颗粒状或弧形，血流信号检出率低。③穿刺活检或切除活检可确诊。

2. 治疗 手术切除是治疗的唯一方法。

（三）乳腺囊性增生病

1. 病因 本病系雌、孕激素比例失调，使乳腺实质增生过度和复旧不全。部分乳腺实质成分中女性激素受体的质和量异常，使乳房各部分的增生程度参差不齐。

2. 临床表现 一侧或双侧乳房胀痛和肿块是本病的主要表现，部分患者具有周期性。乳房胀痛一般于月经前明显，月经后减轻，严重者整个月经周期都有疼痛。体检发现一侧或双侧乳房内可有大小不一，质韧的单个或多个的结节，可有触痛，与周围分界不清，亦可表现为弥漫性增厚。少数患者可有乳头溢液，多为浆液性或浆液血性液体。本病病程较长，发展缓慢。

3. 治疗 主要是对症治疗，可用中药或中成药调理。对局限性增生者应定期复查，一般在月经结束后 5～7 天复查。如肿块局限，药物治疗后无明显消退，疑乳腺癌时可做穿刺活检，若存在不典型增生，或患者有乳腺癌家族史等高危因素时，可综合考虑患者情况行手术治疗。

（四）乳腺癌

1. 概述 乳腺癌是女性最常见的恶性肿瘤之一。病理类型可分为非浸润性癌、浸润性特殊癌、浸润性非特殊癌及其他罕见癌。通过局部扩散、淋巴转移或血运转移的途径发展播散。

2. 临床表现 ①多为单发、质硬、边缘不规则、表面欠光滑的无痛性肿块。②乳头溢液。③肿瘤侵犯 Cooper 韧带后与皮肤粘连，出现"酒窝征"；若癌细胞阻塞了淋巴管，会出现"橘皮样改变"；乳腺癌晚期，可形成"皮肤卫星结节"。④乳头、乳晕异常。⑤初期同侧腋窝淋巴结肿大，质硬、散在、可推动；随着病情发展，淋巴结逐渐融合，并与皮肤和周围组织粘连、固定；晚期可在锁骨上和对侧腋窝摸到转移的淋巴结。⑥隐匿性乳腺癌，少数病例以腋窝淋巴结肿大为首发症状而就诊，未找到乳腺原发灶。⑦炎性乳腺癌，生长迅速，乳腺广泛发红，伴局部皮肤水肿，局部皮肤温度可有轻度升高，易误诊为乳腺炎。⑧最常见的远处转移依次为骨、肺、肝。

3. 辅助检查 乳腺钼靶 X 线摄影、乳腺超声、乳腺磁共振成像检查。

4. 治疗

(1) 手术治疗:对早期乳腺癌患者,手术治疗是首选。全身情况差、主要脏器有严重疾病、年老体弱不能耐受手术者属手术禁忌。术式:①保留乳房的乳腺癌切除术。②乳腺癌改良根治术,目前最常用。③乳腺癌根治术和乳腺癌扩大根治术。④全乳房切除术。⑤前哨淋巴结活检术及腋窝淋巴结清扫术。

(2) 化学治疗:乳腺癌是术后化疗最有效的肿瘤之一,应于术后早期使用(不超过 1 个月),浸润性肿瘤直径>2 cm、淋巴结转移是化疗的指征。手术前辅助化疗称为新辅助化疗,多用于局部晚期病例。

(3) 内分泌治疗:乳腺癌激素受体(ER、PR)检测阳性是内分泌治疗的重要依据。卵巢去势是最常见的非药物内分泌治疗。药物治疗:①竞争性治疗,如他莫昔芬。②抑制性治疗,芳香化酶抑制剂如依西美坦、来曲唑、阿那曲唑,于绝经后妇女使用,可抑制雄激素转化为雌激素从而抑制肿瘤生长。③添加性治疗,常用孕激素类药物。

(4) 放射治疗:是乳腺癌局部治疗的手段之一。在保留乳房的乳腺癌手术后,放射治疗是重要组成部分,应于肿块局部广泛切除后给予适当剂量放射治疗。

(5) 靶向治疗:曲妥珠单抗对 HER2 过度表达的乳腺癌患者有良好效果,可降低乳腺癌患者术后的复发转移风险,提高无病生存期。

5. 转诊
疑似有乳腺癌、新发现有乳腺肿块的患者、有乳腺癌家族史,均需定期到上级或专科医院检查。

五、腹外疝

例题

腹外疝最重要的发病原因是(B)

A. 经常从事导致腹内压增高的工作　　B. 腹壁有薄弱点或腹壁缺损

C. 排尿困难　　　　　　　　　　　　D. 长期便秘

E. 慢性咳嗽

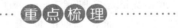

(一) 概述

1. **病因**　腹壁强度降低、腹内压力增高。

2. **分型**　易复性疝、难复性疝、嵌顿性疝、绞窄性疝。滑动性疝属于难复性疝。

(二) 腹股沟疝

1. **临床表现**　腹股沟斜疝的基本表现是腹股沟区有一突出的肿块。肿块较小时,仅通过深环刚进入腹股沟管,疝环处仅有轻度坠胀感。

(1) 易复性斜疝:腹股沟区有肿块和偶有胀痛,无其他症状。肿块常在站立、行走、咳嗽或劳动时出现,多呈带蒂柄的梨形,可降至阴囊或大阴唇。用手按肿块并嘱患者咳嗽,可有膨胀性冲击感。患者平卧休息或用手将肿块向腹腔推送,肿块可向腹腔回纳而消失。用手指紧压腹股沟管深环,让患者起立并咳嗽,斜疝疝块不出现;移去手指,可见疝块由外上向内下鼓出。

(2)难复性斜疝:除胀痛稍重外,主要特点是疝块不能完全回纳,但疝内容物未发生器质性病理改变。滑动性斜疝除疝块不能完全回纳外,尚有消化不良和便秘等症状,多见于右侧。滑入疝囊的盲肠或乙状结肠可在疝修补时被误认为疝囊的一部分而被切开,应特别注意。

(3)嵌顿性疝:表现为疝块突然增大,伴明显疼痛。平卧或用手推送不能使疝块回纳。肿块紧张发硬,且有明显触痛。嵌顿内容物如为大网膜,局部疼痛常较轻微;如为肠袢,局部疼痛明显,可伴有腹部绞痛、恶心、呕吐、停止排便排气、腹胀等机械性肠梗阻表现。疝一旦嵌顿,自行回纳的机会较少。

(4)绞窄性疝:临床症状多较严重。但肠袢坏死穿孔时,疼痛可因疝块压力骤降而暂时有所缓解。疼痛减轻而肿块仍存在者,不可认为是病情好转。绞窄时间较长者,由于疝内容物发生感染,侵及周围组织,引起疝外被盖组织的急性炎症。严重者可发生脓毒症。

(5)腹股沟直疝:常见于年老体弱者,患者直立时,在腹股沟内侧端、耻骨结节上外方出现一半球形肿块,不伴疼痛或其他症状。平卧后疝块多能自行消失,不需用手推送复位。直疝很少进入阴囊,极少发生嵌顿。疝内容物常为小肠或大网膜。膀胱有时可进入疝囊,成为滑动性直疝,手术时应予以注意。

2. 斜疝和直疝的鉴别

鉴别要点	斜疝	直疝
发病年龄	多见于儿童及青壮年	多见于老年
突出途径	经腹股沟管突出,可进阴囊	由直疝三角突出,很少进入阴囊
疝块外形	椭圆或梨形,上部呈蒂柄状	半球形,基底较宽
回纳疝块后压住深环	疝块不再突出	疝块仍可突出
精索与疝囊的关系	精索在疝囊后方	精索在疝囊前外方
疝囊颈与腹壁下动脉的关系	疝囊颈在腹壁下动脉外侧	疝囊颈在腹壁下动脉内侧
嵌顿机会	较多	极少

3. 治疗

(1)1岁以下婴幼儿可暂不手术。婴幼儿腹肌可随躯体生长逐渐强壮,疝有自行消失的可能。可用棉线束带或细带压住腹股沟管深环,防止疝块突出并给发育中的腹肌以加强腹壁的机会。

(2)年老体弱或伴有其他严重疾病而禁忌手术者,白天可在回纳疝内容物后,将医用疝带一端的软压垫对着疝环顶住,阻止疝块突出。

(3)腹股沟疝最有效的治疗方法是手术修补。婴幼儿的腹肌在发育中可逐渐强壮而使腹壁加强,单纯疝囊高位结扎常能获得满意的疗效,不需施行修补术。绞窄性斜疝因肠坏死而局部有严重感染,常采取单纯疝囊高位结扎、避免施行修补术,因感染常使修补失败。

(4)嵌顿性疝原则上需要紧急手术。可先试行手法复位的情况:①嵌顿时间在3～4小时内,局部压痛不明显,无腹膜刺激征;②年老体弱或伴有其他较严重疾病而估计肠袢尚未坏死者。

（三）股疝

1. 临床表现

（1）疝块往往不大，常在腹股沟韧带下方卵圆窝处表现为一半球形的突起。由于疝囊颈较小，咳嗽冲击感不明显。平卧回纳内容物后，疝块有时不能完全消失。

（2）易复性股疝的症状较轻，常不为患者所注意，尤其在肥胖者更易疏忽。部分患者可在久站或咳嗽时感到患处胀痛，并有可复性肿块。

（3）股疝如发生嵌顿，除引起局部明显疼痛外，常伴有较明显的急性机械性肠梗阻，严重者甚至可以掩盖股疝的局部症状。

2. 鉴别诊断

（1）腹股沟斜疝：腹股沟斜疝位于腹股沟韧带上内方，股疝则位于腹股沟韧带下外方。较大的股疝除疝块的一部分位于腹股沟韧带下方外，一部分有可能在皮下伸展至腹股沟韧带上方。用手指探查腹股沟管外环是否扩大，有助于鉴别。

（2）脂肪瘤：股疝疝囊外常有增厚的脂肪组织层，疝内容物回纳后，局部肿块可不完全消失。脂肪瘤基底不固定而活动度较大，股疝基底固定而不能被推动。

（3）肿大的淋巴结：嵌顿性股疝常误诊为腹股沟区淋巴结炎。

（4）大隐静脉曲张结节样膨大：卵圆窝处结节样膨大的大隐静脉在站立或咳嗽时增大，平卧时消失，可被误诊为易复性股疝。压迫股静脉近心端可使结节样膨大增大；常伴下肢其他部分静脉曲张。

（5）髂腰部结核性脓肿：脊柱或骶髂关节结核所致寒性脓肿可沿腰大肌流至腹股沟区，表现为肿块，可有咳嗽冲击感，且平卧时可暂时缩小。脓肿多位于腹股沟的外侧部、偏髂窝处，有波动感。检查脊柱常可发现腰椎有病征。

3. 治疗
股疝易嵌顿，应及时手术。手术方法一般用疝囊高位结扎加修补术。修补方法最常用 McVay 法。

4. 健康教育
积极治疗导致腹压增高的疾病，术后 3 个月避免体力劳动。有嵌顿症状及时就医。

六、阑尾炎

 例题

女，33 岁。入院前 10 小时感脐周部隐痛不适伴数次恶心、呕吐，吐出物为胃内容物，4 小时后转移至右下腹疼痛，呈持续性、阵发性加剧，渐起高热且有寒战。查体：两眼巩膜可疑黄染，肝肋下未及，肝区叩痛可疑阳性，右下腹压痛，无肌紧张及反跳痛。急诊拟"腹痛待查"收入病房。最可能的诊断是(D)

A. 卵巢囊肿扭转   B. 胃、十二指肠溃疡穿孔

C. 急性胆道感染   D. 急性阑尾炎

E. 急性肠系膜淋巴结炎

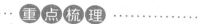

（一）急性阑尾炎

1. **概述** 急性阑尾炎是外科常见病,是最多见的急腹症。

2. **病因** 阑尾管腔阻塞,是急性阑尾炎最常见的病因;细菌入侵;阑尾先天畸形。

3. **临床表现**

（1）症状:①典型表现为转移性右下腹痛,多起于脐周部和上腹部,6~8 小时后转移并固定在右下腹部,呈持续性加重。②早期可有恶心、呕吐,但程度较轻;盆位阑尾炎时,炎症刺激直肠和膀胱,可引起里急后重感和排尿疼痛等症状;弥漫性腹膜炎时,可致麻痹性肠梗阻。③早期有乏力、头痛等;炎症加重时,可有口渴、脉速、发热等全身感染中毒症状;阑尾穿孔或门静脉炎时,可有畏寒、高热或轻度黄疸。

（2）体征:①右下腹麦氏点固定压痛是阑尾炎最主要和典型的体征,是诊断阑尾炎的重要依据。②腹膜刺激征,提示阑尾炎症加重,出现化脓、坏疽或穿孔等病理改变。③扪及右下腹压痛性肿块,应考虑阑尾周围脓肿。④结肠充气试验,右下腹痛者为阳性。⑤腰大肌试验阳性,说明阑尾为盲肠后位,靠近腰大肌前方。⑥闭孔内肌试验阳性,说明阑尾靠近闭孔内肌。⑦直肠指检直肠右前壁有触痛,提示阑尾位于盆腔或炎症已波及盆腔。

4. **并发症**

（1）急性阑尾炎的并发症:腹腔脓肿,内、外瘘形成,化脓性门静脉炎。

（2）阑尾切除术后并发症:出血、切口感染、粘连性肠梗阻、阑尾残株炎、粪瘘。

5. **辅助检查**

（1）实验室检查:白细胞计数、中性粒细胞比例增高。阑尾炎症可刺激输尿管或膀胱,尿中可出现少量红细胞、白细胞,应除外泌尿系统结石等病变。

（2）影像学检查:①腹部平片可见盲肠扩张和液气平面,偶见钙化的肠石和异物影。②超声可发现肿大的阑尾或脓肿。③CT 有助于阑尾周围脓肿的诊断。

（3）腹腔镜检查:可直观观察阑尾情况,也能分辨与阑尾炎有相似症状的其他脏器疾病,对明确诊断具有决定性作用。明确诊断后,同时可经腹腔镜做阑尾切除术。

6. **鉴别诊断** 需与胃十二指肠溃疡穿孔、异位妊娠、卵巢囊肿扭转、右侧输尿管结石、急性肠系膜淋巴结炎、肺部感染、胸膜炎、急性胃肠炎、回盲部肿瘤、梅克尔憩室炎、慢性炎性肠病等相鉴别。

7. **治疗** 绝大多数急性阑尾炎一旦确诊,应早期手术治疗。

（1）急性单纯性阑尾炎:行阑尾切除术。

（2）急性化脓、坏疽性阑尾炎或穿孔性阑尾炎:行阑尾切除术,如腹腔已有脓液,可清除脓液后关闭腹膜,根据腹腔感染程度、积脓多少决定是否放置腹腔引流管。术中注意保护切口、冲洗切口。

（3）阑尾周围脓肿:阑尾脓肿尚未破溃穿孔时,可切除阑尾。如脓肿已局限在右下腹,病情平稳,不强求做阑尾切除术,给予抗生素,并加强全身支持治疗,以促进脓液吸收、脓肿消退。

如无局限趋势,应行切开引流术。

(二) 慢性阑尾炎

1. 概述　大多数慢性阑尾炎由急性阑尾炎转变而来,少数可开始即呈慢性过程。

2. 临床表现

(1) 常有右下腹疼痛,有的患者仅有隐痛或不适,剧烈活动或饮食不节可诱发急性发作。

(2) 主要体征是阑尾部位的局限性压痛,位置较固定。左侧卧位体检时,少数患者在右下腹可扪及条索状肿物。

3. 诊断

(1) 有典型的急性阑尾炎发作史、阑尾周围炎或阑尾脓肿史,以后同一部位反复疼痛。

(2) 反复检查证实固定存在和固定位置的阑尾局限性压痛。

(3) X 线钡剂灌肠检查见阑尾虽充盈但排空延迟,阑尾不充盈或充盈不规则,阑尾较固定或扭曲,透视下阑尾部位有压痛。

4. 治疗　诊断明确后行阑尾切除术。

(三) 特殊类型阑尾炎

1. 新生儿急性阑尾炎　新生儿阑尾呈漏斗状,不易发生由淋巴滤泡增生或肠石所致阑尾管腔阻塞。

(1) 由于新生儿不能提供病史,其早期表现又无特殊性,仅有厌食、恶心、呕吐、腹泻和脱水等,发热和白细胞升高均不明显,术前难以早期确诊,穿孔率高,死亡率高。

(2) 诊断时应仔细检查右下腹部压痛和腹胀等体征,并应早期手术治疗。

2. 小儿急性阑尾炎　小儿大网膜发育不全,不能起到足够的保护作用。病儿也不能清楚地提供病史。

(1) 临床特点:①病情发展较快且较重,早期即出现高热、呕吐等症状。②右下腹体征不明显、不典型,但有局部压痛和肌紧张,是小儿阑尾炎的重要体征。③穿孔率较高,并发症和死亡率也较高。

(2) 治疗原则:早期手术,并配合输液、纠正脱水,应用广谱抗生素等。

3. 妊娠期急性阑尾炎　较常见。

(1) 妊娠中期子宫增大较快,盲肠和阑尾被增大的子宫推挤向右上腹移位,压痛部位也随之上移。腹壁被抬高,炎症阑尾刺激不到壁腹膜,使压痛、肌紧张和反跳痛均不明显;大网膜难以包裹炎症阑尾,腹膜炎不易被局限而易在腹腔内扩散。这些因素致使妊娠中期急性阑尾炎难以诊断,炎症发展易致流产或早产,威胁母子生命安全。

(2) 治疗以早期阑尾切除术为主。妊娠后期的腹腔感染难以控制,更应早期手术。围手术期应加用黄体酮。手术切口需偏高,操作要轻柔,以减少对子宫的刺激。尽量不用腹腔引流。术后使用广谱抗生素。加强术后护理。临产期的急性阑尾炎如并发阑尾穿孔或全身感染症状严重时,可考虑经腹剖宫产术,同时切除病变阑尾。

4. 老年人急性阑尾炎

(1) 老年人对疼痛感觉迟钝,腹肌薄弱,防御功能减退,主诉不强烈,体征不典型,临床表现轻而病理改变却很重,体温和白细胞计数升高均不明显,容易延误诊断和治疗。老年人动脉硬化,阑尾动脉也会发生改变,易导致阑尾缺血坏死。老年人常伴发心血管病、糖尿病、肾功能不全等,使病情更趋复杂严重。

(2)一旦诊断应及时手术,同时注意处理伴发的内科疾病。

5. AIDS/HIV 感染患者的阑尾炎

(1)临床症状及体征与免疫功能正常者相似,但不典型,白细胞计数不高,常被延误诊断和治疗。超声或 CT 检查有助于诊断。

(2)阑尾切除术是主要的治疗方法,强调早期诊断并手术治疗,可获较好的短期生存。不应将 AIDS 和 HIV 感染者视为阑尾切除的手术禁忌证。

七、肠梗阻

 例题

肠梗阻的典型临床表现是(D)

A. 腹痛、腹胀、食欲不振、腹内包块　　　　B. 腹痛、腹胀、呕吐、胃型、肠鸣音亢进

C. 腹痛、腹胀、呕血、黑便、肠鸣音亢进　　D. 腹痛、腹胀、呕吐、肛门停止排便、排气

E. 腹痛、腹胀、腹泻、低热、肠鸣音减弱

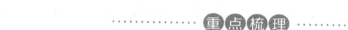

1. **概述**　肠内容物正常运行发生障碍,不能顺利通过肠道称为肠梗阻,是外科常见的急腹症。

2. **分型**

依据	分型
梗阻原因	机械性肠梗阻、动力性肠梗阻、血运性肠梗阻
肠壁血供情况	单纯性肠梗阻、绞窄性肠梗阻
梗阻部位	高位肠梗阻、低位肠梗阻
梗阻程度	完全性肠梗阻、不完全性肠梗阻
发病缓急	急性肠梗阻、慢性肠梗阻

3. **临床表现**

(1)腹痛:①阵发性绞痛多为单纯性机械性肠梗阻或不完全性肠梗阻。②持续性腹痛伴阵发性加重,为绞窄性肠梗阻的早期特点。

(2)腹胀:高位小肠梗阻不明显,低位小肠梗阻和结肠梗阻时明显。

(3)呕吐:①早期是反射性,晚期是反流性呕吐。②高位小肠梗阻时,呕吐出现早而频繁,内容物是胃液、胆汁。③低位小肠和结肠的梗阻时,呕吐出现晚,呈粪汁样。

(4)肛门停止排气、排便:①梗阻早期或不完全梗阻时,可有少量气和粪便排出。②完全性

梗阻时,后期完全停止排气、排便。③有肠绞窄时,可有血性液体排出。

(5)体征:①机械性肠梗阻可见肠形、蠕动波,有轻压痛,肠鸣音亢进。②绞窄性肠梗阻有腹膜刺激征,可触及有压痛的肿块等。③麻痹性肠梗阻主要为腹膨隆,肠鸣音减弱或消失。④如肿瘤所致肠梗阻,直肠指检可触及肠内、肠壁或肠外肿块。

4. 辅助检查

(1)实验室检查:①单纯性肠梗阻早期水、电解质变化不明显,随病情发展,有血液浓缩。②绞窄性肠梗阻白细胞计数和中性粒细胞比例增高,电解质、酸碱平衡失调。③呕吐物和粪便做隐血试验阳性,考虑肠管有血运障碍。

(2)X线检查:常用立位腹部X线平片。肠梗阻发生4～6小时,肠内气体增多,立位腹部X线平片可见多个气液平面;空肠黏膜环状皱襞可显示"鱼肋骨刺"状;结肠显示有结肠袋形。

5. 诊断

(1)是否肠梗阻:根据腹痛、呕吐、腹胀、肛门停止排气排便和腹部可见肠形或蠕动波,肠鸣音亢进等,一般可作出诊断。有时患者可不完全具备这些典型表现,特别是某些绞窄性肠梗阻早期,可与急性胃肠炎、急性胰腺炎、输尿管结石等混淆。除病史与详细的腹部检查外,实验室检查与X线检查可有助于诊断。

(2)是机械性还是动力性梗阻:机械性肠梗阻具有典型临床表现,早期腹胀可不显著。麻痹性肠梗阻肠蠕动减弱或消失,腹胀显著,肠鸣音微弱或消失。腹部X线平片和CT检查对鉴别诊断有价值,麻痹性肠梗阻显示大、小肠全部充气扩张;机械性肠梗阻胀气限于梗阻以上的部分肠管,即使晚期并发肠绞窄和麻痹,结肠也不会全部胀气。

(3)是单纯性还是绞窄性梗阻:有下列表现者,应考虑绞窄性肠梗阻可能,须尽早进行手术治疗。

1)腹痛发作急骤,初始即为持续性剧烈疼痛,或在阵发性加重之间仍有持续性疼痛。有时出现腰背部痛。

2)病情发展迅速,早期出现休克,抗休克治疗后改善不明显。

3)有腹膜炎表现,体温上升、脉率增快、白细胞计数增高。

4)腹胀不对称,腹部有局部隆起或触及有压痛的肿块(孤立胀大的肠袢)。

5)呕吐出现早而频繁,呕吐物、胃肠减压抽出液、肛门排出物为血性。腹腔穿刺抽出血性液体。

6)腹部X线检查见孤立扩大的肠袢。

7)经积极的非手术治疗,症状体征无明显改善。

(4)是高位还是低位梗阻

1)高位小肠梗阻呕吐发生早而频繁,腹胀不明显;低位小肠梗阻腹胀明显,呕吐出现晚而次数少,并可吐粪样物;结肠梗阻与低位小肠梗阻的临床表现很相似。

2)X线检查有助于鉴别,低位小肠梗阻,扩张的肠袢在腹中部,呈"阶梯状"排列,结肠梗阻时扩大的肠袢分布在腹部周围,可见结肠袋,胀气的结肠阴影在梗阻部位突然中断,盲肠胀气最显著。

（5）是完全性还是不完全性梗阻:完全性梗阻呕吐频繁,如为低位梗阻则腹胀明显,完全停止排便、排气。X线检查见梗阻以上肠祥明显充气扩张,梗阻以下结肠内无气体。不完全性梗阻呕吐与腹胀均较轻,X线所见肠祥充气扩张不明显,结肠内可见气体存在。

（6）引起梗阻的原因:临床上粘连性肠梗阻最为常见,多发生于以往有过腹部手术、损伤或炎症史的患者。嵌顿性或绞窄性腹外疝也是常见的肠梗阻原因。新生儿以肠道先天性畸形为多见,2岁以内的小儿多为肠套叠。蛔虫团所致的肠梗阻常发生于儿童。老年人以肿瘤及粪块堵塞为常见。

6. 治疗

（1）非手术治疗:禁食、水;胃肠减压;纠正水、电解质紊乱和酸碱平衡失调;防治感染;对症处理。

（2）手术治疗

1）单纯解除梗阻的手术:如粘连松解术,肠切开取除肠石、蛔虫等,肠套叠或肠扭转复位术等。

2）肠切除肠吻合术:对肠管因肿瘤、炎症性狭窄,或局部肠祥已经失活坏死,则应做肠切除肠吻合术。

3）肠短路吻合术:当梗阻部位切除有困难,为解除梗阻,可分离梗阻部远近端肠管做短路吻合,旷置梗阻部。

4）肠造口或肠外置术:适用于肠梗阻部位的病变复杂或患者情况很差,不允许行复杂的手术时。

7. 转诊 确诊急性肠梗阻、诊断不明确但高度怀疑绞窄性肠梗阻者,应及时转往上级医院。伴休克者,行抗休克治疗,待病情稳定后,紧急转往上级医院。

八、溃疡病穿孔

例题

（1～3题共用题干）

男,38岁。腹部疼痛4小时入院,患者于4小时前因大量饮酒后突发腹部疼痛,为剑突下持续性疼痛,休息后无缓解,疼痛不随体位改变而减轻,并伴有呕吐、腹胀,无呕血、黑便,无发热、咳嗽、气促、心悸等不适。患者既往有胃、十二指肠溃疡病史,无外伤史、肝炎病史。

1. 该患者考虑的诊断有（ACEFG）

A. 急性肠梗阻   B. 急性阑尾炎

C. 胃癌   D. 脾破裂

E. 急性胆囊炎   F. 胃十二指肠溃疡穿孔

G. 急性胃肠炎

2. 应予以哪些检查（ABCDEF）

A. 肾功能   B. 腹部B超

C. 血常规   D. 粪便隐血试验

E. 凝血功能   F. 粪便常规

G. 腹腔穿刺

3. 提示:消化道钡餐示胃小弯处有龛影,边缘整齐。胃镜示溃疡。腹部立位平片可见膈下游离气体。患者最可能的诊断为(D)

A. 急性阑尾炎 　　　　　　　　　　B. 急性肠梗阻

C. 胃癌 　　　　　　　　　　　　　D. 胃溃疡穿孔

E. 急性胃肠炎 　　　　　　　　　　F. 急性胆囊炎

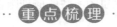

1. **概述** 溃疡穿孔后酸性的胃内容物流入腹腔,引起化学性腹膜炎。腹膜受到刺激产生剧烈腹痛和渗出,逐渐形成化脓性腹膜炎。常见病菌为大肠埃希菌、链球菌。

2. **临床表现**

(1) 患者突发上腹部"刀割样"剧痛,迅速波及全腹。面色苍白、出冷汗,伴恶心、呕吐。严重时可伴血压下降。

(2) 查体见患者表情痛苦,屈曲体位,不敢移动。腹式呼吸减弱或消失,全腹压痛,以穿孔处最重。腹肌紧张呈"板状腹",反跳痛明显。肠鸣音减弱或消失。叩诊肝浊音界缩小或消失,可闻移动性浊音。

3. **实验室检查** 白细胞计数升高,立位 X 线检查膈下可见新月状游离气体影。

4. **诊断** 既往有溃疡病史,突发上腹部"刀割样"剧痛和"板状腹",膈下游离气体影,可确定诊断。

5. **鉴别诊断** 需与急性胆囊炎、急性胰腺炎、急性阑尾炎等相鉴别。

6. **治疗** 以穿孔缝合术为主要术式,术后仍需正规的抗溃疡药物治疗。彻底性的手术可选择胃大部切除术。穿孔时间短,腹腔污染轻微者可选腹腔镜方式;穿孔时间长,腹腔污染重者应选择开腹方式。

九、胆囊炎

 例题

某女性,右上腹疼痛,向右肩放射,恶心,呕吐,伴畏寒发热 1 周。查体:急性病容,腹平坦,Murphy 征阳性,右上腹局部肌紧张,反跳痛。最可能诊断为(E)

A. 胆总管结石 　　　　　　　　　　B. 化脓性胆管炎

C. 胰头癌 　　　　　　　　　　　　D. 胆道蛔虫症

E. 急性胆囊炎

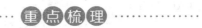

(一)急性胆囊炎

1. **病因**

(1) 急性结石性胆囊炎:初期的炎症可能是结石直接损伤受压部位的胆囊黏膜引起,细菌感染在胆汁淤滞的情况下出现。主要原因:①胆囊管梗阻。②细菌感染,致病菌主要是革兰阴性杆菌,以大肠埃希菌最常见,其他有克雷伯菌、粪肠球菌、铜绿假单胞菌等。常合并厌氧菌感染。

(2)急性非结石性胆囊炎:常在严重创伤、烧伤、腹部非胆道手术后发生,部分患者伴有动脉粥样硬化。致病因素主要是胆汁淤滞和缺血,导致细菌的繁殖且血供减少,更容易出现胆囊坏疽、穿孔。

2. 临床表现

(1)典型表现为突发右上腹阵发性绞痛,常在饱餐、进油腻食物后,或夜间发作。疼痛常放射至右肩部、肩胛部和背部,伴恶心、呕吐、厌食等消化道症状。病变发展,疼痛可转为持续性并阵发性加剧。常有轻度发热,通常无畏寒;明显寒战高热,表示病情加重或已发生并发症。少数患者可出现轻度黄疸。

(2)右上腹压痛、反跳痛及肌紧张,Murphy 征阳性。可扪及肿大而有触痛的胆囊。胆囊发生坏疽、穿孔,可出现弥漫性腹膜炎。

3. 辅助检查

(1)实验室检查:多数患者白细胞计数升高。血清谷丙转氨酶、碱性磷酸酶、胆红素和淀粉酶可升高。

(2)影像学检查:首选 B 超,可显示胆囊增大及结石光团,囊壁增厚呈"双边"征。

4. 治疗

(1)非手术治疗:包括禁食、输液,纠正水、电解质及酸碱平衡失调,全身支持疗法;选择合适的抗生素或联合用药。使用维生素 K、解痉止痛等对症处理。

(2)手术治疗:方法包括胆囊切除术、胆囊造口术等。急症手术适应证:①发病在 48～72 小时内者。②经非手术治疗无效或病情加重者。③有胆囊穿孔、弥漫性腹膜炎、急性化脓性胆管炎、急性坏死性胰腺炎等并发症者。

(二)慢性胆囊炎

1. 临床表现 多数患者有胆绞痛病史。患者常在饱餐、进食油腻食物后出现腹胀、腹痛,疼痛程度不一,多在上腹部,可牵涉至右肩背部,较少出现畏寒、高热或黄疸,可伴有恶心、呕吐。腹部检查可无阳性体征,或仅有上腹部轻压痛,Murphy 征或呈阳性。

2. 诊断 右上或中上腹隐痛反复发作合并胆囊结石者,应考虑慢性胆囊炎诊断。超声检查可显示胆囊壁增厚,胆囊排空障碍或胆囊内结石。需与胃炎、反流性食管炎、消化性溃疡、急性胰腺炎、消化道肿瘤、右肾及输尿管疾病等相鉴别。

3. 治疗 确诊后应行胆囊切除术。不能耐受手术者可选择非手术治疗,方法包括应用抗生素等。

十、胆石症

 例题

怀疑有急性胆囊炎、胆石症时,首选的检查方法是(B)

A．CT
B．B超
C．胆囊造影
D．胆道镜检查
E．经皮肝穿刺胆管造影

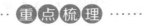

（一）胆囊结石

1. 临床表现 部分胆囊结石患者可终生无症状，称为无症状胆囊结石。

（1）胃肠道症状：进食后，特别是进油腻食物后，出现上腹部或右上腹部隐痛不适、饱胀，伴嗳气、呃逆等。

（2）胆绞痛：是典型表现，饱餐、进食油腻食物后，或睡眠时体位改变而发生。疼痛位于上腹部或右上腹部，呈阵发性，可向肩胛部和背部放射，多伴恶心、呕吐。

（3）Mirizzi综合征：持续嵌顿于胆囊颈部的和较大的胆囊管结石，可压迫引起肝总管狭窄或导致胆囊胆管瘘，表现为反复发作的胆囊炎、胆管炎及梗阻性黄疸。

（4）胆囊积液：胆囊结石长期嵌顿或阻塞胆囊管但未合并感染时，胆汁中的胆色素被胆囊黏膜吸收，并分泌黏液性物质，而致透明无色胆囊积液，称白胆汁。

2. 诊断 临床典型的绞痛病史是诊断的重要依据，影像学检查可帮助确诊。首选超声检查，显示胆囊内强回声团、随体位改变而移动、其后有声影即可确诊为胆囊结石。部分患者结石含钙超过10%，腹部X线可看到，应注意与右肾结石区别。CT、MRI可显示胆囊结石，不作为常规检查。

3. 治疗 腹腔镜胆囊切除是治疗有症状和/或并发症的胆囊结石的首选方法。胆囊切除术适应证：①结石数量多，结石直径2～3cm或以上。②胆囊壁钙化或瓷性胆囊。③伴有胆囊息肉≥1cm。④胆囊壁增厚（＞3mm）即伴有慢性胆囊炎。无症状的胆囊结石，需观察和随诊，不立即行胆囊切除。

（二）肝外胆管结石

1. 临床表现 平时可无症状，当结石梗阻胆管并继发感染时，典型的临床表现为Charcot三联征，即腹痛、寒战高热和黄疸。

（1）腹痛：发生在剑突下或右上腹，多为绞痛，呈阵发性发作，或为持续性疼痛阵发性加剧，可向右肩或背部放射，常伴恶心、呕吐。

（2）寒战高热：胆管梗阻继发感染导致胆管炎，胆管壁炎症水肿，加重梗阻致胆管内压升高，细菌及毒素逆行经毛细胆管入肝窦至肝静脉，再进入体循环引起全身感染。约2/3的患者可出现寒战高热，一般表现为弛张热，体温可高达39～40℃。

（3）黄疸：胆管梗阻后可出现黄疸。部分梗阻者，黄疸程度较轻；完全梗阻者，黄疸较深；结石嵌顿在Oddi括约肌部位常导致胆管完全梗阻，黄疸呈进行性加深。合并胆管炎时，胆管黏膜与结石的间隙由于水肿而缩小甚至消失，黄疸逐渐明显，随着炎症的发作及控制，黄疸呈间歇性和波动性。出现黄疸时常伴有尿色加深，粪色变浅，完全梗阻时大便呈陶土样，患者可出现皮肤瘙痒。

（4）体格检查：剑突下和右上腹部可有深压痛。可出现不同程度的腹膜刺激征及肝区叩痛。胆囊肿大可被触及，有触痛。

2. 辅助检查

（1）实验室检查：白细胞计数、中性粒细胞比例升高；血清胆红素值及结合胆红素比值升高，血清转氨酶和/或碱性磷酸酶升高；尿中胆红素升高，尿胆原降低或消失；粪中尿胆原减少。

（2）影像学检查：超声检查为首选，可发现胆管内结石及胆管扩张影像。磁共振胰胆管成像（MRCP）可明确结石的部位、数量、大小，以及胆管梗阻的部位和程度。经内镜逆行胰胆管造影术（ERCP）诊断肝外胆管结石的阳性率高。

3. 鉴别诊断

（1）右肾绞痛：始发于右腰或胁腹部，可向右股内侧或外生殖器放射，伴肉眼或镜下血尿，无发热，腹软，无腹膜刺激征，右肾区叩击痛或脐旁输尿管行程压痛。腹部平片可显示肾、输尿管区结石。

（2）肠绞痛：以脐周为主。如为机械性肠梗阻，则伴恶心、呕吐，腹胀，无肛门排气排便。腹部可见肠形，肠鸣音亢进，或可闻气过水声；可有不同程度和范围的腹部压痛和/或腹膜刺激征。腹部平片显示有肠胀气和气液平面。

（3）壶腹癌或胰头癌：黄疸者需作鉴别，该病起病缓慢，黄疸呈进行性加深；可无腹痛或腹痛较轻，或仅有上腹不适，一般不伴寒战高热。体检时腹软、无腹膜刺激征，肝大、常可触及肿大胆囊；晚期有腹水或恶病质表现。ERCP 或 MRCP 和 CT 检查有助于诊断。EUS 检查对鉴别诊断有较大帮助。

4. 治疗 以手术治疗为主。

（1）手术原则：①术中尽可能取尽结石。②解除胆道狭窄和梗阻，去除感染病灶。③术后保持胆汁引流通畅，预防胆石再发。

（2）手术方式：①胆总管切开取石、T 管引流术。②胆肠吻合术，常用胆管空肠 Roux-en-Y 吻合术。③Oddi 括约肌成形术。④经内镜下括约肌切开取石术。

（3）T 管引流胆汁量平均每天 200～300 mL，超过表示胆总管下端有梗阻。拔管注意事项：①拔管前常规行 T 管造影。②造影后应开放 T 管引流 24 小时以上，再试行闭管。③对长期使用激素，低蛋白血症及营养不良，老年人或一般情况较差者，T 管周围瘘管形成时间亦较长，应推迟拔管时间。④拔管时忌用暴力。

十一、胰腺疾病

例题

（1～2 题共用题干）

女，50 岁。上腹部持续性疼痛，向腰背部放射，伴呕吐 12 小时。既往有胆总管结石病史。查体：T 38 ℃，腹略膨隆，上腹正中压痛、反跳痛明显，轻度肌紧张，移动性浊音（＋），肠鸣音减弱。实验室检查：WBC 20×10^9/L，N 87％，血清钾 4 mmol/L，血清钠 135 mmol/L，血清氯

106 mmol/L,尿胆红素(－)。

1. 最可能的诊断是(B)

A. 急性胃穿孔　　　　　　　　　　B. 急性胰腺炎

C. 急性胆囊炎　　　　　　　　　　D. 急性肠梗阻

E. 急性胆管炎

2. 最有临床意义的检查是(E)

A. 血尿常规、血生化　　　　　　　B. 血淀粉酶

C. 尿淀粉酶　　　　　　　　　　　D. B超检查

E. 腹腔穿刺液淀粉酶检查

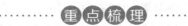

（一）急性胰腺炎

1. **病因**　胆道疾病、大量饮酒、暴饮暴食、胰管阻塞、内分泌与代谢障碍、手术与创伤、药物、感染等。

2. **临床表现**

(1)腹痛是主要症状,常于饱餐和饮酒后突然发作,腹痛剧烈,多位于左上腹,向左肩及左腰背部放射。

(2)腹胀与腹痛同时存在,早期为反射性,继发感染后由腹膜后的炎症刺激所致。腹膜后炎症越严重,腹胀越明显,腹腔积液时可加重腹胀,患者排便、排气停止。

(3)早期可出现恶心、呕吐,呕吐常剧烈而频繁,呕吐物为胃十二指肠内容物,偶可呈咖啡色,呕吐后腹痛不缓解。

(4)急性水肿性胰腺炎时压痛多只限于上腹部,常无明显肌紧张。重症急性胰腺炎腹部压痛明显,可伴肌紧张和反跳痛,可累及全腹。肠鸣音减弱或消失,腹腔渗液量大者移动性浊音阳性。

(5)轻症急性胰腺炎可不发热或轻度发热。合并胆道感染常伴寒战、高热。胰腺坏死伴感染时,持续性高热为主要症状之一。胆道结石嵌顿或肿大胰头压迫胆总管可出现黄疸。重症胰腺炎可有脉搏细速、血压下降,乃至休克。

(6)严重患者胰腺出血可经腹膜后途径渗入皮下,在腰部、季肋部和下腹部皮肤出现大片青紫色瘀斑,称 Grey-Turner 征;若出现在脐周,称 Cullen 征。

(7)血钙降低时,可出现手足抽搐。严重者可有 DIC 表现及中枢神经系统症状,如感觉迟钝、意识模糊乃至昏迷。

3. **辅助检查**

(1)血常规:多有白细胞计数增多及中性粒细胞核左移。

(2)淀粉酶:血清淀粉酶一般在起病后 2～12 小时开始升高,24 小时达高峰,48 小时开始下降,持续 3～5 天。血清淀粉酶超过正常值 3 倍及以上可确诊。尿淀粉酶在发病后 12～14 小时开始升高,下降缓慢,持续 1～2 周。

（3）C反应蛋白(CRP)：是反映组织损伤和炎症的非特异性标志物。胰腺坏死时，CRP明显升高。

（4）生化检查：持久的空腹血糖>10 mmol/L反映胰腺坏死，提示预后不良。低钙血症(<2 mmol/L)多见于重症急性胰腺炎，低血钙程度与临床严重程度相平行，若血钙低于1.5 mmol/L提示预后不良。

（5）CT扫描：是最具诊断价值的影像学检查。不仅能诊断急性胰腺炎，而且能鉴别是否合并胰腺组织坏死。在胰腺弥漫性肿大基础上出现质地不均、液化和蜂窝状低密度区，可诊断为胰腺坏死。

（6）超声：可发现胰腺肿大和胰周液体积聚。

4. 诊断　①急性、持续中上腹痛。②血淀粉酶或脂肪酶大于正常值上限3倍。③急性胰腺炎的典型影像学改变。具备以上3项中任意2项可确诊，诊断一般应在患者就诊后48小时内明确。

5. 鉴别诊断　需与消化性溃疡穿孔、胆石症和急性胆囊炎、急性肠梗阻、心肌梗死等疾病相鉴别。

6. 治疗

（1）非手术治疗：①禁食。②胃肠减压。③静脉输液，积极补充血容量，维持热能供应，维持水、电解质和酸碱平衡。④止痛，腹痛剧烈可给予哌替啶。⑤抗生素治疗。⑥抑酸治疗，静脉给予质子泵抑制剂或 H_2 受体拮抗剂。

（2）手术治疗：最常用的是坏死组织清除加引流术。手术适应证：①急性腹膜炎不能排除其他急腹症时。②伴胆总管下端梗阻或胆道感染者。③合并肠穿孔、大出血或胰腺假性囊肿。④胰腺和胰周坏死组织继发感染。

（二）慢性胰腺炎

1. 病因　长期大量饮酒和吸烟是慢性胰腺炎最常见的危险因素。

2. 临床表现　腹痛最常见。疼痛位于上腹部剑突下或偏左，常放射至腰背部，呈束腰带状。疼痛持续时间较长。可有食欲减退和体重下降。部分患者有胰岛素依赖性糖尿病和脂肪泻。通常将腹痛、体重下降、糖尿病和脂肪泻称为慢性胰腺炎的四联症。部分患者可出现黄疸。

3. 治疗

（1）非手术治疗：①戒烟、酒。②镇痛。③少食多餐，高蛋白质、高维生素、低脂饮食，控制糖的摄入。④补充胰酶。⑤控制糖尿病。⑥营养支持。

（2）手术治疗：慢性胰腺炎合并胆道梗阻、十二指肠梗阻和怀疑癌变者，应尽早手术。

（三）胰腺癌

1. 病因　吸烟、饮酒、糖尿病、慢性胰腺炎等。

2. 临床表现

（1）症状：最常见腹痛、黄疸和消瘦。胰头癌以腹痛、黄疸和上腹胀不适为主，胰体尾癌则以腹痛、上腹胀不适和腰背痛为多见。

（2）体征：早期无明显体征，典型胰腺癌可见消瘦、上腹压痛和黄疸。可扪及无压痛、肿大的胆囊，称 Courvoisier 征。晚期肿块多位于上腹部，呈结节状或硬块，一般较深，不活动。晚期患者可有腹水、锁骨上淋巴结肿大，或直肠指检触及盆腔转移结节。

3. 辅助检查

（1）实验室检查：血液、尿、粪检查，肿瘤标志物检测。

（2）影像学检查：包括 CT、超声、超声内镜、上消化道 X 线钡餐造影、ERCP、选择性动脉造影、经皮细针穿刺细胞学检查等。

4. 治疗　手术切除是胰头癌有效的治疗方法。常用胰头、十二指肠切除术。

5. 转诊　对可疑病例应及时转专科医院进一步诊治。

十二、急腹症

1. 病因　①空腔脏器病变，如穿孔、梗阻等；②实质脏器病变，如破裂出血、炎症感染等；③血管病变，如腹主动脉瘤破裂、肠扭转等。

2. 诊断　详细询问病史、认真细致的体格检查、合理的逻辑推断和分析对急腹症的诊断是不可替代的。

3. 治疗原则

（1）尽快明确诊断，针对病因采取相应措施。如暂时不能明确诊断，应采取措施维持重要脏器的功能，并严密观察病情变化，采取进一步的措施明确诊断。

（2）诊断尚未明确时，禁用强效镇痛剂，以免掩盖病情发展，延误诊断。

（3）需要进行手术治疗或探查者，必须依据病情进行相应的术前准备。

（4）如诊断不能明确，需行急诊手术探查的情况：①脏器有血运障碍，如肠坏死。②腹膜炎不能局限，有扩散倾向。③腹腔有活动性出血。④非手术治疗病情无改善或恶化。

（5）手术原则是救命放在首位，其次是根治疾病。手术选择力求简单又解决问题。在全身情况许可情况下，尽可能将病灶一次性根治；病情危重者，可先控制病情，待平稳后再行根治性手术。

十三、肛门直肠疾病

例题

肛裂三联征是指（A）

A. 肛裂、前哨痔、齿状线上肛乳头肥大　　　B. 内痔、外痔、肛裂

C. 内痔、外痔、前哨痔　　　D. 肛裂、内痔、前哨痔

E. 肛裂、前哨痔、外痔

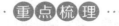

（一）肛管直肠脱垂

1. 诊断

（1）症状：多自幼年开始出现，诱因多为发病前腹泻、咳嗽，少数因用力过猛突发。初起脱

出部分自行还纳,继续发展则直肠脱出、嵌顿,需急诊处理。

（2）体征:令患者下蹲后用力屏气做排便动作,可见直肠黏膜堆积、脱出肛门外,黏膜有放射状纵沟,完全脱垂见环状沟,似塔状。多数肛管反复脱出,直肠黏膜水肿、增厚、粗糙和糜烂。发生溃疡时伴出血。

2. 治疗

（1）非手术治疗:饮食清淡、忌暴饮暴食;纠正便秘或腹泻;养成良好排便习惯,避免久蹲;服用补中益气中药;脱出的直肠,应立即还纳,用丁字带加压固定。

（2）注射疗法:直肠黏膜下注射法、直肠周围注射法。

（3）手术治疗:直肠悬吊。术后平卧2周,半年内不能负重。

（二）肛窦炎、肛乳头炎

1. 诊断

（1）症状:肛门疼痛,可放射至臀部及大腿后侧,伴有里急后重,肛门部潮湿,有分泌物,偶带血。

（2）体征:肛门皮肤湿润,可见渗出液。肛门指诊,触痛,可触到变硬、增大的肛乳头。

2. 治疗

（1）非手术治疗:温盐水灌肠;用10％蛋白银溶液或5％硝酸银溶液涂擦肛窦底部;热敷或热水坐浴;便秘者服用缓泻剂。外用药,如痔疮膏、化痔栓等。

（2）手术治疗:局麻后用肛门镜显露肛管,持肛窦钩,拉起肛窦,钳夹肥大的乳头,切开肛窦,结扎肛乳头。对病程久、常伴有肛门梳硬结者,需做硬结切开术。

（三）肛裂

1. 诊断

（1）症状:排便时肛门有间歇期疼痛。出血为鲜红色。便秘与肛裂有因果关系,而腹泻同样诱发肛裂发作,常有肛门瘙痒、不适。

（2）体征:常有肛裂三联征,包括齿状线上肛乳头肥大、前哨痔及肛裂。

2. 治疗

（1）一般治疗:热水坐浴,适当休息。便秘可服液体石蜡或中药麻仁滋脾丸等,忌长期服用泻药。

（2）外用药:复方安息香酸酊涂抹、普鲁卡因局封、亚甲蓝局部注射。

（3）手术治疗:常行肛裂切除术、侧方内括约肌切开术、肛管扩张术等。

（四）痔

1. 分类

（1）内痔

分度	特点
Ⅰ度	便时带血、滴血或喷射状出血,无内痔脱出,便后出血可自行停止

续　表

分度	特点
Ⅱ度	便时带血、滴血或喷射状出血,伴内痔脱出,便后可自行回纳
Ⅲ度	便时带血、滴血伴内痔脱出,需手法回纳
Ⅳ度	内痔脱出,不能回纳,内痔可伴发绞窄、嵌顿

（2）外痔：可分为血栓外痔、静脉曲张性外痔、炎性外痔、结缔组织外痔。

（3）混合痔：指内痔和相应部位的外痔相融合。

2. 诊断

（1）内痔：主要表现为出血和脱出,常见无痛性、间歇性便后出鲜血。

（2）外痔：主要表现为肛门不适、潮湿不洁、瘙痒,如血栓形成及皮下血肿则有剧痛,称为血栓性外痔。

（3）混合痔：内痔、外痔的症状同时存在,Ⅲ度以上的内痔多为混合痔。混合痔逐渐加重,呈环状脱出肛门外,称环状痔。

（4）嵌顿性痔或绞窄性痔：脱出痔块被痉挛的括约肌嵌顿,以致水肿、淤血甚至坏死。

3. 治疗

（1）原则：无症状的痔无需治疗,有症状的痔重在减轻、消除症状而非根治,以保守治疗为主。

（2）方法：调整饮食,坐浴;硬化剂注射、冷冻;结扎法、胶圈套扎疗法、痔切除术、吻合器痔上黏膜环切除术和血栓外痔剥离术等。

（五）肛门直肠周围脓肿

1. 诊断

（1）疼痛：肛提肌下方脓肿,位置较浅,疼痛出现早且程度明显;肛提肌上方脓肿位置深,疼痛轻,出现晚。

（2）全身症状：周身不适、头晕、乏力、发热、寒战、食欲不振等。

（3）辅助检查：白细胞计数、中性粒细胞比例升高。直肠腔内 B 超有助确诊。

2. 治疗　联合应用抗生素、温水坐浴、局部理疗、口服缓泻剂等;手术切开引流。

（六）肛瘘

1. 诊断　在肛门周围发现单个或多个外瘘口,并不断有少量脓性、血性、黏液性分泌物排出,有时肛门部潮湿、瘙痒或形成溃疡。瘘管位置低者,自外口向肛门方向可触及索条样瘘管。瘘管造影发现有窦道存在即可作出诊断。

2. 治疗　肛瘘不能自愈,必须手术治疗。治疗原则是将瘘管切开,形成完全敞开的创面,促使愈合。

十四、周围血管疾病

 例题

男,40 岁。既往健康,有烟酒嗜好。1 年多前发现左下肢浅静脉红肿、硬、压痛,踝部凹陷性水肿。5个月前感患肢凉、怕冷、麻木,活动时小腿肌肉有抽搐。检查:血压 130/85 mmHg,左股动脉弹性好,踝部静脉稍扩张,足背部动脉搏动减弱。胆固醇 11.5 mmol/L。诊断应考虑为(C)

A. 象皮腿
B. 动脉硬化闭塞症
C. 血栓闭塞性脉管炎
D. 下肢静脉曲张
E. 左下肢深静脉血栓

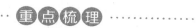

(一)单纯性下肢静脉曲张

1. **临床表现** 大隐静脉曲张多见,以左下肢多见,但双侧下肢可先后发病。下肢浅静脉扩张、伸长、迂曲。病程进展,交通静脉瓣膜破坏后可出现踝部轻度肿胀和足靴区皮肤营养性变化,包括皮肤萎缩、脱屑、瘙痒、色素沉着、皮肤和皮下组织硬结、湿疹和溃疡形成。

2. **体格检查** ①大隐静脉瓣膜功能试验。②深静脉通畅试验。③交通静脉瓣膜功能试验。

3. **辅助检查** 超声多普勒、静脉造影检查和静脉容积扫描等。

4. **治疗**

(1)非手术疗法:仅能改善症状。包括患肢穿弹力袜或弹力绷带,避免久站、久坐,间歇抬高患肢。适应证:①病变局限,症状轻微又不愿手术者。②妊娠期发病。③症状虽然明显,但手术耐受力极差者。

(2)硬化剂注射和压迫疗法:适用于少量、局限的病变,或作为手术的辅助疗法,处理残留的曲张静脉。

(3)手术疗法:是根本的治疗方法。凡有症状且无禁忌证者都应手术治疗,包括大隐或小隐静脉高位结扎及主干与曲张静脉剥脱术。已确定交通静脉功能不全的,可选择筋膜外、筋膜下或借助内镜做交通静脉结扎术。

(二)下肢深静脉血栓形成

1. **病因** 静脉损伤、血流缓慢和血液高凝状态是造成深静脉血栓形成的三大因素。

2. **临床表现**

(1)根据解剖部位分型:①中央型,起病急骤,全下肢明显肿胀,患侧髂窝、股三角区有疼痛和压痛,浅静脉扩张,患肢皮温、体温升高。②周围型,大腿肿痛,下肢肿胀一般不严重;局限在小腿部的深静脉血栓形成,突发小腿剧痛,患足不能着地踏平,行走时症状加重,小腿肿胀且有深压痛,踝关节过度背屈试验可导致小腿剧痛。③混合型,全下肢明显肿胀、剧痛,股三角区、腘窝、小腿肌层可有压痛,常伴体温升高、脉率加速(股白肿)。如病程继续进展,出现足背动脉和胫后动脉搏动消失,进而小腿和足背出现水疱,皮肤温度明显降低并呈青紫色(股青肿),处理不及时可发生静脉性坏疽。

(2)根据病程分型:①闭塞型,疾病早期,深静脉腔内阻塞,以严重的下肢肿胀和胀痛为特点,伴广泛浅静脉扩张,一般无小腿营养障碍性改变。②部分再通型,病程中期,深静脉以闭塞为主,伴早期再通,肢体肿胀与胀痛减轻,但浅静脉扩张更明显,或呈曲张,小腿远端色素沉着出现。③再通型,病程后期,深静脉大部分或完全再通,下肢肿胀减轻,但活动后加重,明显的浅静脉曲张、小腿出现广泛色素沉着和慢性复发性溃疡。④再发型,在已经再通的深静脉腔内,再次急性深静脉血栓形成。

3. 辅助检查 超声多普勒检查(首选)、下肢静脉顺行造影。

4. 治疗

(1)一般处理:卧床休息,抬高患肢,适当使用利尿剂。当全身症状和局部压痛缓解后,可进行轻便活动。起床活动时,应穿弹力袜或用弹力绷带。

(2)溶栓疗法:病程不超过72小时者,给予溶栓治疗。常用药物为尿激酶。

(3)抗凝疗法:抗凝剂有肝素和香豆素衍化物。

(4)祛聚疗法:祛聚药物包括右旋糖酐、阿司匹林、双嘧达莫和丹参等。

(5)手术疗法:多用于髂-股静脉血栓形成而病期不超过48小时者。

(三)血栓闭塞性脉管炎

1. 临床表现

(1)局部缺血期:患肢麻木、发凉、怕冷,轻度间歇跛行,患肢苍白,温度低。足背或胫后动脉搏动减弱,可伴游走性浅静脉炎。

(2)营养障碍期:症状加重,间歇跛行距离缩短,患肢持续性静息痛,夜间尤甚,影响睡眠。患肢更为苍白或潮红、紫斑,皮肤干燥,不出汗,趾甲变形,小腿肌萎缩,足背、胫后动脉搏动消失。

(3)组织坏死期:趾端或足部发黑、干枯,形成干性坏疽。若继发感染可转为湿性坏疽,出现高热等全身症状。患肢疼痛难忍,患者常抱足而坐,或昼夜下垂肢体以减轻疼痛,因而肢体明显肿胀。

2. 辅助检查 肢体抬高试验、多普勒超声检查或动脉造影。

3. 治疗

(1)戒烟,防寒保暖,不应使用热疗,适度锻炼。

(2)药物治疗,可用四妙勇安汤或阳和汤加减、血管扩张药、低分子右旋糖酐、止痛药。

(3)局部缺血、营养障碍期患者行腰交感神经切除术、大网膜移植术或动静脉转流术,组织坏死期患者做截肢(趾)术。

4. 转诊 治疗后病情无好转或加重,或已至组织坏死期,应转院治疗。

十五、创伤

(一)多发性创伤

1. 概述 多发性创伤指同一致病因子同时或相继造成两个或两个以上部位的损伤。一个部位的多处损伤是部位多发;两个或两个以上致病因子同时或相继造成的损伤称为复合伤。

2. 治疗原则 先治疗,后诊断;边治疗,边诊断。先处理危及生命的损伤。

3. 转诊 及时转送上级医院,转送过程中应注意选择合适的体位,抗休克,给氧,监测生命体征、尿量,保护创面和创口。

（二）软组织损伤

1. 概述　软组织专指体表的软组织,不包括体腔内的脏器。软组织损伤往往合并有骨折或内脏损伤。

2. 分类

（1）闭合性损伤:分为挫伤、扭伤及震荡伤等。

（2）开放性损伤:可分为擦伤、裂伤、割伤、刺伤、穿入伤及贯通伤。

3. 处理

（1）闭合性损伤:常用物理疗法,如伤后初期局部可用冷敷,12小时后改用热敷或红外线治疗,或包扎制动,可服用云南白药等。少数挫伤后有血肿形成时,可加压包扎。

（2）开放性损伤:止血、清创、修复和闭合伤口。

4. 转诊　①有脱位、骨折或内脏伤可能的闭合伤需转诊。②复杂的开放伤需转诊。伤口可以无菌敷料包裹,严重出血肢体可按要求上止血带。

十六、烧伤

例题

深Ⅱ度烧伤,烧伤深度可达（A）

A. 真皮深层

B. 皮肤全层

C. 表皮层

D. 骨骼

E. 皮下组织

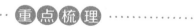

1. 烧伤面积的估算

（1）九分法

部位		占成人体表面积(%)		占儿童体表面积(%)
头颈	发部	3	9	9+(12－年龄)
	面部	3		
	颈部	3		
双上肢	双上臂	7	9×2	9×2
	双前臂	6		
	双手	5		
躯干	躯干前	13	9×3	9×3
	躯干后	13		
	会阴	1		
双下肢	双臀	男5;女6	9×5+1	9×5+1－(12－年龄)
	双大腿	21		
	双小腿	13		
	双足	男7;女6		

（2）手掌法：不论性别、年龄，患者并指的掌面约占体表面积1%。

2. 烧伤深度的识别

烧伤分度	表现
Ⅰ度	伤及表皮浅层，生发层健在，再生能力强。表面红斑状，干燥，烧灼感，3～7天脱屑痊愈，短期内有色素沉着
浅Ⅱ度	伤及表皮的生发层、真皮乳头层。局部红肿明显，有大小不一的水疱形成且内含淡黄色澄清液体；水疱皮如剥脱，创面红润、潮湿、疼痛明显。如不感染，1～2周内愈合，一般不留瘢痕，多有色素沉着
深Ⅱ度	伤及皮肤的真皮层，有大小不等的水疱，但去疱皮后，创面微湿，红白相间，痛觉较迟钝。如不感染，可融合修复，需时3～4周。常有瘢痕增生
Ⅲ度	全皮层烧伤甚至达到皮下、肌肉或骨骼。创面无水疱，呈蜡白或焦黄色甚至炭化，痛觉消失，局部温度低，皮层凝固性坏死后形成焦痂，触之如皮革，痂下可显树枝状栓塞的血管

3. 烧伤严重性分度

分度	表现
轻度烧伤	Ⅱ度烧伤面积10%以下
中度烧伤	Ⅱ度烧伤面积10%～30%，或Ⅲ度烧伤面积不足10%
重度烧伤	烧伤总面积30%～50%，或Ⅲ度烧伤面积10%～20%，或Ⅱ度、Ⅲ度不足上述百分比但已发生休克等并发症、呼吸道烧伤和较重的复合伤
特重烧伤	烧伤总面积50%以上，或Ⅲ度烧伤面积20%以上，或有严重并发症

4. 治疗原则

（1）现场急救

1）迅速脱离热源，减轻烧伤程度。忌奔跑呼叫，避免双手扑打火焰。热液浸渍的衣裤，可以冷水冲淋后剪开取下，避免强力剥脱。小面积烧伤立即用清水连续冲洗或浸泡。

2）保护受伤部位，在现场附近，创面只求不再污染、不再损伤，可用干净敷料或布类保护，或行简单包扎后送医院处理。避免用有色药物涂抹，增加随后深度判定的困难。

3）维护呼吸道通畅，必要时及时气管插管，给予氧气。合并CO中毒者应移至通风处，必要时应吸入氧气。

4）大面积严重烧伤早期应避免长途转送，休克期最好就近输液抗休克或加做气管切开；必须转送者应建立静脉输液通道，途中继续输液，保证呼吸道通畅。高度口渴、烦躁不安者常提示休克严重，应加快输液，只可少量口服盐水。转送路程较远者，应留置导尿管，观察尿量。

5）安慰和鼓励受伤者，使其情绪稳定。疼痛剧烈可酌情使用哌替啶等，已有休克者需经静脉滴注，注意避免抑制呼吸中枢。

6）注意有无复合伤，对大出血、开放性气胸、骨折等先施行相应的急救处理。

（2）入院后初期处理

1）Ⅰ度烧伤创面一般只需保持清洁和防止再损伤；Ⅱ度以上烧伤需做创面清创术。已并发休克者须先抗休克治疗；为缓解疼痛，清创前可注射镇痛镇静剂。

2）轻度烧伤主要为创面处理,包括清洁创周健康皮肤,创面可用 1∶1 000 苯扎溴铵或 1∶2 000 氯己定清洗、移除异物。浅Ⅱ度水疱皮应予保留,水疱大者可用消毒空针抽去水疱液。深度烧伤的水疱皮应予清除。

3）包扎疗法,内层用油质纱布,可添加适量抗生素,外层用吸水敷料均匀包扎,包扎范围应超过创周 5 cm。面、颈与会阴部烧伤不适合包扎处,予以暴露疗法。使用抗生素和破伤风抗毒素。

（3）补液疗法:伤后第一个 24 小时,每 1％烧伤面积(Ⅱ度、Ⅲ度)每千克体重应补充电解质液 1 mL 和胶体液 0.5 mL(电解质与胶体比例为 2∶1),另加基础水分 2 000 mL。伤后 8 小时内输入一半,后 16 小时输入另一半。广泛深度烧伤者与儿童烧伤者电解质与胶体比例可改为 1∶1。

十七、泌尿系统结石

例题

泌尿系统结石血尿常为(D)

A. 无痛性肉眼血尿   B. 终末血尿伴膀胱刺激症状

C. 初始血尿   D. 疼痛伴血尿

E. 血尿＋蛋白尿

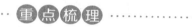

重点梳理

（一）肾结石

1. 临床表现　①疼痛常位于脊肋角、腰部和腹部,多呈阵发性,亦可呈持续性钝痛或刀割样绞痛,向下腹部及会阴部放射,伴恶心、呕吐。脊肋角叩击痛。②血尿,尿中排砂石;合并感染时有脓尿。③结石梗阻可引起肾积水,出现腹部或腰部肿块。④孤立肾或双肾结石因梗阻而引起无尿。

2. 辅助检查　尿常规、B超检查、X线检查。

3. 治疗

（1）解痉止痛:口服非甾体抗炎药。疼痛重者可用哌替啶、异丙嗪、吗啡。

（2）排石治疗:大量饮水,口服排石药物,体位排石。适应证:①结石＜0.6 cm,光滑。②无肾盂、输尿管连接部及输尿管狭窄,无尿路梗阻,无感染。③纯尿酸结石及胱氨酸结石。

（3）体外冲击波碎石:是上尿路结石最常用的治疗方法。适合于肾功能良好且肾盏出口、肾盂输尿管连接部及输尿管无狭窄患者。

（4）其他:输尿管镜取石或碎石术、经皮肾镜取石或碎石术。

（5）手术治疗:包括肾盂切开取石术、肾实质切开取石术、肾部分切除术及输尿管切开取石术。

（二）输尿管结石

1. 临床表现

（1）疼痛剧烈、阵发性发作,位于腰部或上腹部,沿输尿管放射至同侧腹股沟,可累及同侧睾丸或阴唇。结石在中段输尿管,疼痛放射至中下腹部。结石处于输尿管膀胱壁段或输尿管口,疼痛向尿道和龟头部放射。腹部平软,无明显压痛及反跳痛,肾区叩击痛明显。

(2) 多为镜下血尿。

(3) 输尿管结石引起尿路完全性梗阻时可出现恶心、呕吐。结石伴感染或输尿管膀胱壁段结石时,可有尿频、尿急、尿痛。

(4) 输尿管结石可合并上尿路急性或慢性感染,出现寒战、发热、腰痛等症状。

2. 辅助检查 尿常规、超声检查、X线腹部平片。

3. 治疗 同肾结石。

十八、前列腺疾病

男,40岁。近半年反复出现尿频、尿急、尿痛,排尿时尿道灼热,并伴有性功能减退,出现头昏、乏力、疲惫、失眠、情绪低落。直肠指检前列腺呈饱满、增大、质软、轻度压痛。前列腺液检查白细胞 20/HP。患者首先考虑(D)

A. 急性膀胱炎   B. 急性附睾炎   C. 慢性肾盂肾炎

D. 慢性前列腺炎   E. 慢性附睾炎

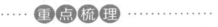重点梳理

(一) 前列腺炎

1. 临床表现

(1) 急性细菌性前列腺炎:发病突然,寒战、高热、尿频、尿急、尿痛。会阴部坠胀痛。可发生排尿困难或急性尿潴留。常伴发急性膀胱炎。

(2) 慢性细菌性前列腺炎:膀胱刺激症状,排尿时尿道不适或灼热。尿道口"滴白"。合并精囊炎时,可有血精。会阴部、下腹部隐痛不适,有时有腰骶部、腹股沟区等酸胀感。性功能减退。出现头昏、乏力、失眠,甚至焦虑、抑郁症状。

(3) 慢性非细菌性前列腺炎:临床表现类似慢性细菌性前列腺炎,但无反复尿路感染。盆腔、会阴部疼痛明显。直肠指检前列腺稍饱满,质软,轻度压痛。

2. 治疗

(1) 急性期需卧床休息、热水坐浴、理疗,避免长时间骑、坐车等。

(2) 应用抗菌药物,输液或大量饮水,使用止痛、解痉、退热等药物。如急性尿潴留,可采用耻骨上膀胱穿刺造瘘。

(二) 前列腺增生

1. 临床表现 ①膀胱刺激症状,如尿急、尿频、夜尿及急迫性尿失禁。②排尿踌躇、费力、时间延长、尿线变细、尿流无力、间断性排尿、终末余沥、尿潴留及充溢性尿失禁。

2. 治疗 前列腺增生未引起梗阻者一般无需处理。梗阻较轻或不能耐受手术者可采用

α受体阻滞剂、5α还原酶抑制剂或姑息性手术治疗。膀胱残余尿量超过 50 mL 或既往出现过急性尿潴留、全身状况能耐受手术者,应争取早日手术治疗,包括经尿道前列腺电切除术(TURP)、耻骨上经膀胱或耻骨后前列腺切除术。

十九、骨折与脱位

例题

股骨颈骨折的体征不包括(B)

A. 患肢常有外旋畸形

B. Bryant 三角底边延长

C. 患髋轴向叩击痛

D. 患肢短缩

E. 大转子突出

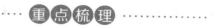

(一)常见骨折

1. 锁骨骨折

(1)外伤骨折后局部有肿胀、畸形、瘀斑和疼痛。患肩下沉,患者常用健侧手托患肢肘部,头部向患侧偏斜。

(2)触诊可摸到移位的骨折端,有局限性压痛和骨擦感。如暴力作用强大可合并神经、血管损伤。

(3)上胸部正位 X 线拍片是不可缺少的检查方法。

(4)儿童青枝骨折及成人无移位骨折可不做特殊治疗,仅用三角巾悬吊患肢 3~6 周即可开始活动。

(5)80%~90% 的中段骨折可采用手法复位,横"8"字绷带固定。

(6)切开复位内固定的指征:①患者不能忍受"8"字绷带固定的痛苦。②复位后再移位,影响外观。③合并神经、血管损伤。④开放性骨折。⑤陈旧骨折不愈合。⑥锁骨外端骨折,合并喙锁韧带断裂。

2. 肱骨近端骨折

(1)根据肱骨四个解剖部位(肱骨头、大结节、小结节和肱骨干)及相互之间的移位程度(以移位>1 cm 或成角畸形>45°为移位标准)进行分型,可分为一部分骨折、两部分骨折、三部分骨折、四部分骨折。根据骨折多因间接暴力所致的病史、X 线和 CT 检查,可做出明确诊断。

(2)对于无移位的肱骨近端骨折,包括大结节骨折、肱骨外科颈骨折,以及有轻度移位的两部分骨折、功能要求不高者,可用上肢三角巾悬吊 3~4 周,复查 X 线片示有骨折愈合迹象后,行肩部功能锻炼。

(3)多数移位的肱骨近端骨折的特点是两部分以上的骨折,应及时行切开复位钢板内固定。对于三部分、四部分骨折,也可行切开复位钢板内固定术,但对于特别复杂的老年人四部分骨折,可选择人工肱骨头置换术。

3. **肱骨干骨折**

(1) 受伤后,上臂出现疼痛、肿胀、畸形,皮下瘀斑,上肢活动障碍。可发现假关节活动,骨擦感,骨传导音减弱或消失。X 线片可确定骨折的类型、移位方向。

(2) 肱骨干中下 1/3 段骨折易发生桡神经损伤,表现为垂腕、各手指掌指关节不能背伸、拇指不能伸、前臂旋后障碍,手背桡侧皮肤感觉减退或消失。

(3) 治疗可选择手法复位外固定、切开复位内固定。

4. **肱骨髁上骨折**

(1) 伸直型肱骨髁上骨折:患者有手着地受伤史,肘部出现疼痛、肿胀、皮下瘀斑,肘部向后突出并处于半屈位,应考虑肱骨髁上骨折可能。检查局部明显压痛,有骨擦音及异常活动,肘前方可扪及骨折断端,肘后三角关系正常。通常是近折端向前下移位,远折端向上移位。注意有无神经、血管损伤,前臂肿胀程度,腕部桡动脉搏动,手的感觉及运动功能等。肘部正、侧位X 线平片不仅能确定骨折存在,更可准确判断骨折移位情况。

(2) 屈曲型肱骨髁上骨折:受伤后,局部肿胀、疼痛,肘后凸起,皮下瘀斑。检查可发现肘上方压痛,后方可扪及骨折端。X 线片可发现骨折存在及典型的骨折移位,即近折端向后下移位,远折端向前移位,骨折线呈由前上斜向后下的斜形骨折。合并血管、神经损伤者较少。

(3) 手法复位外固定:适用于受伤时间短,局部肿胀轻,没有血液循环障碍者。复位后用后侧石膏托在屈肘位固定 4~5 周,X 线片证实骨折骨痂形成,骨折端稳定,即可拆除石膏,开始功能锻炼。

(4) 手术治疗:适用于手法复位失败;小的开放伤口,污染不重;有神经血管损伤。

5. **前臂双骨折**　受伤后,前臂出现疼痛、肿胀、畸形及功能障碍。检查可发现骨擦音及假关节活动,骨传导音减弱或消失。尺骨上 1/3 骨干骨折可合并桡骨小头脱位,称为孟氏(Monteggia)骨折。桡骨干下 1/3 骨折合并尺骨小头脱位,称为盖氏(Galeazzi)骨折。

6. **桡骨远端骨折**

(1) 伸直型骨折(Colles 骨折):多为腕关节处于背伸位、手掌着地、前臂旋前时受伤。伤后局部疼痛、肿胀,侧面看呈"银叉样"畸形,正面看呈"枪刺样"畸形。局部压痛明显,腕关节活动障碍。X 线片可见骨折远端向桡、背侧移位,近端向掌侧移位。

(2) 屈曲型骨折(Smith 骨折):常于跌倒时,腕关节屈曲、手背着地受伤引起,也可由腕背部受到直接暴力打击发生。受伤后,腕部下垂,局部肿胀,腕背侧皮下瘀斑,腕部活动受限。局部有明显压痛。X 线片可发现近折端向背侧移位,远折端向掌侧、桡侧移位。

(3) 治疗以手法复位外固定为主,部分需要手术。术后应早期进行手指屈伸活动。4~6周后可去除外固定,逐渐开始腕关节活动。

7. **股骨颈骨折**

(1) 中老年人有摔倒受伤史,伤后感髋部疼痛,下肢活动受限,多数不能站立和行走。少数伤后并不立即出现活动障碍,数天后髋部疼痛逐渐加重,甚至不能行走,可能是稳定性骨折发展为不稳定性骨折。

(2) 患肢出现外旋畸形,一般为 45°~60°。

（3）髋部肿胀及瘀斑,有压痛、下肢轴向叩击痛。

（4）患肢缩短,患侧 Bryant 三角底边较健侧缩短;股骨大转子上移在 Nélaton 线以上。

（5）年龄过大,全身情况差,合并有严重心、肺、肾、肝等功能障碍不能耐受手术者,尽早预防和治疗全身并发症,全身情况允许后尽早尽快手术治疗。24 小时内不能完成手术者给予皮牵引或胫骨结节牵引。嘱其进行股四头肌等长收缩训练和踝、足趾的屈伸活动,避免静脉回流障碍或静脉血栓形成。

（6）股骨颈骨折治疗以手术为主,主要有闭合复位内固定术、切开复位内固定术、人工关节置换术。对全身状况尚好,Garden Ⅲ、Ⅳ型股骨颈骨折的老年患者,选择全髋关节置换术;对全身状况差、并发症多、预期寿命短者,选择半髋关节置换术。

8. 股骨转子间骨折　受伤后,转子区出现疼痛、肿胀、瘀斑,下肢不能活动。检查发现转子间压痛,下肢外旋畸形明显,可达 90°,有轴向叩击痛。测量可发现下肢短缩。X 线片可明确骨折的类型及移位情况。对有手术禁忌证者,采用胫骨结节或股骨髁上外展位骨牵引,10～12 周后逐渐扶拐下地活动。

9. 股骨干骨折

（1）股骨干上 1/3 骨折,由于髂腰肌、臀中肌、臀小肌和外旋肌的牵拉,使近折端向前、外及外旋方向移位;远折端由于内收肌的牵拉而向内、后方向移位;由于股四头肌、阔筋膜张肌及内收肌的共同作用而向近端移位。

（2）股骨干中 1/3 骨折,由于内收肌群的牵拉,使骨折向外成角。

（3）股骨干下 1/3 骨折,远折端由于腓肠肌的牵拉及肢体的重力作用而向后方移位,又由于股前、外、内肌牵拉的合力,使近折端向前移位,断端重叠,形成短缩畸形。

（4）3 岁以下儿童采用垂直悬吊皮肤牵引。成人和 3 岁以上儿童的股骨干骨折多采用手术内固定治疗。存在手术禁忌证的,可行持续牵引 8～10 周。

10. 胫腓骨骨折

（1）胫骨中上段的横切面是三棱形,至中下 1/3 交界处变成四方形,两者移行交界处,骨的形态转变,是骨折好发部位。

（2）胫骨的前内侧位于皮下,又有棱角,骨折端易穿破皮肤形成开放性骨折。

（3）胫骨的营养血管从胫骨上、中 1/3 交界处入骨内,在中、下 1/3 处的骨折营养动脉损伤,供应下 1/3 的血液循环明显减少,同时胫骨下 1/3 几乎无肌肉附着,血供少,易发生骨折延迟愈合或不愈合。

（4）胫骨上端与下端关节面相互平行,若骨折对位对线不良,易发生创伤性关节炎。

（5）小腿的肌筋膜与胫骨、腓骨和胫腓骨间膜一起构成 4 个筋膜室。由于骨折后骨髓腔出血,或肌肉损伤出血,或因血管损伤出血,均可引起骨筋膜室综合征,导致肌肉缺血坏死,后期成纤维化,将严重影响下肢功能。

（6）在腓骨颈,有腓总神经由腘窝后、外侧斜向下外方,经腓骨颈进入腓骨长、短肌及小腿前方肌群,腓骨颈有移位的骨折可引起腓总神经损伤。

（7）无移位的胫腓骨干骨折采用石膏固定。有移位的横行或短斜行骨折采用手法复位石膏固定。不稳定的胫腓骨干双骨折可采用微创或切开复位、钢板或髓内针固定。软组织损伤严重的开放性胫腓骨干双骨折,行彻底清创术后,选用髓内针或外固定架固定,同时可做局部皮瓣移植术。单纯胫骨干骨折多不发生明显移位,石膏固定10～12周可下地活动。单纯腓骨干骨折,若不伴上、下胫腓联合分离,不需特殊治疗,可用石膏固定3～4周。

11. 踝部骨折 踝部肿胀明显,瘀斑,内翻或外翻畸形,活动障碍。检查可在骨折处扪及局限性压痛。踝关节正位、侧位X线片可明确骨折的部位、类型、移位方向。先手法复位外固定,失败后则采用切开复位内固定。

12. 脊柱骨折与脊髓损伤

(1) 有严重外伤病史,如高空坠落,重物撞击腰背部等。

(2) 胸腰椎损伤后,主要症状为局部疼痛,站立及翻身困难。常出现腹痛、腹胀等腹膜后神经刺激症状。

(3) 必须逐个按压棘突检查,胸腰段脊柱骨折常可摸到后凸畸形。

(4) 伴有脊髓或马尾神经损伤者可出现双下肢运动、感觉、括约肌功能障碍。

(5) X线平片是首选的检查方法。

(6) 急救时,正确的搬运方法是采用担架、木板或门板运送,先使伤员双下肢伸直,担架放在伤员一侧,搬运人员用手将伤员平托至担架上;或采用滚动法,使伤员保持平直状态,成一整体滚动至担架上。

13. 骨盆骨折

(1) 除骨盆边缘撕脱骨折和骶尾骨骨折外,都有强大外伤史。

(2) 因有严重多发伤,常见有血压低、休克等。

(3) 主要体征:①骨盆分离和挤压试验阳性。②肢体长度不对称。③会阴部的瘀斑是耻骨和坐骨骨折的特有体征。④X线检查可显示骨折类型及骨折块移位情况。条件允许,应常规做CT检查。

(二) 常见关节脱位

1. 肩关节脱位

(1) 有上肢外展外旋或后伸手掌着地外伤病史。

(2) 患肩疼痛、肿胀,不敢活动,患者有以健手托住患侧前臂,头部向患侧倾斜的特殊姿势。

(3) 方肩畸形,肩胛盂处有空虚感,有弹性固定。

(4) Dugas征阳性,即将病侧肘部紧贴胸壁时,手掌搭不到健侧肩部,或手掌搭在健侧肩部时,肘部无法贴近胸壁。

(5) X线正位、侧位片及全胸部X线片可确定肩关节脱位的类型、移位方向及有无合并撕脱骨折。

(6) 肩关节前脱位可合并神经、血管损伤,应注意检查上肢的感觉及运动功能。

(7) 首选手法复位加外固定治疗,一般采用局部浸润麻醉,用Hippocrates法复位。单纯性肩关节脱位复位后可用三角巾悬吊上肢,肘关节屈曲90°,腋窝处垫棉垫固定3周,合并大结节骨折者应延长1～2周。

2. 桡骨头半脱位

（1）多见于 5 岁以下儿童,有腕、手被向上牵拉史。

（2）儿童肘部疼痛,活动受限,前臂处于半屈位及旋前位。

（3）肘部外侧有压痛。

（4）X 线检查常不能发现桡骨头脱位。

（5）不用麻醉即可进行手法复位。复位成功的标志是有轻微的弹响声,肘关节旋转、屈伸活动正常。复位后不必固定。

3. 髋关节脱位

（1）髋关节后脱位:有明显外伤史,通常暴力很大。有明显的疼痛,髋关节不能主动活动。患肢短缩,髋关节呈屈曲、内收、内旋畸形。可在臀部摸到脱出的股骨头,大转子上移明显。部分患者可合并坐骨神经损伤。髋关节脱位复位时需肌肉松弛,须在全身麻醉或椎管内麻醉下行手法复位。复位宜早,最初 24～48 小时是复位的黄金时期,应尽可能在 24 小时内复位完毕。常用 Allis 法复位,即提拉法。

（2）髋关节前脱位:有强大暴力所致外伤史。患肢呈外展、外旋和屈曲畸形。腹股沟处肿胀,可摸到股骨头。X 线检查可了解脱位方向。在全身麻醉或椎管内麻醉下手法复位。

（3）髋关节中心脱位:一般为高能量损伤。后腹膜间隙内常出血很多,可出现出血性休克。髋部肿胀、疼痛、活动障碍;大腿上段外侧方常有大血肿。常合并腹部内脏损伤。X 线检查可明确伤情。应及时处理低血容量性休克及腹部内脏损伤。

二十、踝部扭伤

1. 诊断

（1）伤后出现疼痛、肿胀、皮下瘀斑,活动踝关节疼痛加重。

（2）伤处有局限性压痛点,踝关节跖屈位加压,使足内翻或外翻时疼痛加重,应诊断为踝部韧带损伤。

（3）在加压情况下的极度内翻位行踝关节正位 X 线摄片,可发现外侧关节间隙显著增宽,或在侧位片上发现距骨向前半脱位,多为外侧副韧带完全损伤。

（4）踝关节正、侧位摄片可发现撕脱骨折。

2. 治疗

（1）急性损伤应立即冷敷,48 小时后可局部理疗,促进组织愈合。

（2）韧带部分损伤或松弛者,在踝关节背屈90°位,极度内翻位(内侧副韧带损伤时)或外翻位(外侧副韧带损伤时)石膏固定,或用宽胶布、绷带固定 2～3 周。

（3）韧带完全断裂合并踝关节不稳定者,或有小的撕脱骨折片,可采用石膏固定 4～6 周。若有骨折片进入关节,可切开复位、固定骨折片或直接修复断裂的韧带。术后用石膏固定 3～4 周。

（4）对反复损伤致韧带松弛、踝关节不稳定者,宜采用自体肌腱转移或异体肌腱移植修复重建踝稳定性,以保护踝关节。后期由于慢性不稳定,可致踝关节脱位,关节软骨退变致骨关节炎。患者持续疼痛,可在关节内注射药物,保守治疗无效可行手术治疗。

二十一、骨关节疾病

例题

关于腰椎间盘突出症的体征,错误的是(E)

A. 腰椎侧凸具有辅助诊断价值

B. 几乎全部患者有不同程度的腰部活动受限

C. 大多数患者在病变间隙的棘突间有压痛

D. 大多数患者有肌力下降

E. 直腿抬高试验及加强试验多为阴性

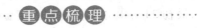

(一) 颈椎病

1. 临床表现

(1)神经根型颈椎病:初多为颈肩痛,短期内加重,向上肢放射。皮肤可有麻木、过敏等感觉异常。同时可有上肢肌力下降,手指动作不灵活。检查可见患侧颈部肌痉挛,头喜偏向患侧,且肩部上耸。局部有压痛。患肢上举、外展和后伸有不同程度受限。上肢牵拉试验阳性,压头试验阳性。神经系统检查有较明确的定位体征。

(2)脊髓型颈椎病:患者出现上肢或下肢麻木无力、僵硬,双足踩棉花感,束带感,双手精细动作障碍。后期可出现大小便功能障碍。检查时可有感觉障碍平面,肌力减退,四肢腱反射活跃或亢进,而浅反射减弱或消失。Hoffmann 征、Babinski 征等病理征可呈阳性。

(3)交感型颈椎病:①交感神经兴奋症状,如头痛、头晕;视力下降;心跳加速、心律不齐、心前区痛和血压升高;出汗异常以及耳鸣、听力下降、发音障碍等。②交感神经抑制症状,头昏、眼花、流泪、鼻塞、心动过缓、血压下降等。

(4)椎动脉型颈椎病:①头晕、恶心、耳鸣、偏头痛等,或转动颈椎时突发眩晕而猝倒。②心悸、心律失常、胃肠功能减退等。

2. 治疗

(1)非手术治疗:症状较轻者可行药物治疗、颈椎牵引、理疗、改善不良工作体位和睡眠姿势等。

(2)手术治疗:保守治疗无效或症状严重影响正常生活和工作者,采取手术治疗。脊髓型颈椎病一旦确诊,即应手术治疗。

(二) 腰椎间盘突出症

1. 临床表现

(1)腰痛:绝大部分患者有腰痛。

(2)坐骨神经痛:多为逐渐发生,疼痛为放射性,由臀部、大腿后外侧、小腿外侧至足跟部或足背。部分患者为减轻疼痛,松弛坐骨神经,行走时取前倾位,卧床时取弯腰侧卧屈髋屈膝位。坐骨神经痛可因打喷嚏或咳嗽时腹压增加而疼痛加剧。高位椎间盘突出时($L_{2\sim3}$,$L_{3\sim4}$),可出现大腿前内侧或腹股沟区疼痛。

(3) 马尾综合征:中央型的腰椎间盘突出可压迫马尾神经,出现大小便障碍,鞍区感觉异常。

(4) 腰椎侧凸:是一种为减轻疼痛的姿势性代偿畸形,具有辅助诊断价值。如髓核突出在神经根的肩部,上身向健侧弯曲,腰椎凸向病侧可松弛受压的神经根;当突出髓核在神经根腋部,上身向病侧弯曲,腰椎凸向健侧可缓解疼痛。

(5) 腰部活动受限:几乎所有患者都有不同程度的腰部活动受限,以前屈受限最明显。

(6) 压痛及骶棘肌痉挛:多数患者在病变间隙的棘突间有压痛,按压椎旁 1 cm 处有沿坐骨神经的放射痛。约 1/3 患者有腰部骶棘肌痉挛,使腰部固定于强迫体位。

(7) 直腿抬高试验及加强试验:患者仰卧,伸膝,被动抬高患肢,抬高在 60°以内即可出现坐骨神经痛,称直腿抬高试验阳性。缓慢降低患肢高度,待放射痛消失,再被动背屈踝关节以牵拉坐骨神经,又出现放射痛,称加强试验阳性。

(8) 神经系统表现:①多数患者有感觉异常,L_5 神经根受累者,小腿外侧和足背痛、触觉减退;S_1 神经根受压时,外踝附近及足外侧痛、触觉减退。②神经受压严重或时间较长,患者可有肌力下降。L_5 神经根受累,足踇趾背伸肌力下降;S_1 神经根受累,足跖屈肌力减弱。③踝反射减弱或消失表示 S_1 神经根受累;$S_{3\sim5}$ 马尾神经受压,则为肛门括约肌张力下降及肛门反射减弱或消失。

2. 影像学检查 X 线平片常作为常规检查,一般拍摄腰椎正、侧位片。CT 能更好地显示脊柱骨性结构的细节。MRI 可全面观察各椎间盘退变情况,也可了解髓核突出程度和位置,并鉴别是否存在椎管内其他占位性病变。

3. 治疗

(1) 非手术治疗:卧床休息,一般严格卧床 3 周,带腰托逐步下地活动;非甾体抗炎药物;牵引疗法,骨盆牵引最常用;理疗。

(2) 手术治疗:包括传统开放手术、显微外科腰椎间盘摘除术、微创椎间盘切除术、人工椎间盘置换术。适应证:①腰腿痛症状严重,反复发作,经半年以上非手术治疗无效,且病情逐渐加重,影响工作和生活者;②中央型突出有马尾神经综合征、括约肌功能障碍者,应按急诊进行手术;③有明显的神经受累表现者。

(三)骨关节炎

1. 临床表现 好发于膝关节、髋关节、腰椎、颈椎、手远端指间关节、第一腕掌关节、第一跖趾关节等部位。一般起病隐匿,进展缓慢。

(1) 疼痛是主要症状,隐匿发作,多于活动后发生,休息可缓解。严重者疼痛为持续性。

(2) 晨僵时间比较短,一般不超过 30 分钟。

(3) 随病情进展,可出现关节肿大、活动受限、休息痛、活动时疼痛加重。

(4) 关节肿胀,可伴局部温度增高,严重者可发生关节畸形和半脱位,如远端指间关节的 Heberden 结节、近端指间关节的 Bouchard 结节。

（5）受累关节局部可有压痛,被动运动时可发生疼痛。关节活动时出现弹响,以膝关节多见。活动受限。

2. 影像学检查 典型 X 线表现为受累关节间隙狭窄,边缘骨赘形成,软骨下骨质硬化、囊性变,关节半脱位及关节游离体等。

3. 治疗

（1）非药物治疗:减少不合理的运动,减少受累关节负重,物理治疗,采用相应的矫形支具或矫形鞋以平衡各关节面的负荷。

（2）药物治疗:①局部或全身应用非甾体抗炎药。②关节腔注射透明质酸钠等。

（3）手术治疗:主要有游离体摘除术、关节镜下关节清理术、截骨术、关节融合术和关节成形术等。骨关节炎晚期可行人工关节置换术。

（四） 骨肿瘤

1. 临床表现

（1）疼痛与压痛:良性肿瘤多无疼痛;恶性肿瘤几乎均有局部疼痛,开始时为间歇性、轻度疼痛,以后发展为持续性剧痛、夜间痛,并可有压痛。

（2）局部肿块和肿胀:良性肿瘤常表现为质硬而无压痛的肿块,生长缓慢,常被偶然发现。局部肿胀和肿块发展迅速多见于恶性肿瘤。局部血管怒张反映肿瘤的血运丰富,多属恶性。

（3）功能障碍和压迫症状:邻近关节的肿瘤,由于疼痛和肿胀可使关节活动功能障碍。脊髓肿瘤不论是良、恶性都可引起压迫症状,甚至出现截瘫。肿瘤血运丰富,可出现局部皮温增高,浅静脉怒张。位于骨盆的肿瘤可引起消化道和泌尿生殖道机械性梗阻症状。

（4）病理性骨折:轻微外伤引起病理性骨折是某些骨肿瘤的首发症状,也是恶性骨肿瘤和骨转移癌的常见并发症。

2. X 线检查

（1）良性骨肿瘤:界限清楚、密度均匀。多为膨胀性病损或外生性生长。病灶骨质破坏呈单房性或多房性,内有点状、环状、片状骨化影,周围可有硬化反应骨,通常无骨膜反应。

（2）恶性骨肿瘤:病灶多不规则,呈虫蛀样或筛孔样,密度不均,界限不清。若骨膜被肿瘤顶起,骨膜下产生新骨,呈现三角形骨膜反应阴影,称 Codman 三角,多见于骨肉瘤。若骨膜的掀起为阶段性,可形成同心圆或板层排列的骨沉积,表现为"葱皮"现象,多见于尤因肉瘤。若恶性肿瘤生长迅速,超出骨皮质范围,同时血管随之长入,肿瘤骨与反应骨沿放射状血管方向沉积,表现为"日光射线"形态。某些生长迅速的恶性肿瘤很少有反应骨,表现为溶骨性缺损,骨质破坏。

3. 病理检查 是骨肿瘤确诊的唯一可靠检查。包括穿刺活检和切开活检。

4. 生化检查 大多数骨肿瘤患者实验室检查正常。骨质迅速破坏,如广泛溶骨性病变,血钙常升高;血清碱性磷酸酶反映成骨活动,在成骨性肿瘤(如骨肉瘤)中多明显升高;男性酸性磷酸酶升高提示转移瘤来自前列腺癌。

5. 治疗 良性骨肿瘤可行刮除植骨术、外生性骨肿瘤的切除。恶性骨肿瘤可根据情况行保肢治疗、截肢术。

二十二、急性腰扭伤

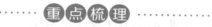

例题

某青年工人,抬重物后感觉腰痛,检查时发现骶棘肌紧张,仰卧检查直腿抬高试验阳性,屈髋屈膝姿势下将双膝向腹部推压时疼痛加剧,俯卧位检查时腰部肌肉压痛,正确的诊断是(B)

A. 腰椎间盘脱出症　　　B. 急性腰扭伤　　　C. 脊柱滑脱

D. 急性肌筋膜炎　　　E. 腰肌劳损

·········· 重点梳理 ··········

1. 诊断

(1)受伤时患者常感到腰部有响声或组织突然撕裂感。受伤后立即出现剧烈腰痛,不敢弯腰或直腰,严重者甚至倒下不能翻身;持续性疼痛,多位于腰骶关节或骶棘肌上。活动时、咳嗽、大声说话、腹部用力等均可使疼痛加重,休息不能消除。疼痛可向臀部、大腿后侧放射,但不过膝关节,部分患者受伤当时无明显症状,经过一段时间后才感觉腰痛,不能活动,起卧、翻身均感到困难。

(2)有腰部受伤史,出现腰部疼痛和肌肉紧张,有明显的压痛点。

(3)X线检查无骨折。

2. 治疗　　①腰部痛点神经末梢阻滞。②应用消炎镇痛药、中药。③推拿按摩、理疗。

二十三、颈肩痛

1. 病因

(1)急性创伤:曾经发生的急性颈项部软组织创伤,未经及时正确治疗,转化为慢性创伤性炎症。

(2)慢性劳损:本病好发于长期低头伏案工作者。因长时间案头工作,处于单一的特定姿势,或肩部持续性负重,形成慢性劳损。

(3)颈椎结构性异常:如存在颈椎曲度异常或不稳时,机体为维持局部或全身的平衡状态而使肌肉长期处于紧张状态。

(4)环境因素:寒冷和潮湿因素影响肌肉筋膜的营养和代谢。

(5)心理因素:如抑郁、强迫症、慢性焦虑状态对本病发生有一定的影响。

(6)其他:某些病毒感染或风湿病和本病的发生有一定关联。

2. 临床表现

(1)颈项肩背部慢性疼痛,晨起或天气变化及受凉后症状加重,活动后疼痛减轻,常反复发作。急性发作时,局部肌肉痉挛、颈项僵直、活动受限。遭遇天气变化,寒冷潮湿,或身体过度劳累及精神紧张时症状加重。

(2)查体可在疼痛区域内触摸到明显的痛点、痛性结节、索状物,局部肌肉痉挛,严重者颈椎活动受限但无神经受损的表现。

3. 辅助检查 X线检查可显示一定程度的退行性改变,亦可无阳性发现。部分患者血沉加快,抗溶血性链球菌"O"阳性提示与风湿性活动有关。

4. 鉴别诊断 需与颈椎退变性疼痛,颈椎间盘突出症,肩周炎等相鉴别。本病常和颈椎退行性疾病并存,其与早期退变性疾病治疗原则一致,鉴别困难者可在治疗中观察判定。

5. 治疗 以非手术治疗为主。可采用局部理疗、按摩、口服非甾体抗炎药治疗,局部明显疼痛者可采用糖皮质激素封闭治疗。对有明确压痛点,末梢神经卡压者,可行局部点状或片状软组织松解术。

二十四、外科常用消毒剂、消毒方法及注意事项

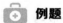 **例题**

适合布料、敷料的灭菌方法是(B)

A. 紫外线消毒法　　　B. 高压蒸汽灭菌法　　　C. 甲醛溶液浸泡

D. 70%乙醇浸泡　　　E. 聚维酮碘(碘伏)消毒

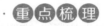

1. 常见物理灭菌法

方法	适应证
高压蒸汽灭菌法	适用于耐热的器械、敷料、布料、器皿和瓶装溶液的灭菌
煮沸灭菌法	适用于金属器械、玻璃及橡胶类等物品的灭菌
紫外线辐射消毒法	适用于手术室、换药室和治疗室等处的空气消毒

2. 化学药品消毒法

常用消毒剂	特点
2%戊二醛	用于手术器械消毒及灭菌;浸泡10分钟可达到消毒作用,4小时以上可达到灭菌作用;使用前用生理盐水将器械残留药液冲洗干净
75%乙醇	用于手术器械消毒及灭菌;浸泡1小时;乙醇一般应每周过滤,并核对浓度1次
聚维酮碘	0.5%聚维酮碘用于消毒皮肤;0.02%聚维酮碘用于会阴、阴囊和口腔黏膜消毒
10%甲醛溶液	浸泡30分钟,用于输尿管导管,塑料类、有机玻璃物品的消毒
器械消毒液	由石炭酸20 g、甘油266 mL、95%乙醇26 mL、碳酸氢钠10 g,加蒸馏水至1 000 mL配成,用于手术器械消毒及灭菌

3. 常见灭菌法的注意事项

(1) 高压蒸汽灭菌法:①蒸汽锅内必须是饱和蒸汽,锅内原有空气务必排空。②灭菌包大小不得超过55 cm×33 cm×22 cm,不可包扎过紧、排列过密。③蒸汽应直接与物品接触。④根据物品所需压力分锅灭菌。⑤易燃、易炸物品禁用此法,刀剪不宜用此法。

（2）煮沸灭菌法：①物品必须置于水面以下。②水沸后开始计算灭菌时间,灭菌过程中如再加入物品,应从第2次水沸后重新计算灭菌时间。③玻璃类物品应从冷水或温水时放入,并用纱布包好;橡胶类物品应用纱布包裹,待水沸后放入煮沸,消毒后及时取出。④接触肝炎患者的刀、剪器械应煮沸30分钟。⑤煮沸器的锅盖应严密关闭。

（3）紫外线辐射消毒法：①灯管表面应每周用酒精纱布轻擦,除去表面灰尘和油垢。②保持消毒室内清洁干燥,有效距离在2 m以内,消毒时间60～120分钟,在灯亮后5～7分钟开始计时。③紫外线对眼睛及皮肤有刺激,注意防护。④定时测试紫外线强度。

（4）化学药品消毒法：①根据物品的性能,选择合适的化学消毒剂。②严格掌握消毒剂的有效浓度、浸泡方法和时间。③物品应全部浸泡在消毒液面下,器械的轴节要打开,有空腔的物品要将消毒液注入腔内。④为确保消毒液的有效浓度,容器应加盖,并定期更换消毒液。⑤浸泡消毒后的物品,使用前应用生理盐水冲净,以免药液刺激机体组织。

第六节　妇产科疾病

一、青春期性教育

1. **意义**　促进青少年性健康和身心健康,建立健康的性行为道德准则。

2. **性教育的内容**

（1）性生理教育:生殖器官的解剖与生理、青春期体格发育、女性体格特点、第二性征发育、月经初潮、月经病及经期卫生、女性外生殖器卫生以及其他生理功能的发育。

（2）性心理教育:解除女孩对月经的恐惧与敌视,分清友谊与爱情的界限,有分寸地与异性交往,克服性冲动的困扰。

（3）性道德教育:指在青春期阶段联系与调整男女青少年之间关系的道德规范与行为标准。

（4）性美学教育:使青少年懂得符合自己性角色的举止、言谈和健康美。

3. **原则**　因时、因地、因人;适宜、适时、适度;言教与身教并重;正面疏导、尊重和理解等。

4. **途径**　包括个别谈话、课堂讲课、专题讲座、科普读物、广播、影视宣传等。

二、白带异常

例题

女,30岁。阴道分泌物增加,白带呈豆腐渣样,伴有外阴瘙痒,应考虑为(A)

A. 外阴阴道假丝酵母菌病　　　　B. 衣原体性宫颈炎

C. 阴道毛滴虫病　　　　　　　　D. 细菌性阴道病

E. 淋菌性宫颈炎

·············· 重点梳理 ··············

1. **概述**　正常白带呈白色稀糊状或蛋清样,黏稠、量少,无腥臭味,称为生理性白带。生殖道炎症或癌变时,白带量显著增多且有性状改变,称为病理性白带。

2. **常见病理性白带**

(1)透明黏性白带:外观与正常白带相似,但显著增多,考虑卵巢功能失调、阴道腺病或宫颈高分化腺癌等疾病可能。

(2)灰黄色或黄白色泡沫状稀薄白带:为滴虫阴道炎的特征,可伴外阴瘙痒。

(3)凝乳块状或豆渣样白带:为外阴阴道假丝酵母菌病的特征,常伴严重外阴瘙痒或灼痛。

(4)灰白色匀质鱼腥味白带:常见于细菌性阴道病,伴外阴轻度瘙痒。

(5)脓性白带:色黄或黄绿,黏稠,多有臭味,为细菌感染所致。可见于淋病奈瑟菌阴道炎、急性宫颈炎及宫颈管炎、阴道癌或宫颈癌并发感染、宫腔积脓或阴道内异物残留等。

(6)血性白带:白带中混有血液,血量多少不一,应考虑宫颈癌、子宫内膜癌、宫颈息肉、宫颈炎或子宫黏膜下肌瘤等。放置宫内节育器亦可引起血性白带。

(7)水样白带:持续流出淘米水样白带且其奇臭者,一般为晚期宫颈癌、阴道癌或黏膜下肌瘤伴感染。间断性排出清澈、黄红色或红色水样白带,应考虑输卵管癌的可能。

三、下腹痛

 例题

女,25岁。停经5周,子宫稍大,软,附件可触及包块,妊娠试验阳性,清宫术中宫腔吸出物约5g,下沉于水中,当晚突然下腹撕裂样痛,肛门坠胀感,血压下降,诊断是(E)

A. 子宫内膜炎　　　　　　　　　B. 子宫穿孔

C. 血液流入腹腔　　　　　　　　D. 宫颈管裂伤

E. 输卵管妊娠破裂

·············· 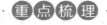 ··············

1. **起病缓急**

情况	考虑可能疾病
起病缓慢而逐渐加剧	内生殖器炎症、恶性肿瘤
急骤发病	卵巢囊肿蒂扭转或破裂、子宫浆膜下肌瘤蒂扭转
反复隐痛后突然出现撕裂样剧痛	输卵管妊娠破裂型或流产型

2. 疼痛部位

疼痛部位	考虑可能疾病
下腹正中疼痛	子宫病变
一侧下腹痛	该侧附件病变,如卵巢囊肿蒂扭转、输卵管卵巢急性炎症、异位妊娠等;右侧下腹痛还应考虑急性阑尾炎
双侧下腹痛	盆腔炎性病变
下腹痛甚至全腹痛	卵巢囊肿破裂、输卵管妊娠破裂或盆腔腹膜炎

3. 疼痛性质

疼痛性质	考虑可能疾病
持续性钝痛	炎症或腹腔内积液
顽固性疼痛、难以忍受	晚期生殖器癌肿
阵发性绞痛	子宫或输卵管等空腔器官收缩
撕裂性锐痛	输卵管妊娠或卵巢肿瘤破裂
下腹坠痛	宫腔内有积血或积脓不能排出

4. 疼痛时间

（1）月经周期中间出现一侧下腹隐痛,应考虑为排卵性疼痛。

（2）经期出现腹痛,考虑原发性痛经或子宫内膜异位症可能。

（3）周期性下腹痛但无月经来潮,多为经血排出受阻所致,见于先天性生殖道畸形或术后宫腔、宫颈管粘连等。

（4）与月经周期无关的慢性下腹痛,见于下腹部手术后组织粘连、子宫内膜异位症、盆腔炎性疾病后遗症、盆腔静脉淤血综合征及妇科肿瘤等。

5. 放射部位

疼痛放射部位	考虑可能疾病
肩部	腹腔内出血
腰骶部	宫颈、子宫病变
腹股沟及大腿内侧	该侧附件病变

6. 伴随症状

（1）腹痛同时有停经史,多为妊娠合并症。

（2）伴恶心、呕吐,应考虑有卵巢囊肿蒂扭转的可能。

（3）伴畏寒、发热,常为盆腔炎性疾病。

（4）伴休克症状,应考虑有腹腔内出血。

（5）出现肛门坠胀,常为直肠子宫陷凹积液所致。

（6）伴恶病质,常为生殖器晚期癌肿的表现。

四、阴道异常出血

例题

无排卵性异常子宫出血最常见的症状是(B)

A. 出血时伴有下腹痛　　　　　B. 不规则子宫出血

C. 月经周期缩短　　　　　　　D. 经期延长

E. 贫血及全身不适

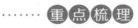 重点梳理

1. **概述**　阴道出血是指除正常月经外,来自女性生殖道任何部位出血的统称,绝大多数出血来自子宫体。

2. **病因**

(1)与妊娠有关的子宫出血:如流产、异位妊娠、葡萄胎、产后胎盘部分残留和子宫复旧不全等。

(2)生殖器炎症:如阴道炎、急性宫颈炎、宫颈息肉和子宫内膜炎等。

(3)生殖器良性病变:如子宫内膜息肉、子宫腺肌病、子宫内膜异位症等。

(4)生殖器肿瘤:子宫肌瘤、卵巢肿瘤、阴道癌、宫颈癌、子宫内膜癌、子宫肉瘤等。

(5)损伤、异物和外源性性激素:生殖道创伤、放入异物等。雄激素或孕激素使用不当。

(6)与全身疾病有关的阴道流血:如血小板减少性紫癜、再生障碍性贫血、白血病、肝功能损害等。

(7)卵巢内分泌功能失调:无排卵性和排卵性异常子宫出血、子宫内膜局部异常、月经间期卵泡破裂造成的雄激素水平短暂下降。

3. **临床表现**

(1)经量增多:可见于子宫肌瘤、子宫腺肌病、排卵性异常子宫出血、放置宫内节育器等。

(2)周期不规则的阴道流血:多为无排卵性异常子宫出血,围绝经期妇女应注意排除早期子宫内膜癌。使用性激素或避孕药物也可出现。

(3)无任何周期可辨的长期持续阴道流血:多为生殖道恶性肿瘤,首先应考虑宫颈癌或子宫内膜癌。

(4)停经后阴道流血:①发生于生育期妇女,首先考虑与妊娠有关的疾病,如流产、异位妊娠、葡萄胎等。②发生于围绝经期妇女,多为无排卵性异常子宫出血,但应首先排除生殖道恶性肿瘤。

(5)阴道流血伴白带增多:考虑宫颈癌晚期、子宫内膜癌或子宫黏膜下肌瘤伴感染。

(6)接触性出血:考虑急性宫颈炎、宫颈癌、宫颈息肉或子宫黏膜下肌瘤。

(7)经间出血:若发生在下次月经来潮前 14～15 天,历时 3～4 天,且血量少,偶可伴有下腹疼痛和不适,多为排卵期出血。

（8）经前或经后点滴出血：月经来潮前数天或来潮后数天，持续极少量阴道褐红色分泌物，可见于排卵性异常子宫出血或为放置宫内节育器的副作用。子宫内膜异位症亦可出现类似情况。

（9）绝经多年后阴道流血：①若流血量极少，历时 2～3 天即净，多为绝经后子宫内膜脱落引起的出血或萎缩性阴道炎。②若流血量较多、流血持续不净或反复阴道流血，应考虑子宫内膜癌。

（10）间歇性阴道排出血性液体：警惕输卵管癌。

（11）外伤后阴道流血：常见于骑跨伤后，流血量可多可少。

4. 检查

（1）体格检查

1）全身检查：检查生命体征，注意皮肤黏膜有无苍白、出血点和瘀斑，注意有无肝脾大，有无腹部包块，下腹有无压痛、反跳痛及肌紧张，叩诊有无移动性浊音。

2）妇科检查：观察外阴、阴道及子宫颈情况，判断出血来源，注意宫口有无肿物或组织物堵塞，有无宫颈举痛，检查子宫大小、硬度及宫旁有无包块和压痛。

（2）辅助检查

1）血常规、凝血功能检查：了解有无贫血、感染及凝血功能异常。

2）妊娠试验：尿或血 hCG 测定对早期诊断妊娠与妊娠相关的疾病至关重要。

3）宫颈细胞学检查：用于筛查宫颈癌及癌前病变。

4）宫颈活组织检查：阴道镜下的定位活检。若有明确病变，可直接取活检。

5）诊断性刮宫：刮取子宫内膜送病理检查，以明确有无子宫内膜病变。

6）超声检查：可了解子宫与卵巢的大小等，对早孕、异位妊娠、子宫内膜病变、妇科肿瘤等均有重要的诊断价值。

7）影像学检查：包括 CT、MRI 等，对妇科恶性肿瘤的诊断有一定价值。

8）宫腔镜、腹腔镜检查：宫腔镜检查对子宫内膜病变、黏膜下肌瘤有诊断价值，腹腔镜检查是异位妊娠诊断的"金标准"，并可在确诊的同时行镜下手术治疗。

5. 治疗　关键是明确病因，针对原发病治疗，对于出血时间长或出血量多导致贫血的患者，辅以药物止血、纠正贫血及预防感染治疗。当患者阴道出血过多或疑有腹腔内出血多，伴有血压下降、脉搏增快，或出现晕厥与休克时，应立即开放静脉，快速补充血容量，抗休克治疗。

6. 转诊指征

（1）经处理仍出血不止，伴有贫血者。

（2）可疑先兆流产、难免流产、不全流产，无清宫条件者，应尽快转诊到上级医院。

（3）出血量多，甚至出现血压下降、晕厥与休克者，应立即开放静脉，给予快速补液的同时迅速转往有手术条件的医院。

（4）疑为异位妊娠、妇科肿瘤、血液系统疾病和肝脏疾病导致的出血患者。

（5）经初步检查，对出血诊断不清，需要做进一步检查的患者。

五、盆腔肿物

1. **子宫增大**　可能的原因包括妊娠子宫、子宫肌瘤、子宫腺肌病、子宫恶性肿瘤、子宫畸形、宫腔阴道积血或宫腔积脓。

2. **附件肿块**　包括输卵管妊娠、附件炎性肿块、卵巢子宫内膜异位囊肿、卵巢非赘生性囊肿、卵巢赘生性肿块。

3. **肠道及肠系膜肿块**　包括粪块嵌顿,阑尾脓肿,腹部手术或感染后继发的肠管、大网膜粘连,肠系膜肿块,结肠癌。

4. **泌尿系统肿块**　包括充盈膀胱、异位肾。

5. **腹腔肿块**　包括腹腔积液、盆腔结核包裹性积液、直肠子宫陷凹脓肿。

6. **腹壁及腹膜后肿块**　包括腹壁血肿或脓肿、腹膜后肿瘤或脓肿。

六、更年期保健

 例题

女,50岁。近半年月经不规则,量时多时少,时有头痛、头晕、阵发性潮热,情绪不稳定。妇科检查:子宫正常大小,双侧附件无异常。最可能的诊断是(C)

A. 异常子宫出血　　　　B. 子宫腺肌病　　　　C. 更年期综合征

D. 原发性痛经　　　　E. 继发性痛经

·········· 重点梳理 ··········

1. **概述**　围绝经期是指从绝经前一段时间出现与绝经有关的内分泌、生物学改变和临床特征起至绝经12个月内的时期,也称更年期。

2. **围绝经期妇女的心理特点**　①焦虑,情绪易激惹。②悲观,疑病心理,情绪消沉,思维凌乱。③个性及行为改变,表现为多疑、自私、急躁、过度兴奋、伤感、做事极端、人际关系协调差等。④性心理障碍,表现为对性生活的消极心理。

3. **围绝经期的症状**

(1)特点

1)血管舒缩失调:面部潮红、潮热、出汗是围绝经期最突出的症状。

2)泌尿生殖器的萎缩:性交困难、排尿困难、尿痛、尿急或应力性尿失禁。

3)围绝经期的月经不规律:可表现为月经周期的改变和月经量的改变。

4)其他症状:如抑郁、精神紧张、心慌、头痛、乏力、水肿、注意力不集中和头晕。

(2)病因:多数认为卵巢功能紊乱是导致症状出现的主要原因,还与社会文化、心理因素及饮食习惯有关。

(3)预防:积极进行有关围绝经期的健康教育,保持轻松愉快的心情,进行适度的体育锻炼,给予合理的营养。

4. 治疗原则

（1）一般治疗：①心理治疗，必要时可用适量镇静剂帮助睡眠。②对症状较轻者，给予热情耐心的解释安慰，建议适度的体育锻炼和参加娱乐活动。③可服用一些调节自主神经的药物，α受体阻滞剂可治疗潮热症状。④预防骨质疏松，增加日晒时间，摄入足量的蛋白质和含钙丰富的食物，补充钙剂。

（2）激素替代疗法

1）适应证：因雌激素缺乏所致的老年性阴道炎、泌尿道感染、面部潮红、潮热及精神症状、骨质疏松等。

2）禁忌证：①绝对禁忌证，包括近期乳腺癌、子宫内膜癌、急性肝病；现患血管栓塞性疾病、不明原因的阴道出血及雌激素依赖性疾病。②相对禁忌证，包括子宫肌瘤、子宫内膜异位症、偏头痛、静脉曲张或栓塞史、胆囊疾病、胰腺疾病、慢性肝病、乳腺癌史或乳腺癌高危情况、子宫内膜癌史、家族性高脂血症、高血压、糖尿病等。

3）制剂选择：原则上尽量选择天然雌激素，剂量应个体化，以取得最小有效量为佳。

七、围产期保健

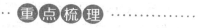

例题

目前我国采用的围产期是（B）

A. 妊娠满 20 周至产后 4 周　　　　B. 妊娠满 28 周至产后 1 周

C. 妊娠满 20 周至产后 1 周　　　　D. 妊娠满 28 周至产后 4 周

E. 胚胎形成至产后 1 周

·············· 重点梳理 ··············

1. **概述**　围产期保健是指围绕妇女妊娠、分娩及产后阶段的保健，以保护母婴安全、提高出生质量为目的、对孕产妇和胎、婴儿进行的预防保健工作。围产期指孕满 28 周至新生儿出生后 7 天之内。

2. **保健内容**

（1）妊娠早期保健要点：①及早确诊妊娠。②保护胚胎，免受各种有毒有害因素的影响。③及早进行第一次产前检查。

（2）妊娠中期保健要点：①系统产前检查。②营养指导。③监测胎儿的生长发育。④胎教。⑤孕妇体操和运动。

（3）孕末期保健要点：①孕妇自我监护。②分娩准备宣教。

（4）产时保健要点：①转变产时服务模式，减少不必要的医疗干预。②推广陪伴分娩。③产时镇痛。④提高接产质量，正确掌握剖宫产指征。⑤重视初生儿保暖，实施早接触、早吸吮。

（5）产褥期保健：①预防产后出血。②产褥期卫生指导。③心理保健。④母乳喂养指导：产后新生儿 30 分钟内即应开始早期吸吮，产后母婴同室，按需哺乳，坚持纯母乳喂养 4～6 个月。⑤产后检查和避孕指导：产后42天应对母婴进行一次全面检查，以确定母亲身体是否恢复正常，婴儿生长状况是否良好。

（6）高危妊娠的识别：①年龄过小或过大，身材矮小，体重轻。②不良产科病史。③内科合并症。④本次妊娠出现的特殊情况：妊娠高血压疾病、多胎、胎位不正、早期妊娠出血、晚期妊娠出血等。⑤各种不利的社会、经济及个人文化、行为等因素。

3. 产前诊断 绒毛穿刺、羊水穿刺、超声诊断。

4. 防治围产期母婴常见病

（1）妊娠期高血压疾病

1）妊娠期高血压：妊娠20周后出现高血压，收缩压≥140 mmHg和/或舒张压≥90 mmHg，于产后12周内恢复正常；尿蛋白（－）；产后方可确诊。

2）子痫前期：妊娠20周后出现收缩压≥140 mmHg和/或舒张压≥90 mmHg，伴有尿蛋白≥0.3 g/24 h，或随机尿蛋白（＋），或虽无蛋白尿，但合并下列任意一项者：血小板＜100×10⁹/L；肝功能损害；肾功能损害；肺水肿；新发生的中枢神经系统异常或视觉障碍。

3）子痫：子痫前期基础上发生不能用其他原因解释的抽搐。

4）慢性高血压并发子痫前期：慢性高血压妇女妊娠前无蛋白尿，妊娠20周后出现蛋白尿；或妊娠前有蛋白尿，妊娠后蛋白尿明显增加，或血压进一步升高，或出现血小板＜100×10⁹/L，或出现其他肝肾功能损害、肺水肿、神经系统异常或视觉障碍等严重表现。

5）妊娠合并慢性高血压：妊娠20周前收缩压≥140 mmHg和/或舒张压≥90 mmHg（除外滋养细胞疾病），妊娠期无明显加重；或妊娠20周后首次诊断高血压并持续到产后12周以后。

6）治疗：注意休息，左侧卧位，补充营养，必要时给予解痉、降压、镇静、合理扩容及必要的利尿，适时终止妊娠。

（2）孕期感染：孕妇患感染性疾病，病原体有细菌、病毒、衣原体、原虫、螺旋体等，不仅不同程度地损害孕妇本人的身体健康，还影响甚至垂直传播给宫内胚胎或胎儿，导致流产、死胎、死产；即使早产出生后幸存，也会降低下一代的生命质量。

（3）前置胎盘

1）诊断：①典型症状为无痛性阴道流血，可少量反复多次，或一次大量急性失血甚至休克。②腹软，胎儿大小符合孕周，先露高浮，可伴胎位异常。③B超检查，随着子宫下段形成，宫颈管逐渐消失和宫颈口的逐渐扩张，胎盘被动地向上"迁移"。胎盘前置的程度可随妊娠的进展、产程进展而发生变化。

2）治疗：积极的期待疗法适用于妊娠36周内，包括合理应用宫缩抑制剂，如硫酸镁和地西泮静脉滴注，卧床休息，监护胎儿宫内情况，纠正贫血，定时吸氧。边缘性前置胎盘的孕妇应在37周终止妊娠。

（4）胎盘早剥

1）临床表现：典型表现是阴道流血、腹痛，可伴子宫张力增高和子宫压痛，尤以胎盘剥离处最明显。阴道流血特征为陈旧不凝血，但出血量往往与疼痛程度、胎盘剥离程度不一定符合，尤其是后壁胎盘的隐性剥离。早期表现常以胎心率异常为首发变化，宫缩间歇期子宫呈高张状态,胎位触诊不清。严重时子宫呈板状,压痛明显,胎心率改变或消失,甚至出现恶心、呕吐、出汗、面色苍白、脉搏细弱、血压下降等休克征象。

2)分级

分级	标准
0级	分娩后回顾性产后诊断
Ⅰ级	外出血,子宫软,无胎儿窘迫
Ⅱ级	胎儿宫内窘迫或胎死宫内
Ⅲ级	产妇出现休克症状,伴或不伴弥散性血管内凝血

3)治疗:早期识别、纠正休克,及时终止妊娠。

(5)妊娠合并心脏病

1)诊断:①妊娠前有心悸、气短、心力衰竭史或曾有风湿热的病史,继往体检、X线检查、心电图检查,曾被诊断有器质性心脏病。②有劳力性呼吸困难,经常性夜间端坐呼吸、咯血。③查体可有发绀、杵状指、持续性颈静脉怒张。④心电图可见严重的心律失常,X线检查示心脏明显扩大。

2)处理:①充分休息,保证睡眠。②祛除诱因,纠正贫血,避免上呼吸道感染。③注意心脏功能的变化,早发现、早治疗。

(6)妊娠合并肝脏疾病

1)诊断:①流行病学史。②乏力、恶心、尿色黄、肝脾可肿大伴压痛。③ALT升高,AST升高,血清胆红素升高,白蛋白减少。④B超协助诊断,检查肝脾大小。⑤乙肝病毒血清学检查,二对半检查。

2)治疗:①休息,隔离,清淡低脂饮食;补充维生素、能量。②小于12孕周考虑人工流产终止妊娠。对中、晚期妊娠者监护至胎儿成熟即终止妊娠。③新生儿:注射乙肝疫苗,有条件则在新生儿出生后立即肌内注射高效价抗乙肝免疫球蛋白。

(7)妊娠合并糖尿病

1)临床表现:①妊娠期多饮、多食、多尿。②外阴阴道假丝酵母菌感染反复发作。③孕妇体重>90 kg。④本次妊娠并发羊水过多或巨大胎儿者,应警惕合并糖尿病的可能。

2)辅助检查:行口服葡萄糖耐量试验(OGTT),空腹及服糖后1小时、2小时的血糖值分别≤5.1 mmol/L、≤10.0 mmol/L和≤8.5 mmol/L。任何一点血糖值达到或超过上述标准即诊断为妊娠期糖尿病(GDM)。

3)治疗:控制血糖、适当运动、监护胎儿生长发育和胎儿宫内情况;不论新生儿体重多少,均应按早产儿护理。

八、计划生育

 例题

换取宫内节育器,一般应选择在(D)

A. 月经前 10～14 天　　　　　　　B. 月经前 3～7 天

C. 月经期间　　　　　　　　　　　D. 月经干净后 3～7 天

E. 月经干净后 10～13 天

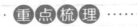

（一）女性常用节育方法

1. 宫内节育器（IUD）

（1）放置禁忌证：①妊娠或妊娠可疑。②生殖道急性炎症。③人工流产出血多,怀疑有妊娠组织物残留或感染可能;中期妊娠引产、分娩或剖宫产胎盘娩出后,子宫收缩不良有出血或潜在感染可能。④生殖器肿瘤。⑤生殖器畸形如纵隔子宫、双子宫等。⑥宫颈内口过松、重度陈旧性宫颈裂伤或子宫脱垂。⑦严重的全身性疾病。⑧宫腔<5.5 cm 或>9.0 cm。⑨近 3 个月内有月经失调、阴道不规则流血。⑩有铜过敏史。

（2）放置时间：①月经干净 3～7 天无性交。②人工流产后立即放置。③产后 42 天恶露已净,会阴伤口愈合,子宫恢复正常。④含孕激素宫内节育器在月经第 4～7 日放置。⑤自然流产,于转经后放置;药物流产,于 2 次正常月经后放置。⑥哺乳期放置应先排除早孕。⑦性交后 5 天内放置为紧急避孕方法。

（3）取出适应证：①计划再生育或已无性生活不再需要避孕者。②放置期限已满需更换者。③绝经过渡期停经 1 年内。④拟改用其他避孕措施或绝育者。⑤有并发症及副作用,经治疗无效。⑥带器妊娠,包括宫内和宫外妊娠。

2. 甾体类避孕药

（1）禁忌证：①严重心血管疾病、血栓性疾病不宜应用,如高血压、冠心病、静脉栓塞等。②急、慢性肝炎或肾炎。③部分恶性肿瘤、癌前病变。④内分泌疾病,如糖尿病、甲状腺功能亢进症。⑤哺乳期不宜使用复方口服避孕药。⑥年龄>35 岁的吸烟妇女服用避孕药,增加心血管疾病发病率,不宜长期服用。⑦精神病患者。⑧有严重偏头痛,反复发作者。

（2）常用类型：包括口服避孕药、长效避孕针、探亲避孕药、缓释避孕药。

（3）并发症：类早孕反应、不规则阴道流血、闭经、体重增加、皮肤问题等。

3. 避孕工具　包括避孕套、阴道隔膜等。

4. 输卵管绝育术

（1）禁忌证：①24 小时内 2 次体温达 37.5 ℃或以上。②全身状况不佳。③患严重的神经症。④各种疾病急性期。⑤腹部皮肤有感染灶或患有急、慢性盆腔炎。

（2）手术时间：非孕妇女在月经干净后 3～4 天。人工流产或分娩后宜在 48 小时内施术。哺乳期或闭经妇女应排除早孕后再行绝育术。

（二）人工流产术

1. 药物流产

（1）适应证：①早期妊娠≤49 天,可门诊行药物流产;>49 天,应酌情考虑,必要时住院流产。②本人自愿,血或尿 hCG 阳性,超声确诊为宫内妊娠。③人工流产高危因素者。④多次人工流产史,对手术流产有恐惧和顾虑心理。

(2)禁忌证:①有米非司酮禁忌证。②有前列腺素药物禁忌证。③过敏体质、带器妊娠、异位妊娠;妊娠剧吐,长期服用抗结核药、抗癫痫药、抗抑郁药、抗前列腺素药物等。

2. 手术流产

(1)适应证:妊娠 10 周内要求终止妊娠而无禁忌证,患有某种严重疾病不宜继续妊娠。

(2)禁忌证:生殖道炎症;各种疾病的急性期;全身情况不良,不能耐受手术;术前 2 次体温在 37.5 ℃以上。

第七节　传染科疾病

一、流行性脑脊髓膜炎

详见第二篇第六章第四节"十一、儿科常见传染病"的相应内容。

二、肾综合征出血热

 例题

引起肾综合征出血热的病原体是(A)

A. 汉坦病毒　　　　　B. 登革病毒　　　　　C. 新疆出血热病毒

D. 黄热病毒　　　　　E. Lassa 病毒

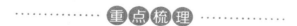 重点梳理

1. 概述　肾综合征出血热又称流行性出血热,是由汉坦病毒感染人引起的一种自然疫源性疾病,典型的临床特征有发热、出血和肾脏损害三大主症,以及发热期、低血压休克期、少尿期、多尿期和恢复期五期经过。

2. 临床表现

(1)发热期:起病急剧,体温多在 39～40 ℃,为稽留热或弛张热,热程多为 3～7 天。发热伴全身中毒症状(头痛、腰痛、眼眶痛);毛细血管损害(颜面、颈、上胸部位潮红);肾损害(蛋白尿、尿液镜检发现管型)。

(2)低血压休克期:多数患者体温开始下降时出现血压下降,少数热退后不久出现血压下降。病情轻者为一过性低血压,重者出现休克。血压初降时,颜面潮红、四肢温暖、多汗、口渴、尿少,随之出现手足冰冷、口唇发绀、呼吸急促、脉搏细弱以至不能触及。全身中毒症状及出血现象更加明显,皮肤及黏膜出血点增多,重者可有鼻出血、消化道或其他部位出血。

(3)少尿期:尿少、无尿,主要表现为尿毒症、酸中毒和水、电解质紊乱。

(4)多尿期:尿量显著增多,可出现失水和电解质紊乱,特别是低钾血症。

(5) 恢复期：尿量逐渐恢复正常，精神、食欲逐渐好转，症状消失，体力恢复。

3. 辅助检查

(1) 实验室检查：血常规白细胞总数、淋巴细胞增多，出现异型淋巴细胞，血小板发病早期即可减少；尿蛋白阳性。

(2) 特异性实验诊断：特异性 IgM 阳性或发病早期和恢复期两次血清特异性 IgG 抗体效价递增 4 倍以上。

4. 鉴别诊断

(1) 急性发热性疾病：上呼吸道感染。

(2) 传染性疾病：钩端螺旋体病、伤寒、脑脊髓膜炎、病毒性肝炎。

(3) 肾脏疾病：急性肾小球肾炎及其他原因引起的急性肾功能不全。

(4) 血液系统疾病：血小板减少性紫癜等。

5. 治疗　早发现、早休息、早治疗和就地治疗。早期可抗病毒治疗，同时采取合理的液体疗法，防治休克、肾衰竭和出血。

(1) 发热期：控制感染、减轻外渗、改善中毒症状、预防弥散性血管内凝血。抗病毒治疗应在发病 4～7 天内应用，可选用干扰素或利巴韦林。

(2) 低血压休克期：积极补充血容量、纠正酸中毒和改善微循环障碍。

(3) 少尿期：稳定机体内环境、促进利尿、导泻和透析治疗。

(4) 多尿期：维持电解质平衡，防治继发感染。补液以口服为主。

(5) 恢复期：补充营养，定期复查肾功能。

三、细菌性痢疾

例题

细菌性痢疾的主要传播途径是(C)

A. 母婴传播　　　　B. 血液传播　　　　C. 粪-口传播

D. 性传播　　　　　E. 虫媒传播

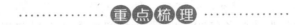 ·········· 重点梳理 ··········

1. 概述　细菌性痢疾，简称菌痢，是痢疾杆菌所致的一种常见肠道传染性疾病，主要通过粪-口途径传播。痢疾杆菌为革兰阴性杆菌，属志贺菌属，包括痢疾志贺菌、福氏志贺菌、鲍氏志贺菌、宋氏志贺菌。

2. 临床表现

(1) 急性细菌性痢疾

1) 普通型(典型)：起病急，畏寒发热、腹痛、腹泻。腹痛位于脐周或左下腹，多呈阵发性，伴里急后重；腹泻初为稀便或水样便，以后转为黏液脓血便，大便每日十余次至数十次。左下腹可有压痛，肠鸣音亢进。

2) 轻型(非典型):不发热或低热,主要表现为腹泻,1日数次,稀便可有黏液,常无脓血,轻微腹痛,无明显里急后重。

3) 重型:多见于老年、体弱、营养不良者,急起发热,腹泻每天数十次,为稀水脓血便,偶尔排出片状假膜,甚至大便失禁,腹痛、里急后重明显。后期可出现严重腹胀及肠麻痹,严重失水引起外周循环衰竭、感染中毒性休克、酸中毒、水和电解质平衡失调及心、肾衰竭。

4) 中毒型:多见于3~7岁儿童。起病急骤,来势凶猛。休克型以面色苍白、四肢湿冷、血压下降等循环衰竭症状为主。脑型以反复抽搐、神志不清、发生脑疝时呼吸节律不齐等症状为主。混合型具有上述两型的特点。

(2) 慢性细菌性痢疾:指急性细菌性痢疾病程迁延或反复发作超过2个月不愈者。

1) 慢性迁延型:急性发作后迁延不愈,时轻时重,可导致乏力、贫血、营养不良。大便间歇排菌。

2) 急性发作型:有慢性细菌性痢疾史,又出现急性细菌性痢疾表现,但发热、全身毒血症状不明显。

3) 慢性隐匿型:有急性细菌性痢疾史,无明显临床症状,大便培养可检出痢疾杆菌,结肠镜检可发现黏膜炎症、溃疡等病变。

3. 辅助检查 ①血常规:白细胞计数及中性粒细胞比例增高。②粪便常规:肉眼观呈脓血便或黏液脓血便。镜检有大量脓细胞或白细胞及红细胞。③粪便细菌培养:培养出痢疾杆菌为确诊依据,可做药物敏感试验。

4. 鉴别诊断 急性普通型细菌性痢疾主要与阿米巴痢疾、细菌性食物中毒、其他病原菌引起的肠道感染相鉴别,中毒性菌痢应与其他感染性休克、流行性脑脊髓膜炎、流行性乙型脑炎鉴别。慢性细菌性痢疾应与结肠癌、直肠癌、慢性溃疡性结肠炎鉴别,乙状结肠镜、纤维结肠镜有助于鉴别诊断。

5. 治疗

(1) 急性细菌性痢疾:①消化道隔离至症状消失,粪便培养2次阴性。卧床休息,以流食、半流食为主。②高热、脱水者口服补液盐溶液,吐泻严重者可静脉输液。③抗生素治疗,如喹诺酮类、庆大霉素、氨苄西林、头孢类抗生素及复方新诺明、黄连素等。

(2) 中毒性菌痢:采取综合抢救措施,及时有效的抗休克和脱水剂治疗,并采用强有力的抗生素治疗。

(3) 慢性细菌性痢疾:①根据药敏试验,联合应用抗生素。②选用微生物制剂,如乳酸杆菌、双歧杆菌制剂。③生活规律,注意饮食,适量体育活动。

四、霍乱

 例题

典型霍乱发病后最先出现的常见症状是(C)

A. 畏寒、发热   B. 声音嘶哑   C. 剧烈腹泻、继之呕吐

D. 腹部绞痛   E. 腓肠肌痉挛

······· **重点梳理** ·······

1. **概述** 霍乱是由霍乱弧菌所致的烈性肠道传染病,发病急,传播快。典型病例临床经过分为泻吐期、脱水期、反应期及恢复期。

2. **临床表现** 起病突然,多以剧烈腹泻开始,继以呕吐,多无腹痛,无里急后重,一般无发热。每天大便次数多,初为稀便,后为水样便,少数为米泔样或洗肉水样便。由于严重吐泻引起水和电解质丧失,可出现脱水及周围循环障碍。脱水纠正后症状消失,尿量增加,约1/3患者出现发热性反应,持续1～3天可自行消退。

3. **实验室检查**

(1) 血常规检查:周围血红细胞计数及血红蛋白相对增高,中性粒细胞增多。

(2) 粪便悬滴镜检:可见到运动力强、呈穿梭状快速运动的细菌,涂片染色能见到排列呈鱼群状的革兰阴性弧菌,暗视野观察可见弧菌呈流星样的特征性运动,并能被特异性血清所抑制。

(3) 粪便标本:直接接种于碱性蛋白胨水增菌后,于碱性琼脂培养基或强选择性培养基上做分离培养可资诊断。

(4) 血清学检查:杀弧菌抗体测定增长4倍以上有诊断意义。

4. **鉴别诊断** 与食物中毒性胃肠炎、急性细菌性痢疾、大肠埃希菌性肠炎、病毒性肠炎等疾病相鉴别。

5. **治疗**

(1) 凡有典型临床表现者,应按霍乱患者处理。腹泻不严重,但有密切接触史,按高度疑似患者处理。

(2) 患者应及时严格隔离至症状消失6天后,大便连续培养,每天1次,连续2次阴性,可解除隔离出院。并进行补液、抗菌药物治疗。早期、足量、快速补充液体和电解质是治疗本病的关键。

五、获得性免疫缺陷综合征(艾滋病)

 例题

(1～2题共用题干)

男,40岁。曾在国外居住多年,3年前回国,近半年来持续低热,伴乏力,周身淋巴结肿大,口腔黏膜反复感染,大量抗生素治疗效果不佳。近来体重减轻,血常规示白细胞数降低和贫血。

1. 此时应首先考虑的疾病是(D)

A. 结核病   B. 白塞病

C. 传染性单核细胞增多症   D. 艾滋病

E. 亚急性变应性败血症

2. 为确诊,还应做哪项检查(B)

A. 血沉

B. 抗 HIV

C. 嗜异性凝集试验

D. 抗 HEV

E. 病毒培养

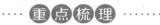

1. **概述** 获得性免疫缺陷综合征(AIDS,又称艾滋病)是由人类免疫缺陷病毒(HIV)感染引起的慢性传染病,主要经性接触、血液传播和母婴传播。患者和无症状 HIV 携带者是本病的传染源。

2. **临床表现**

(1) 急性期:发热、皮疹、肌肉关节痛和淋巴结肿大等,与血清病或单核细胞增多症相似,症状持续数天至 2 周后消失。

(2) 无症状期:无任何症状,但血清中可查到 HIV、核心蛋白和抗 HIV,具有传染性。

(3) 艾滋病期

1) HIV 相关症状:持续 1 个月以上的发热、盗汗、腹泻,体重减轻 10% 以上。可有神经精神症状,如记忆力减退、精神淡漠、性格改变、头痛、癫痫、痴呆。可出现持续性全身淋巴结肿大。

2) 各种机会性感染及肿瘤。

3. **辅助检查** AIDS 的实验室检测包括 HIV 抗体、病毒载量、CD4+ T 淋巴细胞、p24 抗原检测等。HIV1/2 抗体检测是 HIV 感染诊断的金标准,病毒载量测定和 CD4+ T 淋巴细胞计数是判断疾病进展和治疗时机、评价疗效和预后的两项重要指标。抗 HIV 先行酶联免疫吸附试验筛查,如连续 2 次阳性,再做确诊试验。

4. **鉴别诊断** 与原发性免疫缺陷病、继发性免疫缺陷病、传染性单核细胞增多症、中枢神经系统疾病等相鉴别。

5. **治疗** 给予抗反转录病毒治疗、免疫调节、抗机会性感染及抗肿瘤等措施。

6. **健康教育** 控制传染源、切断传播途径。

六、病毒性肝炎

例题

男,55 岁。2 周来感乏力、食欲不振,血清 ALT 750 U/L,血清总胆红素 53 μmol/L,抗 HAV IgM、HBsAg、抗 HBc、抗 HCV 均阴性,抗 HEV IgM 阳性。诊断应考虑(E)

A. 急性病毒性肝炎,甲型

B. 急性病毒性肝炎,丙型

C. 急性病毒性肝炎,丁型

D. 急性病毒性肝炎,乙型

E. 急性病毒性肝炎,戊型

·············· 重点梳理 ··············

1. **概述**　病毒性肝炎是由肝炎病毒引起的,以消化道症状、肝功能异常为主要表现的一组传染病。目前已知的肝炎病毒主要有甲型肝炎病毒(HAV)、乙型肝炎病毒(HBV)、丙型肝炎病毒(HCV)、丁型肝炎病毒(HDV)及戊型肝炎病毒(HEV)。

2. **临床表现**

(1) 急性肝炎:急性起病,常见乏力、食欲缺乏、厌油腻、恶心、呕吐、右季肋部疼痛等,可有短暂发热、腹泻等症状。多有肝大、轻触痛和叩痛,可伴脾大。急性无黄疸性肝炎症状较轻,肝功能呈轻、中度异常;急性黄疸性肝炎症状较重,尿色深,巩膜、皮肤出现黄染,可有大便颜色变浅、皮肤瘙痒、心动过缓等梗阻性黄疸表现。

(2) 慢性肝炎:急性肝炎病史超过半年,或原有乙型、丙型、丁型、戊型肝炎或 HBsAg 携带史,本次又因同一病原再次出现肝炎症状、体征及肝功能异常者,可诊断为慢性肝炎。常见乏力、食欲缺乏、腹胀、尿黄、便溏等,肝病面容、肝掌、蜘蛛痣、脾大等。

(3) 重型肝炎

1) 急性重型肝炎:以急性肝炎起病,2 周内出现极度乏力,消化道症状明显,迅速出现Ⅱ°或Ⅱ°以上肝性脑病,肝浊音界进行性缩小,黄疸急剧加深;或黄疸很浅,甚至尚未出现黄疸。出血倾向明显,一般无腹水。凝血酶原活动度低于 40%。

2) 亚急性重型肝炎:起病 15 天至 24 周内,有明显消化道症状,极度乏力,黄疸迅速加深,重度腹胀,可出现腹水或肝性脑病,血清总胆红素(TBil)大于 10 倍正常值上限或每日上升≥17.1 μmol/L,凝血酶原活动度低于 40%并排除其他原因者。

3) 慢加急性(亚急性)重型肝炎:在慢性肝病基础上,短期内发生急性或亚急性肝功能失代偿的临床症状。

4) 慢性重型肝炎:在肝硬化基础上,肝功能进行性减退和失代偿。

(4) 淤胆型肝炎:主要表现为急性黄疸性肝炎较长期(黄疸持续 3 周以上)肝内梗阻性黄疸,消化道症状轻、ALT 上升幅度低、凝血酶原时间(PT)延长或凝血酶原活动度(PTA)下降不明显与黄疸重呈分离现象。全身皮肤瘙痒及大便颜色变浅或灰白、肝大,实验室检查结果提示梗阻性黄疸。

(5) 肝炎肝硬化

1) 代偿性肝硬化:一般属 Child-Pugh A 级。可有轻度乏力、食欲减退、腹胀等症状;ALT、AST 可异常,但尚无明显肝功能失代偿表现。可有门静脉高压症,但无食管胃底静脉曲张破裂出血,无腹水和肝性脑病等。

2) 失代偿性肝硬化:一般属 Child-Pugh B、C 级。常发生食管胃底静脉曲张破裂出血,腹水和肝性脑病等严重并发症。有明显的肝功能失代偿。

3. **辅助检查**　肝功能检查、病原学检查、血常规、尿常规、凝血酶原活动度等。

4. **病原学诊断**

(1) 甲型肝炎:①血清抗 HAV IgM 阳性(目前临床最常用的诊断方法)。②病程中抗

HAV 滴度(或抗 HAV IgG)有 4 倍以上增长。③粪便经免疫电镜找到 HAV 颗粒或用 ELISA 法检出 HAV Ag。④血清或粪便中检出 HAV RNA。凡符合上述任何一项可确诊 HAV 近期感染。

(2)乙型肝炎:①血清 HBsAg 阳性。②血清 HBV DNA 阳性。③血清抗 HBc IgM 阳性。④肝内 HBcAg 阳性或 HBsAg 阳性,或 HBV DNA 阳性。有上述现症 HBV 感染指标任何一项阳性可诊断为 HBV 感染。

(3)丙型肝炎:临床表现为急性或慢性肝炎,血清 HCV RNA 和抗 HCV 阳性。

(4)丁型肝炎:抗 HDV IgM 阳性提示现症感染。高滴度抗 HDV IgG 提示感染持续存在。血清或肝组织中 HDV RNA 是诊断 HDV 感染最直接的依据。

(5)戊型肝炎:抗 HEV IgM 阳性提示近期 HEV 感染。抗 HEV IgG 滴度较高,或由阴性转为阳性,或由低滴度升为高滴度,或由高滴度降至低滴度甚至阴转,均可诊断为 HEV 感染。采用 RT-PCR 法在粪便和血液标本中检测到 HEV RNA,可明确诊断。

5. 治疗 病毒性肝炎病因不同,临床表现多样,变化较多,治疗要根据不同类型、不同病期区别对待。治疗措施包括隔离、休息、注意饮食与营养、保肝治疗、抗病毒治疗、人工肝或者肝移植。

七、结核病

例题

结核病的化疗原则是(A)

A. 早期、联合、适量、规律、全程

B. 早期、联合、适量、规律、短程

C. 早期、联合、足量、规律、全程

D. 早期、单药、适量、规律、全程

E. 早期、联合、适量、间断、全程

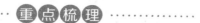

·············· 重点梳理 ··············

1. 概述 结核病是结核分枝杆菌引起的慢性感染性疾病,可累及全身多个脏器,以肺结核最为常见,是最主要的结核病类型。

2. 临床表现 原发结核感染后结核分枝杆菌可向全身传播,可累及肺脏、胸膜以及肺外器官。免疫功能正常的宿主常将病灶局限在肺脏或其他单一的脏器,而免疫功能较弱的宿主常造成播散性结核病或者多脏器的累及。

(1)肺结核:约 20% 的活动性肺结核患者无症状或症状不明显。有下列临床表现应考虑肺结核的可能。

1)咳嗽、咳痰 2~3 周或以上。可伴胸痛、咯血、气短等症状,抗感染治疗无效者。

2)发热,午后明显,可伴盗汗、乏力、食欲缺乏、体重减轻、月经失调等。

3)发病前出现结核变态反应,如结节性红斑、疱疹性结膜炎和结节性风湿症等。

4)结核菌素皮肤试验,未接种卡介苗者出现阳性提示已感染或体内有活动性结核,但应结合临床判定。强阳性时表现处于超敏感状态,发病概率高。

5)体征常不明显,与肺部病变范围、病理性质有关。

(2)肺外结核:腹腔内结核病变在发展过程中往往涉及其邻近腹膜而导致局限性腹膜炎。肾结核是结核分枝杆菌由肺部等原发病灶经血行播散至肾脏所引起,起病较为隐匿,多见于成年人,儿童少见。女性生殖系统结核则可在出现不明原因月经异常、不孕等情况下发现。结核性脑膜炎可表现出头痛、喷射性呕吐、意识障碍等中枢神经系统感染症状。

3. **辅助检查**　痰结核分枝杆菌检查、胸部 X 线检查、特异性结核抗原多肽刺激后的全血或细胞 IFN-γ 测定、结核菌素试验、分子生物学检测技术。

4. **治疗**　化疗是现代结核病最主要的基础治疗,原则是早期、联合、适量、规律、全程。抗结核化疗药物包括异烟肼、利福平、吡嗪酰胺、乙胺丁醇等。还包括手术治疗、对症治疗等。

第八节　神经科疾病

一、短暂性脑缺血发作

 例题

椎-基底动脉系统 TIA 的特征性症状是(C)

A. 眼动脉交叉瘫　　　　　　　　B. Horner 征交叉瘫

C. 跌倒发作和短暂性全面性遗忘　D. 失语症

E. 同向偏盲

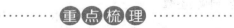

1. **概述**　短暂性脑缺血发作(TIA)是短暂的、可逆的、局部的脑血液循环障碍,可反复发作,多与动脉粥样硬化有关,也可以是脑梗死的前驱症状,表现为颈内动脉系统和/或椎-基底动脉系统的症状和体征。

2. **临床表现**

(1)发病突然,迅速出现局灶性神经功能或视网膜功能障碍,持续数分钟至数小时,症状和体征在 24 小时以内完全消失。

(2)一般不遗留神经功能缺损。常反复发作。

(3)患者就诊时多数无阳性体征。

(4)常有高血压、糖尿病、心脏病和高脂血症等病史。

(5)颈内动脉系统 TIA 常见对侧发作性单侧肢体无力或轻偏瘫,可伴有对侧面瘫。特征性症状为眼动脉交叉瘫,Horner 征交叉瘫,优势半球受累可出现失语。

(6)椎-基底动脉系统 TIA 常见眩晕、平衡失调偶伴耳鸣。特征性症状有跌倒发作、短暂性全面性遗忘症、双眼视力障碍发作。

3. 辅助检查

（1）头部 CT 和 MRI 检查可正常。

（2）TIA 发作时，MRI 弥散加权成像和灌注加权成像可显示脑局部缺血性改变。

（3）DSA/MRA 或经颅多普勒可见血管狭窄、动脉粥样硬化斑。

（4）血常规和生化检查有必要。

4. 鉴别诊断

（1）部分性癫痫：单纯部分发作，常表现为持续数秒至数分钟的肢体抽搐，从躯体的一处开始，并向周围扩展，多有脑电图异常。

（2）梅尼埃病：发作性眩晕、恶心、呕吐与椎-基底动脉系统 TIA 相似，每次发作持续时间往往超过 24 小时，伴有耳鸣、耳阻塞感和听力减退等症状，除眼球震颤外，无其他神经系统定位体征。

（3）心脏疾病：阿-斯综合征，常见于严重心律失常如三度房室传导阻滞、室性心动过速、心房扑动、多源性室性早搏及病态窦房结综合征等。可因阵发性全脑供血不足，出现头昏、晕倒和意识丧失，但常无神经系统局灶性症状和体征。

（4）其他：颅内肿瘤、脓肿、慢性硬膜下血肿和脑内寄生虫等可出现类 TIA 发作症状；原发性或继发性自主神经功能不全可因血压或心率的急剧变化出现短暂性全脑供血不足。

5. 治疗

（1）病因治疗。

（2）药物治疗：①抗血小板聚集剂如阿司匹林、氯吡格雷。②抗凝药物如肝素、低分子肝素和华法林。③中医中药如丹参、川芎、红花、水蛭等单方或复方制剂。④血管扩张药如尼可占替诺、罂粟碱。⑤扩容药物如低分子右旋糖酐。⑥钙通道阻滞剂如尼莫地平、氟桂利嗪，进行脑保护治疗。

（3）外科治疗：有颈动脉或椎-基底动脉严重狭窄（＞70％）的 TIA 患者，经抗血小板聚集治疗和/或抗凝治疗效果不佳或病情有恶化趋势者，可酌情选择血管内介入治疗、动脉内膜剥脱术或动脉搭桥术治疗。

6. 转诊 定期复查卒中危险因素的重要临床指标，及时调整治疗方案；发作频繁者应要求患者转到上一级医院行院内治疗。

二、脑栓塞

 例题

脑栓塞中最常见的受累血管是（C）

A. 大脑前动脉　　　　B. 大脑后动脉　　　　C. 大脑中动脉

D. 基底动脉　　　　　E. 椎动脉

············ 重点梳理 ············

1. 概述　脑栓塞是指各种栓子随血流进入颅内动脉系统,使血管腔急性闭塞引起相应供血区脑组织缺血坏死及脑功能障碍。脑栓塞常是全身动脉栓塞性疾病的最初表现,较少反复发生,复发往往在首次栓塞后的 1 年内。

2. 病因

(1) 心源性:最常见,直接原因常是慢性心房颤动、风湿性心瓣膜病、心内膜炎赘生物及附壁血栓,心肌梗死是栓子的主要来源。

(2) 非心源性:如动脉粥样硬化斑块的脱落,肺静脉血栓,骨折手术时脂肪栓塞和空气栓塞,癌细胞,寄生虫、肺感染、肾病综合征及血液高凝状态。

(3) 来源不明,约 30% 不能确定原因。

3. 临床表现

(1) 青壮年多见。多在活动中突然发病,在数秒至数分钟发展到高峰。

(2) 多数患者意识清楚或轻度障碍;颈内动脉或大脑中动脉栓塞导致的大面积脑栓塞可发生严重脑水肿、颅内压增高、昏迷和抽搐发作。

(3) 发病后数天内进行性加重,或局限性神经功能缺失。

(4) 多数患者有栓子来源的原发疾病。约 4/5 的脑栓塞发生在大脑中动脉主干及其分支,出现偏瘫、失语和癫痫,瘫痪多以面部及上肢为重,下肢较轻。1/5 的脑栓塞发生于椎-基底动脉系统,表现为眩晕、复视、共济失调、交叉瘫和四肢瘫等。

(5) 多数患者合并继发性出血性梗死,而症状并无明显加重。

4. 辅助检查　头颅 CT 及 MRI 可显示脑栓塞的部位和范围。头颅 CT 在发病 24 小时后梗死区出现低密度病灶;发生出血性梗死时,在低密度的梗死区出现一个或多个高密度影。

5. 鉴别诊断　应与其他脑血管病(如脑血栓形成和脑出血等)鉴别。

6. 治疗

(1) 发生于颈内动脉或大脑中动脉主干的大面积脑栓塞,应积极行脱水降颅内压治疗及开瓣减压术。

(2) 抗凝疗法可预防形成新的血栓,防止栓塞部位的继发性血栓扩散,促使血栓溶解。

(3) 部分心源性脑栓塞患者发病后 2～3 小时用较强的血管扩张剂可收到满意效果。

(4) 对症处理:①感染性栓塞可用足量抗生素,并禁用溶栓和抗凝治疗,防止感染扩散。②脂肪栓塞,可采用肝素、5% 碳酸氢钠及脂溶剂。③空气栓塞者可进行高压氧治疗。④发生出血性脑梗死时,立即停用溶栓药、抗凝药和抗血小板聚集药。⑤治疗脑水肿,调节血压。

(5) 如血肿较大,内科保守治疗无效时,考虑手术治疗。

三、脑梗死

例题

男,52 岁。脑梗死患者,病后第 3 天,意识不清,血压 142/105 mmHg,左侧偏瘫。颅内压 279 mmH$_2$O。宜首先选用(E)

A. 肝素静脉滴注   B. 扩血管治疗   C. 降血压治疗

D. 尿激酶静脉滴注   E. 20%甘露醇静脉滴注

·········· 重点梳理 ··········

1. 病因 动脉粥样硬化、心源性栓塞、小动脉硬化、动脉夹层、各种类型的动脉炎等。

2. 临床表现

(1)多见于老年人,常伴高血压、高脂血症、糖尿病、冠状动脉粥样硬化性心脏病等个人病史,易有吸烟、不运动等不良生活方式及家族性心脑血管病病史。少数患者起病前近期可有 TIA 史。多数为静态发病,在 24 小时内达到高峰,约 1/3 可在 48~72 小时内进展。快速起病且迅速到达高峰者,多提示为栓塞性。

(2)不同血管分布区脑梗死的表现

1)大脑前动脉:皮质支闭塞导致对侧下肢的运动和感觉障碍,可伴排尿障碍。深穿支闭塞导致对侧下面部、舌、上肢的瘫痪,下肢受累轻。累及优势半球出现运动性失语。

2)大脑中动脉:主干闭塞出现对侧偏瘫、偏身感觉障碍和偏盲("三偏"征),若累及优势半球,会出现失语、失读等症状。皮质支闭塞可出现对侧面部和上肢为重的偏瘫;累及优势半球,同时伴失语,失读等症状;累及非优势半球,可有偏侧忽略等体像障碍。深穿支(豆纹动脉)闭塞导致对侧一致性偏瘫。

3)大脑后动脉:皮质支闭塞导致对侧同向偏盲或象限性盲。深穿支的丘脑膝状体动脉闭塞导致对侧深浅感觉障碍,可伴自发性疼痛及一过性轻偏瘫。深穿支的丘脑穿通动脉闭塞导致对侧肢体舞蹈、震颤等锥体外系损害表现。

4)椎-基底动脉:基底动脉主干闭塞,可出现意识障碍、四肢瘫痪、延髓麻痹、瞳孔缩小、高热等,常迅速死亡。

3. 辅助检查

(1)脑 CT 检查:发病 6 小时内多正常,24 小时后病灶呈边界不清的低密度改变。

(2)脑 MRI 检查:起病数小时后病灶表现为 T$_1$ 加权低信号、T$_2$ 加权高信号。弥散加权成像可在起病 2 小时内显现病灶,为早期诊断的重要方法。

(3)血管病变检查:常用颈动脉双功能超声、经颅多普勒(TCD)、磁共振血管成像(MRA)、CT 血管成像(CTA)和数字减影血管造影(DSA)等。

4. 鉴别诊断

(1)脑出血:脑梗死有时与脑出血的表现相似,但活动中起病、病情进展快、发病当时血压明显升高常提示脑出血,CT 检查发现出血灶可明确诊断。

鉴别要点	脑梗死	脑出血
发病年龄	多为 60 岁以上	多为 60 岁以下
起病状态	安静或睡眠中	动态起病(活动中或情绪激动)
起病速度	10 余小时或 1～2 天症状到高峰	10 分钟至数小时症状到高峰
全脑症状	轻或无	头痛、呕吐、嗜睡、打哈欠等高颅压症状
意识障碍	无或较轻	多见且较重
神经体征	多为非均等性偏瘫(大脑中动脉主干或皮质支)	多为均等性偏瘫(基底核区)
CT 检查	脑实质内低密度病灶	脑实质内高密度病灶
脑脊液	无色透明	可有血性

(2) 脑栓塞:起病急骤,局灶性体征在数秒至数分钟达到高峰,常有栓子来源的基础疾病如心源性疾病(心房颤动、风湿性心脏病、冠心病、心肌梗死、亚急性细菌性心内膜炎等)、非心源性疾病(颅内外动脉粥样硬化斑块脱落、空气栓塞、脂肪栓塞等)。大脑中动脉栓塞最常见。

(3) 颅内占位病变:颅内肿瘤、硬膜下血肿和脑脓肿可呈卒中样发病,出现偏瘫等局灶性体征,颅内压增高征象不明显时易与脑梗死混淆,须提高警惕,CT 或 MRI 检查有助确诊。

5. **治疗**

(1) 血管再通治疗:起病 4.5 小时内适合者应予以静脉注射重组的组织型纤溶酶原激活剂。

(2) 抗血小板聚集治疗:未接受溶栓治疗者应尽早或于溶栓治疗 24 小时后开展抗血小板聚集治疗,如阿司匹林。

(3) 脑水肿和颅内压增高的治疗:可选择甘露醇、甘油果糖、高渗盐水等短期降低颅内压。对严重者,需进行去骨瓣减压术。

(4) 支持治疗:注意体位和保持气道通畅,预防低氧血症。积极控制体温、痫性发作,保持内环境稳定,避免高血糖或低血糖发生。不推荐早期积极降低血压,除非血压超过 220/120 mmHg。

(5) 预防治疗:对非心源性患者,应早期开展他汀治疗;对心源性者,病情平稳后,应启动抗凝治疗。对由颅外颈动脉粥样硬化病变所引起者,可考虑行颈动脉内膜剥离术或动脉成形和支架植入术。

四、脑出血

 例题

脑出血最常见的原因是(E)

A. 脑动脉瘤 B. 血液病 C. 脑动脉炎

D. 脑血管畸形 E. 高血压和脑动脉硬化

·············· 重点梳理 ··············

1. **病因** 最常见的病因是高血压合并脑动脉硬化,其次是脑淀粉样血管病,较少见的原因有脑血管畸形、动脉瘤、血液病、脑动脉炎、抗凝或溶栓治疗等。

2. **临床表现** 情绪激动或用力多为诱因。起病急骤,突发局灶性神经功能缺损,易伴随血压升高、头痛、恶心呕吐及意识障碍。临床表现多变,病情轻重与出血部位和出血量密切相关。

(1) 基底核区出血:为脑出血的最好发部位,主要病因是高血压。血肿大或伴明显水肿占位效应时,患者意识损害严重,可出现小脑幕疝,表现为出血侧瞳孔扩大、光反应迟钝或消失。血肿大可破入脑室,损害下丘脑或脑干,出现昏迷加深、去皮质强直、中枢性高热、上消化道出血、肺水肿等严重情况。

1) 壳核-外囊出血:表现为对侧偏瘫,头、眼向病灶侧偏斜,严重者有意识障碍、偏身感觉障碍、同向偏盲,优势半球病变者有失语。

2) 丘脑-内囊出血:严重者意识障碍突出,有典型的偏瘫、偏身感觉障碍和同向偏盲。上、下肢体瘫痪对等,深、浅感觉障碍均受累。

(2) 脑桥出血:少量出血可无意识障碍,仅表现为交叉性瘫痪或共济失调轻偏瘫,双眼向病灶侧凝视。多数患者为双侧脑桥大量出血,表现为严重意识障碍、四肢瘫痪、双侧针尖样瞳孔和中枢性高热,预后极差。

(3) 小脑出血:多表现为突发头晕、眩晕、头痛、剧烈恶心呕吐,伴意识障碍。查体可见眼震、小脑性共济失调、颈项强直等。若病情加重,压迫脑干,导致昏迷加深、脑积水、枕骨大孔疝。极少量出血者可仅为单纯头晕和眩晕。

(4) 脑室出血:多数为基底核区或小脑大量出血破入脑室。病情凶险,迅速出现昏迷、频繁呕吐、四肢瘫痪及去皮质或去脑强直发作。

(5) 脑叶出血:多见于无高血压的高龄老人,好发于额叶、顶叶、枕叶,引起急性发生的认知损害、情感障碍、行为改变、语言及视觉损害等症状,出血量大者可导致中线移位、意识障碍、头痛、癫痫等表现。

3. **诊断** ①多有高血压病史。②常于体力活动或情绪激动时发病。③发作时常有反复呕吐、头痛和血压升高。④病情进展迅速,常出现意识障碍、偏瘫和其他神经系统局灶症状。⑤有条件时,可首选 CT 或 MRI 检查。急性期脑 CT 中见高密度血肿,可有占位效应和/或脑组织移位。MRI 对小脑和脑干能显出 T_1 加权等信号和 T_2 加权的等及略低信号的出血区。

4. **鉴别诊断** 脑出血应与脑血栓形成相鉴别。有昏迷患者应与肝衰竭、肾衰竭、糖尿病性昏迷、一氧化碳中毒等鉴别。

5. **治疗**

(1) 非手术治疗:①卧床休息 2~4 周,维持生命体征稳定,防治并发症。②控制血压。③控制脑水肿,降低颅内压。④控制体温。⑤止血治疗。

(2) 手术治疗:一般认为手术宜在早期(发病后 6~24 小时内)进行。考虑手术治疗的情况:①基底核区中等量以上出血(壳核出血≥30 mL,丘脑出血≥15 mL)。②小脑出血≥10 mL

或直径≥3 cm,或合并明显脑积水。③重症脑室出血(脑室铸型)。④合并脑血管畸形、动脉瘤等血管病变。

(3) 康复治疗:脑出血后,只要患者的生命体征平稳、病情不再进展,宜尽早进行康复治疗。早期分阶段综合康复治疗对恢复患者的神经功能,提高生活质量有益。

(4) 预防:①血压控制在 140/90 mmHg 以下。②慎用抗栓治疗。③生活中避免酗酒、情绪激动。④避免胆固醇过低。⑤在寒冷天气注意保暖等。

五、高血压脑病

 例题

高血压脑病最常见的症状是(E)

A. 一过性脑缺血   B. 意识丧失,抽搐

C. 脑出血   D. 偏瘫,失语

E. 头痛,头晕

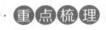

1. **概述** 重症高血压时,由于过高的血压突破了脑血流自动调节范围,脑组织血流灌注过多引起脑水肿。临床表现以脑病的症状与体征为特点。

2. **临床表现** 剧烈头痛,频繁呕吐,视物模糊或复视、一过性失明、嗜睡、严重者可突然出现惊厥和昏迷。此时血压往往在(150~160)/(100~110)mmHg 或以上。

3. **治疗** 高血压脑病为临床急症,应力求短时间内作出诊断并尽快降压至安全范围,并给予降颅压及制止抽搐、持续吸氧、保持呼吸道通畅等处理。降压药可选择硝普钠、尼卡地平等;降低颅内压、减轻脑水肿,可选用 20%甘露醇、呋塞米;解痉、止抽搐,可选用地西泮、苯妥英钠等。转运途中应密切观察病情,监测生命体征变化,做好心电、血压监护,注意水、电解质、酸碱平衡,并监测肝肾功能等。

六、偏头痛

 例题

有先兆偏头痛最常见的先兆是(C)

A. 运动先兆   B. 听觉先兆

C. 视觉先兆   D. 言语先兆

E. 感觉先兆

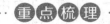

1. **概述** 偏头痛是常见的原发性头痛,女性多于男性,多在青春期发病。月经期易发作。乳酪、葡萄酒等食物可诱发。多有家族史。

2. **临床表现**

（1）有先兆偏头痛

1）前驱期：在头痛发生数小时至数天前，患者感到疲乏、欣快、频繁打哈欠、嗜睡、烦躁、抑郁或小便减少。

2）先兆：以视觉先兆最为常见。可出现暗点、亮点亮线或视野缺损。

3）头痛：多位于偏侧，逐渐加剧，扩展至半侧头部或整个头部。头痛常为搏动性，伴恶心、呕吐、畏光、畏声。日常动作可使头痛加重。持续4～72小时，睡眠后减轻。

（2）无先兆偏头痛：最常见。头痛性质与有先兆偏头痛相似。反复发作的一侧或双侧额颞部疼痛，呈搏动性。常伴有恶心、呕吐、畏光、畏声。

（3）慢性偏头痛：每月头痛发作超过15天，连续3个月或3个月以上，且每月至少有8天的头痛具有偏头痛性头痛特点，并排除药物过量引起的头痛，可考虑为慢性偏头痛。

（4）偏头痛并发症

1）偏头痛持续状态：偏头痛发作持续时间＞72小时，而且疼痛程度较严重，但其间可有因睡眠或药物应用获得的短暂缓解期。

2）无梗死的持续先兆：指有先兆偏头痛患者在一次发作中出现一种先兆或多种先兆症状持续1周以上，多为双侧性；本次发作其他症状与以往发作类似；需神经影像学排除脑梗死病灶。

3）偏头痛性脑梗死：极少数情况下，在偏头痛先兆症状后出现颅内相应供血区域的缺血性梗死，此先兆症状常持续60分钟以上，而且缺血性梗死病灶为神经影像学所证实，称为偏头痛性脑梗死。

4）偏头痛先兆诱发的痫性发作：极少数情况下，偏头痛先兆症状可触发痫性发作，且痫性发作发生在先兆症状中或后1小时以内。

（5）常为偏头痛前驱的儿童周期性综合征：可视为偏头痛等位症，临床可见周期性呕吐、反复发作的腹部疼痛伴恶心、呕吐，即腹型偏头痛、良性儿童期发作性眩晕。发作时不伴有头痛，随着时间推移可发生偏头痛。

3. **鉴别诊断**

（1）丛集性头痛：是较少见的一侧眼眶周围发作性剧烈疼痛，持续15分钟至3小时，发作从隔天1次到每天8次。反复密集发作，但始终为单侧头痛，常伴同侧结膜充血、流泪、流涕、前额和面部出汗、Horner征等。

（2）紧张性头痛：是双侧枕部或全头部紧缩性或压迫性头痛，常为持续性，很少伴有恶心、呕吐，部分病例也可表现为阵发性、搏动性头痛。多见于青、中年女性，情绪障碍或心理因素可加重头痛症状。

（3）症状性偏头痛：①缘于头颈部血管性病变的头痛，如缺血性脑血管疾病、脑出血、未破裂的囊状动脉瘤和动静脉畸形；②缘于非血管性颅内疾病的头痛，如颅内肿瘤；③缘于颅内感染的头痛，如脑脓肿、脑膜炎等。临床上可表现为类似偏头痛性质的头痛，可伴恶心、呕吐，但无典型偏头痛发作过程，大部分病例有局灶性神经功能缺失或刺激症状，颅脑影像学检查可显示病灶。

(4) 药物过度使用性头痛:属于继发性头痛。头痛发生与药物过度使用有关,可呈类偏头痛样或同时具有偏头痛和紧张性头痛性质的混合性头痛,头痛在药物停止使用后 2 个月内缓解或回到原来的头痛模式。药物过度使用性头痛对预防性治疗措施无效。

4. 治疗

(1) 预防发作:避免促发因素如紧张、睡眠不规律、精神压力、喧闹声。发作时需静卧。

(2) 发作时治疗:可选用阿司匹林、芬必得、布洛芬、吲哚美辛、甲芬那酸等。发作早期可给予咖啡因麦角胺;或 5 - HT 选择性受体激动剂,如舒马普坦、佐米曲普坦、利扎曲普坦。

(3) 预防性用药:包括 β 受体阻滞剂、抗癫痫药、钙通道阻滞剂、抗抑郁剂等。适应证:①频繁发作者,尤其每月 2 次以上严重头痛,影响生活和工作。②急性期治疗无效或有药物不良反应或禁忌应用药物,无法进行急性期治疗。

七、癫痫

 例题

全身强直-阵挛性发作和失神发作合并发生时,药物治疗首选(E)

A. 地西泮   B. 乙琥胺   C. 苯妥英钠

D. 苯巴比妥   E. 丙戊酸

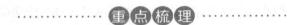

1. 病因

(1) 特发性癫痫:病因尚未明确,部分可能与遗传因素有关。

(2) 症状性癫痫:由各种脑部疾病和影响脑功能的全身疾病引起,癫痫发作只是某个疾病的一种症状。

(3) 隐源性癫痫:临床表现提示为症状性癫痫,现有检查手段不能发现明确的病因。

2. 临床表现

(1) 部分性发作

1) 单纯部分性发作

A. 部分运动性发作:指局部肢体的抽动,多见于一侧口角、眼睑、指和趾,也可涉及整个一侧面部或一个肢体的远端,有时表现为言语中断。如果发作自一侧开始后,按大脑皮质运动区的分布顺序缓慢地移动,例如自一侧拇指沿手指、腕部、肘部、肩部扩展,称为杰克逊(Jackson)癫痫,病灶在对侧中央前回运动区。

B. 特殊感觉或躯体感觉性发作:闪光等视幻觉,病灶在枕叶。焦臭味等嗅幻觉,病灶在钩回前部。眩晕发作,病灶在颞叶部。发作性口角、指或趾等部位有麻或刺感,病灶在对侧中央后回感觉区。

C. 精神性发作:主要表现包括各种类型的遗忘症(如似曾相识、强迫思维)、情感异常(如无名恐惧、愤怒、欣快)、错觉(如视物变大或变小)、复杂幻觉等。

2)复杂部分性发作:病灶多在颞叶。

A. 特点为发作起始出现各种精神症状或特殊感觉症状,随后出现意识障碍或自动症和遗忘症,有时发作一开始即为意识障碍。

B. 在先兆之后,患者呈部分性或完全性对环境接触不良,做出一些表面上似有目的的动作,即自动症。患者先瞪目不动,然后做出无意识的动作,如机械重复原来的动作,或出现其他动作,如咀嚼、舔舌、抚面、解扣、脱衣,甚至游走、奔跑、乘车、上船等。

3)部分性发作继发全面性发作:单纯部分性发作可发展为复杂部分性发作,单纯或复杂部分性发作可泛化为全面性强直-阵挛发作。

(2)全面性发作

1)强直-阵挛发作:以意识丧失和全身抽搐为特征。自发作开始至意识恢复历时 5～10 分钟。醒后感到头痛、全身酸痛和疲乏,对抽搐全无记忆。发作可分为以下 3 个阶段。

A. 强直期:所有骨骼肌呈持续性收缩。喉部痉挛,发出叫声。口部先张开而后突闭,可咬破舌尖。颈部和躯干先屈曲而后角弓反张。上肢自上举、后旋,转变为内收、前旋。下肢自屈曲转变为强力伸直。强直期持续 10～20 秒后,在肢端出现微细的震颤。

B. 阵挛期:待至震颤幅度增大并延及全身,成为间歇的痉挛,即进入阵挛期。每次痉挛都继有短促的肌张力松弛。阵挛频率逐渐减慢,松弛期逐渐延长。持续 0.5～1 分钟。

C. 惊厥后期:阵挛期以后,尚有短暂的强直痉挛,造成牙关紧闭,大小便失禁。呼吸首先恢复,口鼻喷出泡沫或血沫。心率、血压、瞳孔等逐渐恢复正常。肌张力松弛,意识逐渐清醒。

2)失神发作

A. 脑电图(EEG)上呈规律和对称的 3 周/秒棘慢波组合;意识短暂中断,持续 3～15 秒;无先兆和局部症状;发作和中止均突然;每日可发作数次至数百次。

B. 发作时患者停止当时的活动,呼之不应,两眼瞪视不动,但可伴有眼睑、眉或上肢的 3 次/秒颤抖或有简单的自动性活动,如用手按面、吞咽,一般不会跌倒,手中持物可能坠落,事后立即清醒,继续原先之活动,对发作无记忆。

(3)癫痫持续状态:是指持续 30 分钟以上癫痫的一系列间隙极短的密集发作或连续发作。在全身性强直-阵挛的多次发作间隙意识一直不清。

3. 辅助检查 脑电图、CT 或 MRI、动脉血管造影。

4. 鉴别诊断

(1)晕厥:是短暂性全脑灌注不足致短时间意识丧失和跌倒,偶可引起肢体强直阵挛性抽动或尿失禁。晕厥引起的意识丧失极少超过 15 秒,意识迅速恢复并完全清醒,不伴有发作后意识模糊。

(2)假性癫痫发作:如癔症性发作,常有精神诱因,具有表演性。

(3)发作性睡病:突然发作的不可抑制的睡眠,入睡前有幻觉但可以唤醒。

(4)低血糖症:血糖水平低于 2 mmol/L,可产生局部癫痫样抽动或四肢强直发作,伴有意识丧失。

5. **治疗**

(1) 病因治疗、对症治疗。

(2) 合理安排生活和工作,避免驾驶、高空作业和危险活动、防止过度劳累。

(3) 药物治疗

发作类型	常用药物
部分性发作、部分性继发全面性发作	卡马西平、丙戊酸、托吡酯、左乙拉西坦
全身强直-阵挛性发作	丙戊酸、卡马西平、苯妥英钠、托吡酯、奥卡西平、拉莫三嗪
强直性发作	卡马西平、苯妥英钠、丙戊酸、托吡酯、拉莫三嗪、左乙拉西坦
阵挛性发作	丙戊酸、卡马西平、托吡酯、拉莫三嗪、左乙拉西坦
失神、肌阵挛发作	丙戊酸、乙琥胺、氯硝西泮、拉莫三嗪、托吡酯、左乙拉西坦

(4) 癫痫持续状态的治疗:控制抽搐、给氧、需给予广谱抗生素防治肺部感染。保持水、电解质平衡,有脑水肿时,可给甘露醇静脉滴注。高热可给予体表降温。

6. **转诊事项**

(1) 癫痫状态虽已被控制、但病因不明者,应转至专科或综合医院行 CT、MRI、脑电图等检查,进一步明确病因,以便针对原发病治疗。

(2) 若抽搐控制效果不佳,应在有防护措施的情况下送至有监测条件的医院,必要时采用吸入性全麻药物控制发作。

(3) 对于顽固性癫痫,而 CT 和 MRI 提示有不明性质独立病灶时,应到专科医院行手术探查,或对癫痫放电灶行手术切除。

(4) 转诊前与相应的医院联系,转诊途中注意防护,做好必要的抢救准备,同时减少和避免诱发。

八、帕金森病

 例题

关于帕金森病的三个主要体征,正确的是(D)

A. 震颤、肌张力增高、幻觉　　　　　　B. 震颤、面具脸、肌张力增高

C. 运动减少、搓丸样动作、肌张力增高　　D. 震颤、肌张力增高、运动减少

E. 震颤、面具脸、运动减少

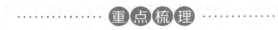

1. **概述**　帕金森病(PD)又称震颤麻痹,是病因不明的进行性变性疾病,发病率随年龄增加而增高。

2. **临床表现**　起病隐匿,进展缓慢,多以震颤为初发症状,常自一侧上肢开始,逐渐波及其他肢体。

（1）静止性震颤：常为首发症状，"搓丸样"动作，静止时出现，睡眠时消失，精神紧张时加重，随意动作时减轻。可逐渐扩展到同侧及对侧上下肢，下颌、口唇、舌及头部较少受累。

（2）肌强直：铅管样强直、齿轮样强直。

（3）运动迟缓：随意动作减少，主动运动缓慢；"面具脸"；手指精细动作困难；"小写征"。

（4）姿势步态异常。

（5）其他：口咽和腭肌运动障碍会出现讲话缓慢，音量低，流涎，严重时吞咽困难；常见皮脂腺、汗腺分泌亢进引起"脂颜"，多汗，消化道蠕动障碍引起顽固性便秘，交感神经功能障碍导致直立性低血压；部分患者晚期出现轻度认知功能减退，常见抑郁及视幻觉，通常不严重。

3. 辅助检查　特发性 PD，血、脑脊液常规检查无异常，CT、MRI 检查无特征性改变。正电子发射断层扫描（PET）和单光子发射计算机断层扫描（SPECT）对 PD 早期诊断、鉴别诊断及监测病情进展有一定价值。

4. 诊断　①中老年发病，缓慢进行性病程。②主要症状及体征（静止性震颤、肌强直、运动迟缓、步态姿势障碍）中运动迟缓是必备；症状不对称。③左旋多巴治疗有效。④无眼外肌麻痹、小脑体征、直立性低血压、锥体系损害和肌萎缩等。

5. 鉴别诊断　应与特发性震颤、伴帕金森样表现的神经系统变性疾病（如弥散性路易体病、Shy-Drager 综合征、橄榄桥小脑萎缩）、遗传性帕金森综合征（肝豆状核变性、亨廷顿病）相鉴别。

6. 治疗

（1）药物治疗：需终生服药。包括抗胆碱药物、金刚烷胺、左旋多巴及复方左旋多巴、DA 受体激动剂、单胺氧化酶抑制剂等。

（2）外科治疗：①苍白球或丘脑底核损毁或切除术。②脑深部电刺激。③干细胞移植结合基因治疗。

第九节　精神科疾病

一、精神疾病症状学

 例题

女，33 岁。以"情绪差 4 个月"就诊。回答医师问题时声音较低，思考很久才给出答案，问其原因，表示"变笨了，脑子好像生锈了"。患者的症状考虑符合（B）

A. 思维贫乏

B. 思维迟缓

C. 思维松弛

D. 思维中断

E. 思维插入

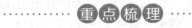

1. 认知过程障碍

（1）感觉障碍：①感觉过敏；②感觉减退；③内感性不适。

（2）知觉障碍

1）错觉：是对客观事物的歪曲感知。

2）幻觉：最常见，是在没有现实刺激作用于感官时发生的知觉体验，如幻听、幻视、幻嗅、幻味、幻触等。

3）感知综合障碍：对事物虽能感知，但事物的个别属性被歪曲，如视物显大症、视物变形症等。

（3）思维障碍

1）思维奔逸：思维联想加快、转变迅速，表现为语量增多，语流加速，可出现随境转移和音联、意联现象，多见于躁狂发作。

2）思维迟缓：思维进程缓慢，联想困难，表现为语量减少，语流缓慢，多见于抑郁发作。

3）思维贫乏：思维联想数量明显减少，表现为思维内容空洞，概念贫乏，词汇短缺，多见于精神分裂症。

4）思维散漫：思维联想松弛，内容散漫，逻辑关系不紧凑，表现为答不切题、不易理解以致交谈困难。

5）思维破裂：思维联想过程破碎，缺乏连贯性和逻辑性，表现为言语支离、语句之间无联系、难以理喻，是思维散漫进一步发展的结果。

6）病理象征性思维：是对概念的歪曲理解，以某种无关的具体事物代替某一抽象概念，不经患者解释，别人无法理解，如患者反穿衣服，喻意"心地坦白，表里合一"。

7）语词新作：自造一些文字、图形或符号，赋予只有患者自己能解释的意义。

8）思维被插入、被夺走、被播散或被中断：患者体验到不属于自己的思想强行进入脑中，自己的思想突然被抽走、向外界扩散、或突然中断。

9）强迫观念：反复出现的某种思维观念，明知不对又无法摆脱，内心十分苦恼焦虑，进而也可表现为强迫性动作或行为，常见于强迫性障碍。

10）妄想：是在病理基础上产生的歪曲信念，无事实根据，不符合客观实际，患者坚信不疑，通过说服教育不能纠正；根据妄想内容可具体分为关系妄想、被害妄想、罪恶妄想、嫉妒妄想、钟情妄想、物理影响妄想、被控制妄想或体验、被洞悉妄想或体验、疑病妄想、夸大妄想等。

（4）注意障碍

1）注意增强：主动注意增强，受病态影响，特别关注某类事物；如有被害妄想者防御警惕性增高，有疑病妄想者过于注意自身的健康状况。

2）注意减退：主动注意和被动注意的兴奋性减弱。

3）注意涣散：主动注意不易集中。

4）注意转移：被动注意兴奋性增强，注意不持久，易受周围环境影响而不断变换注意对象，常见于躁狂发作。

（5）记忆障碍

1）记忆减退：表现为记不住、易忘、回忆不起来等，多见于神经衰弱或痴呆患者。

2）遗忘：对某一时期经历的事件不能回忆，可表现为顺行性遗忘或逆行性遗忘。

3）虚构：是错误的记忆，将过去从未发生的经历或事物认为确有其事。

4）错构：是另一类型的记忆错误，对过去经历的事件出现错误的回忆，且确信不疑。

（6）智能障碍

1）精神发育迟滞：在胎儿期、围产期和婴幼儿时期，由各种原因引起的大脑发育受阻，使其智能发育停留在一定的阶段，明显低于正常同龄儿童。

2）痴呆：是包括计算、理解、综合、分析、判断、推理等智力活动的普遍减退，进而其他精神活动如情感、意志等也可出现轻重不等的失调。

（7）定向力障碍：定向力是对时间、地点、人物及自身状态的认识能力。定向力障碍是意识障碍的重要标志，但精神病患者有定向力障碍时，不一定都有意识障碍。

（8）自知力障碍：精神病患者一般均有程度不等的自知力缺失，不承认自己有精神病，拒绝就医、服药，随着病情好转自知力逐渐恢复。

2. 情感过程障碍

（1）情感高涨：常见于躁狂发作。

（2）情感低落：常见于抑郁发作。

（3）情感淡漠：常见于精神分裂症。

（4）焦虑：常见于焦虑障碍和抑郁发作。

3. 意志行为障碍

（1）意志缺乏：多见于精神分裂症。

（2）精神运动性兴奋：①协调性精神运动性兴奋，多见于躁狂发作。②不协调性精神运动性兴奋，多见于精神分裂症。

（3）精神运动性抑制：常见于精神分裂症。

（4）冲动行为。

（5）自伤或自杀行为。

二、常见精神卫生问题的卫生宣教技术和常用筛检量表的使用

1. 精神卫生　是指维护和促进人类精神或心理健康，预防精神疾病和心理障碍的保健手段与措施。包括两个方面：①对已患精神疾病和心理障碍者进行积极的治疗，减少复发，促进康复和回归社会。②提高正常人群的精神健康水平，增强个体承受刺激和适应社会的能力，培养和塑造健全的人格，预防和减少各类精神疾病、心理障碍与行为问题的发生。

2. 常用筛检量表

（1）症状自评量表（SCL-90）：用于反映有无各种心理症状及其严重程度。

（2）汉密尔顿抑郁量表（HAMD）：是经典的抑郁症状严重程度评定量表，也是目前临床上

应用最普遍的抑郁量表。适用于有抑郁症状的成年人,包括情感性精神障碍抑郁状态和抑郁性神经症患者。

(3) 汉密尔顿焦虑量表(HAMA):适用于有焦虑症状的成年人,尤其是焦虑性神经症患者焦虑症状的严重程度评定,不适用于估计各种精神病时的焦虑状态。

(4) 抑郁自评量表(SDS):使用对象是有抑郁症状的成年人,特别适合于药理学研究中评定治疗前后的变化及在综合性医院中发现抑郁症患者。

(5) 临床总体印象量表(CGIS):适用于对各种精神障碍的病情评估和治疗效果的前后比较。

(6) 简明精神病量表(BPRS):适用于具有精神病性症状的大多数重性精神病患者,尤适宜于精神分裂症患者。

(7) 阳性与阴性症状量表(PANSS):是目前临床科研中疗效评定的代表性量表。

(8) 智力量表:是评估智力水平高低的工具,其结果为智商,可作为临床诊断的重要参考指标。

(9) 人格测验量表:最常用的有明尼苏达多相人格调查表(MMPI)。

(10) 简易智力状态检查(MMSE):是最具影响的认知缺损筛选工具之一。

三、焦虑症

 例题

全科门诊中常用于焦虑症的药物是(E)

A. 舍曲林　　　　　　B. 度洛西汀　　　　　　C. 阿米替林

D. 米氮平　　　　　　E. 阿普唑仑

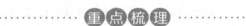
重 点 梳 理

1. **病因**　遗传因素、神经生化因素、心理社会因素。

2. **临床表现**

(1) 惊恐障碍

1) 患者突然感到一种异乎寻常的惊恐体验,伴濒死感或失控感,且有严重的自主神经功能紊乱症状,患者感觉死亡将至,极度紧张、恐惧、心慌、胸闷、呼吸困难或过度换气、冲动、大声呼救、头痛、头昏、出汗、四肢麻木和感觉异常、全身发抖或全身无力等,心率明显增快,血压升高等。

2) 惊恐发作通常起病急骤,终止迅速,一般在半小时以内,很少超过 1 小时,但时隔不久可突然再发。

3) 发作期间患者意识始终清晰,警觉度高,担心再发。

4) 多数患者担心救治不及时而产生回避行为,不敢单独外出,24 小时需要有人陪伴。

(2) 广泛性焦虑障碍:多起病缓慢,患者常合并疲劳、抑郁、强迫、恐惧、惊恐发作及人格解体等症状。

1）精神性焦虑：精神上过度担心，表现为对未来可能发生的、难以预料的不幸事件或某种危险经常担心。有的患者担心的也许是现实生活中可能会发生的事情，但其担心、焦虑和烦恼的程度与现实情况不对称。有的患者不能明确意识到所担忧的对象或内容，而只是一种莫名的担心、惶恐不安感。

2）警觉性增高：对外界刺激敏感，易于出现惊跳反应，注意力难于集中，易受干扰。难以入睡、睡中易惊醒。情绪易激惹等。

3）躯体性焦虑：表现为运动不安与肌肉紧张，可表现为坐立不安、来回走动、搓手顿足、无目的的小动作增多。肌肉紧张表现为主观上肌肉的紧张感，严重时有肌肉抽动或肢体的震颤，紧张性头痛也很常见。

4）自主神经功能紊乱：表现为心动过速、胸闷气短，皮肤潮红或苍白，口干，便秘或腹泻，出汗，尿意频繁等症状，有的患者出现早泄、阳痿、月经紊乱等症状。

（3）恐惧症

1）广场恐惧症：最常见，女性多于男性。主要表现为对某些特定环境的恐惧，如广场、密闭的环境和拥挤的公共场所等，患者害怕离家或独处，害怕去人多拥挤的地方或乘坐公共交通工具，因为患者担心在这些场所出现恐惧感，得不到帮助，无法逃避，因而回避这些环境，甚至不敢出门。

2）社交恐惧症：常无明显诱因起病，害怕被人注视，一旦发现别人注意自己就不自然，不敢与人对视，甚至感觉到无地自容。不敢在公共场所演讲，集会时不敢坐在前面，回避社交。常害怕见到的对象是异性、上司和未婚夫（妻）的父母等，或者熟人，与人见面时可出现脸红或者感觉到脸红（实无）、手抖、尿急等症状，症状有时严重到惊恐发作的程度，甚至在公共场所演讲时晕倒。

3）特定恐惧症：患者的恐惧局限于特定的情境，如害怕接近特定的动物，害怕高处、雷鸣、飞行、封闭空间、在公厕大小便、目睹流血或创伤，害怕接触特定的疾病等促发的恐惧。对恐惧情境的害怕一般不波动，导致功能损害的程度取决于患者回避恐惧情境的难易程度。

3. 鉴别诊断

（1）某些躯体疾病所致的焦虑：如甲状腺疾病、心脏疾病、某些神经系统疾病（如脑炎、脑血管病、系统性红斑狼疮等）易于出现焦虑症状。对于年龄大的初诊患者、无心理应激因素、病前个性素质良好，应警惕躯体疾病继发焦虑的可能性。

（2）药源性焦虑：长期使用激素、镇静催眠药、精神活性物质等在减量、停用后可出现焦虑症状，详细询问服药史可以鉴别。

（3）精神疾病所致焦虑：精神分裂症患者也可伴有焦虑，但焦虑多继发于精神症状，只要发现有精神分裂症症状就不考虑焦虑症的诊断。抑郁症是最多伴有焦虑的疾病，当抑郁与焦虑严重程度主次分不清时，应优先考虑抑郁症的诊断。其他神经症性障碍伴有焦虑时，焦虑症状常不是主要的临床相或属于继发症状。

4. 治疗

（1）药物治疗：①苯二氮䓬类药物，如阿普唑仑、艾司唑仑、氯硝西泮、奥沙西泮等可以使用。②抗抑郁药物,如5-羟色胺再摄取抑制剂和5-羟色胺和去甲肾上腺素再摄取抑制剂。③丁螺环酮、坦度螺酮。

(2)心理治疗:系统脱敏疗法、暴露冲击疗法、认知疗法。

5. 转诊 ①当患者有严重的焦虑障碍时,建议转诊至精神科专业机构进行诊治。②当焦虑障碍症状继发于躯体疾病或脑器质性疾病时,需将患者转诊至相应专科进行及时诊治,治疗以其他专科治疗为主,精神科的治疗为辅。

四、抑郁症

例题

女,38 岁。自述情绪低落 2 年,伴有焦虑、疑病障碍,未经正规治疗,现来诊。以下最佳的治疗方案是(B)

A. 抗焦虑药　　　　　　　　　B. 心理治疗 + 抗抑郁药

C. 抗抑郁药　　　　　　　　　D. 心理治疗 + 抗精神病药

E. 抗精神病药

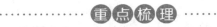

1. **病因** 遗传、神经生化因素、神经内分泌异常、脑电生理变化、神经影像学改变、社会心理因素。

2. **临床表现**

(1)典型临床表现:情绪低落、兴趣缺乏和快感缺失、精力不济或疲劳感是抑郁障碍的核心症状,可伴有躯体症状、自杀观念和行为,以及社会功能出现不同程度地损害。

1)情绪低落:表现为情绪低沉、压抑郁闷,有时会有度日如年、生不如死,愁眉苦脸、唉声叹气,常有无望感、无助感和无用感。情绪变化晨重暮轻,即情绪低落在早晨较重,到下午或傍晚时有所减轻。

2)兴趣减退或缺乏:对以前喜欢的各种活动兴趣减退或丧失,不愿意出门,喜欢独自待着。

3)快感缺失:不能从平时的活动中体验到快乐,或不能体验到发自内心的快乐。部分患者也能看书、看电视等,但其目的是消磨时间,或希望从悲观失望中解脱,毫无快乐可言。

4)思维迟缓:自觉脑子变笨了,思考问题困难,主动言语减少、语速慢、语音低。自称"脑子生锈了,转不动了"。自觉记忆力下降。

5)活动减少:自觉变懒了,不爱活动,动作缓慢。严重者可出现木僵或亚木僵状态。

6)焦虑:表现为莫名其妙地紧张、担心、坐立不安,甚至恐惧等。抑郁发作时常伴随不同程度的焦虑。

7)自责自罪:患者对自己既往的一切轻微过失或错误横加责备,觉得自己给家庭、社会带来负担,自己一无是处,甚至觉得自己罪孽深重,该受惩罚。

8)自杀观念和行为:患者感到生活毫无意义,认为死是最好的解脱。可有自杀计划和行动,反复寻求自杀。出现自杀行为是严重抑郁的一个标志。有的甚至出现扩大自杀,患者认为活着的亲人也痛苦,在杀死亲人后再自杀。

9) 精神病性症状:可出现幻觉和妄想,内容可与抑郁心境相协调,如罪恶妄想,伴有嘲笑或谴责性质的幻听;有时也与抑郁心境不协调。

10) 躯体症状:主要有食欲减退、睡眠障碍(如早醒或入睡困难)、性欲减退、体重下降、全身无力、便秘、身体各部位的疼痛感、自主神经功能紊乱等。少数患者出现食欲增加、睡眠增多、体重增加等。

11) 恶劣心境:原称抑郁性神经症,是一种以持久的情绪低落为主的轻度抑郁,从不出现躁狂。常伴有焦虑、躯体不适和睡眠障碍,但无明显的精神运动性抑制或精神病性症状。抑郁常持续 2 年以上,其间无长时间的完全缓解,如有缓解,一般不超过 2 个月。患者有求治要求,工作和生活不受严重影响。

(2) 特殊人群抑郁障碍的特点

1) 老年期抑郁障碍:与年轻患者相比,其精神运动抑制和躯体不适主诉更为明显。常伴有明显的焦虑、烦躁,有时还会出现易激惹和敌意。因老年患者思维联想的显著迟缓及记忆力的下降,认知功能损害症状可能更严重,甚至类似痴呆,如记忆力、理解力、计算力和判断力减退。躯体不适主诉中常出现消化道症状,如食欲减退、腹胀和便秘等,心血管系统的症状如心慌、胸闷、胸痛等,易产生疑病观念。

2) 儿童抑郁障碍:抑郁症状不典型,心理上的"丧失",如丧失亲人、与父母分离和丧失母爱等对发病影响很大。主要表现为情绪低落,兴趣缺失,不愿意参加游戏,退缩,学习成绩下降;自我评价较低,觉得成绩和表现不好,老师和同学不喜欢自己;反应迟钝、言语和动作减少;不愿与同伴玩,孤独;还可出现食欲减退、乏力和睡眠障碍等。

3) 围产期抑郁:多发生在孕期和产后 4 周以内,达到抑郁症的诊断标准即可诊断。一般来说,妊娠期和产后发生围产期抑郁的比例各半。有过围产期抑郁的女性再次妊娠时,发生围产期抑郁的可能性高,应注意防范。

3. 鉴别诊断

(1) 继发的抑郁障碍:躯体疾病、脑器质性疾病、某些药物和精神活性物质等均可引起继发性抑郁障碍。应详细询问病史,并进行全面检查,以明确诊断,必要时转诊至相关的科室进行处理。

(2) 痴呆:老年抑郁障碍患者经常会出现明显的记忆力下降、思维迟缓、计算力和判断力下降等认知功能改变,称为抑郁性假性痴呆。患者有明显的起病期,情绪低落、焦虑、躯体不适主诉较为突出。原发痴呆早期主要以近记忆下降为主,伴有一些行为改变,抑郁情绪不突出。

(3) 精神分裂症:患者可出现情绪低落,但主要表现为幻觉、妄想等精神病性症状,且内容荒谬离奇,不经患者解释,常人无法理解。抑郁障碍在重度抑郁发作时会出现精神病性症状,一般是与抑郁心境相协调的一些幻觉妄想,持续时间不长,可以鉴别。

(4) 双相抑郁:属于双相情感障碍的范畴,是指曾有躁狂发作和抑郁发作,本次发病以抑郁症状为主。抑郁障碍患者既往无躁狂发作。

（5）居丧反应：是指对亲属死亡这一应激事件的反应而导致的悲伤或抑郁状态。一般表现为轻度抑郁状态，持续时间一般不超过3个月。如果达到抑郁症的诊断标准，则诊断为抑郁症。

4. 治疗

（1）药物治疗

分类	代表药物
5-羟色胺再摄取抑制剂	氟西汀、帕罗西汀、舍曲林、氟伏沙明、西酞普兰和艾斯西酞普兰
5-羟色胺和去甲肾上腺素再摄取抑制剂	文拉法辛、度洛西汀
特异性5-羟色胺受体拮抗剂	米氮平
三环类及四环类抗抑郁药	丙米嗪、氯米帕明、阿米替林、多塞平等

（2）心理治疗：包括支持性心理治疗和认知行为治疗。

（3）物理治疗：对有严重自杀言行或抑郁性木僵的患者，首选改良电抽搐治疗。对药物治疗无效、对药物不良反应不能耐受者也可采用电抽搐治疗。

5. 转诊 ①对重症抑郁障碍患者，尤其是有严重自杀念头的或有过自杀未遂者建议转至精神科专业机构进行诊治，同时向家属交代病情的严重性，在转院过程中要防止意外发生。②对有严重躯体疾病伴发的抑郁障碍应转诊至相应的专科进行治疗，同时治疗抑郁。

第十节 康复科疾病

一、神经系统常见病康复评定与康复治疗注意事项

（一）脑卒中

1. 康复评定 ①认知功能评定。②运动功能评定。③感觉功能评定。④言语功能评定。⑤构音障碍评定。⑥吞咽功能评定。⑦心理精神功能评定。⑧生活质量评定。

2. 康复治疗

（1）急性期：①肢体摆放和体位转换，每2小时翻身1次是预防压疮的重要措施。②偏瘫肢体被动活动：顺序为近端关节到远端关节，一般每天2~3次，每次5分钟以上。同时嘱患者头转向偏瘫侧。在被动活动肩关节时，偏瘫侧肱骨应呈外旋位。③床上活动：双手叉握上举运动、翻身、桥式运动。④物理因子治疗：常用局部的机械性刺激、冰刺激、功能性电刺激、肌电生物反馈和局部气压治疗等。⑤传统疗法：按摩和针刺治疗等。⑥药物治疗：可选用溶栓剂、脱水剂、钙通道阻滞剂，改变血黏度药物、抗血小板聚集和控制血压、感染等的对症治疗药物等。

体位	偏瘫侧肢体体位	健侧肢体体位
患侧卧位	上肢应呈肩关节前屈90°、伸肘、伸指、掌心向上;下肢呈伸髋、膝稍曲、踝背屈90°	放在舒适的位置
仰卧位	肩胛骨和骨盆下应垫薄枕,上肢呈肩关节稍外展、伸肘、伸腕、伸指。掌心向下;下肢呈屈髋、屈膝、足踝在床面上或伸髋、伸膝、踝背屈90°	放在舒适的位置
健侧卧位	上肢有支撑,肩关节前屈90°,伸肘、伸腕、伸指、掌心向下;下肢有支撑,呈迈步状,患足垫枕支撑	—

(2)恢复早期:指发病后的3~4周。①床上与床边活动:上肢上举运动、床边坐与床边站、双下肢交替屈伸运动、桥式运动。②坐位活动:坐位平衡训练,偏瘫侧上肢负重,上、下肢功能活动。③站立活动:站立平衡训练、偏瘫侧下肢负重(单腿负重)、上下台阶运动。④平行杠内行走。⑤室内行走与户外活动。⑥物理因子治疗:功能性电刺激、肌电生物反馈和低中频电刺激等。⑦传统康复疗法:针刺、按摩等。⑧作业治疗:日常生活活动、运动性功能活动、辅助用具或假肢使用训练。⑨应用步行架与轮椅。⑩言语治疗。

(3)恢复中期:指发病后的4~12周。①上、下肢和手的治疗性活动。②作业性治疗活动。③认知功能训练。

(4)恢复后期:指发病后的4~6个月。①上、下肢和手的功能训练。②日常生活活动能力训练。③言语治疗。④认知功能训练。⑤心理治疗。⑥支具和矫形器的应用。

(5)后遗症期:临床上有的在发病后6~12个月,但多在发病后1~2年。代偿性功能训练,包括矫形器、步行架和轮椅等的应用,以及环境改造和必要的职业技能训练及心理疏导。

(二)脊髓损伤

1. **康复评定** 损伤平面;完全和不完全损伤的评定;日常生活活动能力的评定;功能恢复预测。

2. **康复治疗**

(1)急性期:①患者卧床时应保持肢体于功能位;四肢瘫患者采用手功能位夹板使腕、手保持于功能位。②呼吸及排痰训练。③体位变换,每2小时翻身1次。④关节被动活动。⑤坐起、站立训练。

(2)恢复期:①物理治疗,包括蜡疗、功能性电刺激、超短波和紫外线等。②肌力训练。③垫上运动训练:翻身训练、牵伸训练、垫上支撑、垫上移动。④坐位训练。⑤转移训练。⑥轮椅训练。⑦步行训练:治疗性步行、家庭性步行、社区步行。⑧日常生活活动能力的训练。⑨应用矫形器。⑩心理治疗。

二、心肺疾病康复的特点、治疗及注意事项

例题

冠状动脉粥样硬化性心脏病患者在运动治疗中出现气促、眩晕症状时,其运动量调整为(A)

A. 减少运动量   B. 停止运动

C. 服药后可继续运动　　　　　　　D. 不用改变运动量

E. 改为骑车、游泳等运动

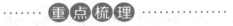 重点梳理

（一）慢性阻塞性肺疾病

1. 功能评定　①肺功能检查，包括肺容量和肺通气功能测定。②运动试验，常用活动平板和功率自行车试验。③日常生活活动能力六级评定。

分级	特点
0级	活动不受限，无症状
1级	一般活动时稍气短
2级	一般行走无气短，较快行走或上下楼梯时气短
3级	行走百米时气短
4级	讲话、穿衣、轻微活动时气短
5级	安静时气短，不能平卧

2. 康复治疗

（1）超声雾化吸入：常用抗生素、激素、祛痰剂、支气管扩张剂等药物吸入。

（2）超短波电疗法：剂量不宜过大，一般采用 Ⅰ～Ⅱ 级剂量，每次 10～15 分，每天 1～2 次。

（3）体位引流：引流体位采用侧卧位、仰卧位、俯卧位等。引流时治疗师可轻拍患者胸背部，同时嘱患者做腹式呼吸。每个部位引流时间 5～10 分钟，每天 2～4 次。

（4）咳嗽训练：先缓慢深吸气，再憋气片刻，身体前倾，两臂屈曲用肘轻压两下肋，然后收腹，连续咳嗽 2～3 声，再用力呼气，休息片刻，再重复训练。

（5）腹式呼吸训练：每次 15～30 分钟，每天 2～3 次，持续 6～8 周。

（6）运动训练：轻症者可采用功率自行车、活动平板、步行、慢跑、游泳等活动；重症者可室内活动、上下楼梯及院内活动、呼吸运动等。

（7）作业治疗：包括穿衣、洗漱、洗澡、烹饪、清洁卫生等；功能训练如写字、绘画、打字、操作微机、木工、缝纫、纺织等；娱乐性活动如棋类、弹琴、园艺等活动。

（二）冠状动脉粥样硬化性心脏病

1. 康复分期

分期	特点	时间
Ⅰ期	指急性心肌梗死或急性冠脉综合征住院期康复，冠状动脉分流术（CABG）或经皮冠状动脉腔内成形术（PTCA）术后早期康复也属于此列	3～7 天
Ⅱ期	指患者出院开始，至病情稳定性完全建立为止	5～6 周
Ⅲ期	指病情处于较长期稳定状态，或Ⅱ期过程结束的冠状动脉粥样硬化性心脏病患者。PTCA及支架置入术后或CABG术后的康复也属于此期。有学者将终生维持的锻炼列为第Ⅳ期	2～3 个月

2. 康复治疗

（1）Ⅰ期康复方案：①活动一般从床上的肢体活动开始。肢体活动一般从远端肢体的小关节活动开始，从不抗地心引力的活动开始。②呼吸训练，主要指腹式呼吸。不可憋气。③坐位训练。④步行训练。⑤保持大便通畅。⑥上、下楼活动。⑦心理康复与二级预防宣教。⑧康复方案调整与监护。

（2）Ⅱ期康复方案：室内外散步，医疗体操，气功，家庭卫生，厨房活动，园艺活动或在邻近区域购物，作业治疗。

（3）Ⅲ期康复方案：有氧训练、循环抗阻训练、柔韧性训练、医疗体操、作业训练、放松性训练、行为治疗、心理治疗等。有氧训练是最重要的核心。

3. 注意事项

（1）选择适当的运动，避免竞技性运动。

（2）只在感觉良好时运动。感冒或发热症状和体征消失 2 天以上再恢复运动。

（3）注意周围环境因素对运动反应的影响。

（4）患者需要理解个人能力的限制，应定期检查和修正运动处方，避免过度训练。药物治疗发生变化时，要注意相应调整运动方案。参加训练前应该进行尽可能充分的身体检查。对于参加剧烈运动者尽可能要先进行心肺运动试验。

（5）警惕症状。运动时如发现心绞痛或其他症状，应停止运动，及时就医。

（6）训练必须持之以恒，如休息 4~7 天或以上，再开始运动时宜稍减低强度。

（7）合并高血压、糖尿病等慢性疾病的患者，应注意运动后血压、血糖变化及时调整药物。

三、骨关节、软组织常见病、伤、残的特点及康复治疗注意事项

（一）软组织损伤

1. 治疗目的 消炎，镇痛，恢复功能。

2. 物理治疗

（1）急性损伤：①短波或超短波。②毫米波。③磁疗法。④紫外线照射。⑤低频或中频电疗。

（2）亚急性、慢性损伤：①红外线。②蜡疗。③高频电疗。④超声波。⑤音频电疗。

（3）恢复功能：增加关节活动范围，牵伸练习，肌力训练。

（二）骨折

1. 康复目标 上肢的主要功能是手的应用。当关节功能不能完全恢复时，必须保证其最有效的、起码的活动范围，即以各关节的功能位为中心而扩大的活动范围。下肢的主要功能是负重和行走，要求各关节保持充分的稳定。

2. 评定内容 ①骨折愈合，骨折对位，骨痂形成，延迟愈合或未愈合，有无假关节、畸形愈合，有无感染、血管神经损伤、骨化性肌炎。②关节活动度。③肌力。④肢体长度及周径。⑤感觉功能。⑥日常生活活动能力。

3. 康复治疗

（1）骨折固定期（早期）：①主动运动，是消除水肿的最有效、最可行和花费最少的方法。

②患肢抬高。③物理治疗。

（2）骨折愈合期（晚期）：①物理治疗。②恢复关节活动度，如主动运动、关节松动术、牵张训练。③恢复肌力。④回复日常生活活动能力及工作能力。

（三）肩关节脱位

1. 急性期

（1）方案：①物理治疗对止痛和控制炎症有帮助。②手法治疗。③Codman 运动或钟摆运动。

（2）注意事项：①保护修复的软组织，肩部悬吊带固定 3～4 周，训练时取下吊带，训练结束后，立即佩戴。②在训练或日常生活活动时要避免导致脱位的姿势。

2. 亚急性期和恢复期

（1）方案：①物理治疗，有助于松解粘连、软化纤维瘢痕组织。②手法治疗，将肩关节摆在体侧，开始等长阻力训练，可分别在不同的无痛姿势的可动角度内进行。③主动运动，等张抗阻运动，限制外旋在 50° 以内，以避免脱位的姿势。

（2）注意事项：①实施手法治疗，禁止将肩关节向前滑动，以免关节脱位。②康复治疗在 5 周时，除外展 90° 加外旋姿势外，所有动作都可在等速运动仪上进行。

（四）颈椎病

1. 特点　颈椎病的病理变化为椎间盘脱水、变薄，椎间隙变窄，椎间关节失稳，骨刺形成，椎间孔变形、变小等，导致压迫或刺激脊神经根、椎动脉、脊髓、交感神经等，引起一系列临床症状。

2. 颈椎牵引

（1）牵引角度

分型	牵引角度
神经根型	15°～25°
椎动脉型和脊髓型	0°
$C_{1\sim4}$ 段颈椎病变	0°
$C_5\sim T_1$ 段颈椎病变	15°～25°
颈椎生理弧度消失甚至反弓者	0°～15°

（2）牵引时间：每次牵引时间以 20～30 分钟较为合适，每天 1～2 次，每周治疗 3～5 天，10～14 天为 1 个疗程，持续 4～6 周。

（3）牵引重量：一般以体重的 1/12～1/8，平均为体重的 10% 开始牵引。第一天牵引后如无不适反应，从第二天开始视患者体质状况增加 1～2 kg 重量，以后根据患者自觉反应情况逐步增加，通常每 3～5 天增加 1 kg。如症状有改善，可维持此重量，如果没有改善，可继续增加，最大可达 10～12 kg。

（4）牵引方式：分为持续牵引与间歇牵引两种方式，视患者耐受程度及病情决定。

第十一节 眼、耳鼻喉科疾病

一、睑板腺炎与睑板腺囊肿

例题

内睑腺炎切开排脓时,手术切口应该位于(D)

A. 睑皮肤面,与睑缘平行

B. 睑皮肤面,与睑缘垂直

C. 睑结膜面,与睑缘平行

D. 睑结膜面,与睑缘垂直

E. 睑结膜面,与睑缘呈 45°

·········· 重点梳理 ··············

1. **概述** 眼睑内富含腺体,主要有睫毛汗腺(Moll 腺)、睫毛毛囊的皮脂腺(Zeis 腺)和深层的睑板腺。Moll 腺和 Zeis 腺位于眼睑睫毛囊附近,开口于睑缘睫毛毛囊处,微生物通过开口处进入腺体,引起急性或慢性炎症,称为外睑腺炎。睑板腺位于睑板组织深处,开口于睑缘处,微生物感染后引起内睑腺炎。如果睑腺组织内分泌物潴留,引起腺体肿大,称睑板腺囊肿。

2. **病因**

(1)睑板腺炎:多为葡萄球菌,特别是金黄色葡萄球菌感染睑板腺而引起。

(2)睑板腺囊肿:睑板腺排出管道阻塞,分泌物潴留,刺激周围组织而形成睑板慢性肉芽肿性炎症。

3. **临床表现**

(1)睑板腺炎:患处呈红、肿、热、痛等急性炎症的典型表现。肿胀比较局限,疼痛明显,病变处有硬结,触之压痛,睑结膜面局限性充血、肿胀。2～3 天后,常于睑结膜面形成黄色脓点,向结膜囊内破溃,少数患者可向皮肤面破溃。破溃后炎症明显减轻,1～2 天逐渐消退,多数在 1 周左右痊愈。

(2)睑板腺囊肿:青少年或中壮年多见,发生在上睑者居多。病程缓慢,多无自觉症状,表现为眼睑皮下无痛性圆形肿块,囊肿可长期无改变,也可自行破溃,在睑结膜面形成肉芽肿,若合并感染则形成急性化脓性炎症。

4. **治疗**

(1)局部滴用抗生素滴眼液(首选喹诺酮类滴眼液),晚间涂 0.3% 氧氟沙星眼膏。

(2)热敷患眼 3～4 次/天,10～15 分钟/次,可促进硬结吸收或软化。

(3)若局部炎症剧烈或伴有发热、耳前或颌下淋巴结肿大者,可口服抗菌药物。

(4)当皮下或结膜下出现脓头时,可切开排脓。内睑腺炎切口常在睑结膜面,应垂直于睑缘。

(5)睑板腺囊肿较小时,可用抗生素药物滴眼;较大时可手术切除,老年患者的切除标本应送病理检查,以排除睑板腺癌。

5. 健康教育　切勿挤压硬结;反复发作者注意保持眼部清洁,并查找原因。

二、结膜炎

📔 **例题**

男,25 岁。双眼突然红肿、流泪 1 天就诊,检查见双眼结膜充血,结膜下小片状出血,角膜正常。最可能诊断为(A)

A. 急性流行性出血性结膜炎　　　　B. 急性角膜炎

C. 沙眼　　　　　　　　　　　　　D. 急性虹膜炎

E. 急性闭角型青光眼

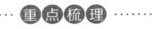 重 点 梳 理

(一)概述

1. 病因　最常见的是微生物感染。致病微生物可为细菌、病毒或衣原体等。非微生物感染因素包括物理性、化学性刺激。部分结膜炎由免疫性病变、与全身状况相关的内因、邻近组织炎症蔓延引起。

2. 临床表现

(1)常见症状:患眼出现异物感、烧灼感,痒感、畏光、流泪等。

(2)常见体征:结膜充血、结膜分泌物、乳头增生、滤泡形成、球结膜水肿、耳前淋巴结肿大等。

3. 治疗　针对病因治疗,一般以局部给药为主,如滴眼液滴眼、眼膏涂眼、结膜囊冲洗;必要时全身用药。急性期禁忌包扎患眼。

(二)急性流行性出血性结膜炎

1. 诊断

(1)起病急,潜伏期短;在接触传染源后,可在 24～48 小时内发病。常为双眼先后或同时发病。主诉有剧烈异物感、流泪、畏光和眼痛等症状。

(2)眼睑红肿,睑结膜和球结膜高度充血、水肿;球结膜下有细小点状或片状出血,分泌物为水样或黏液样。

(3)多伴有角膜上皮损伤。表现为多个点状浸润,重者表现为小片状或浅实质层混浊,角膜知觉减退。严重者可伴前葡萄膜炎改变。

(4)可伴发热、乏力、咽痛等上呼吸道感染症状,多伴有耳前或颌下淋巴结肿大。个别患者可合并肢体瘫痪。

(5)轻者病程约为 1 周,重者约在 2 周以上。

2. 治疗

(1)选用抗病毒眼药水滴眼,每 1～2 小时 1 次;晚间用 0.3%氧氟沙星眼膏涂眼。

（2）为防止混合感染,可加用抗生素眼药水滴眼。

（3）分泌物较多时,可用生理盐水冲洗结膜囊。眼部冷敷有助于缓解不适症状。

（4）除非合并有严重的前葡萄膜炎,一般不选用糖皮质激素眼药水滴眼。

（三）急性卡他性结膜炎

1. 诊断

（1）两眼同时或先后急性发病。轻者有眼部不适或异物感,重者有畏光、流泪、眼部烧灼感;分泌物过多时,可出现一过性视物不清。

（2）眼部检查可见眼睑轻微肿胀,睑结膜及穹隆部结膜充血明显,球结膜水肿,结膜下可见出血点,有黏液或黏液脓性分泌物。

（3）偶见角膜合并症。表现为角膜周边部的灰白色小混浊点,甚者出现边缘性角膜浸润或溃疡。

（4）少数患者可同时有上呼吸道感染症状。

2. 治疗

（1）局部滴用抗生素滴眼液。睡前涂抗生素眼膏可延长药物作用时间,并避免次日上下眼睑被分泌物黏着。

（2）分泌物较多时可用生理盐水或3％硼酸液冲洗结膜囊。

（3）局部冷敷可减轻眼部不适或刺激症状。

（4）治疗要及时、彻底,症状完全消失后应再坚持用药1～2周,以防复发或转成慢性炎症。

三、白内障

例题

白内障的原因是(B)

A. 角膜混浊   B. 晶状体混浊

C. 玻璃体混浊   D. 角膜白斑

E. 结膜混浊

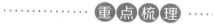

重点梳理

1. 概述 白内障是由于各种原因导致的晶状体蛋白变性混浊,致使视力下降。在我国,白内障是致盲的主要眼病。

2. 分类

（1）根据病因,白内障主要分为老年性白内障、先天性白内障、并发性白内障和外伤性白内障,以老年性白内障最为常见。

（2）依据白内障开始的发生部位,老年性白内障分为皮质性、核性和后囊下白内障,以皮质性白内障最为常见。

（3）皮质性白内障在其发展过程中分为四期,即初发期、膨胀期、成熟期、过熟期。

3. 诊断

(1) 视力减退:皮质性白内障早期的视力受影响不明显,核性和后囊下白内障早期即有视力减退。主要症状有视物模糊、眼睛易疲劳、眼前有固定黑影、单眼复视或多视、视物变形、视力逐渐减退,严重者可致盲。

(2) 裂隙灯检查:可见晶状体混浊,晶状体完全混浊者用手电筒可见瞳孔区呈灰白色,眼底窥不清。

4. 治疗

(1) 初发期:眼部滴用谷胱甘肽、吡诺克辛(卡他林或卡林 U)等,可缓解或限制其发展,但不能使已混浊的晶状体蛋白变透明。

(2) 近成熟期或成熟期:首选白内障超声乳化摘除术或囊外摘除术联合人工晶体植入术。

5. 健康指导

(1) 白内障的发生与紫外线照射、高血压、糖尿病、吸烟或酗酒等因素密切相关。积极治疗原发疾病和杜绝不良生活嗜好可起到早期预防作用,日常生活中应减少强光刺激眼睛。

(2) 定期检查身体,注意用眼卫生,中、老年人发现有白内障时,即应注意随访检查。

(3) 白内障患者一旦出现眼红、眼胀、头痛或视力明显下降时,应及早就诊,预防继发性青光眼。对合并有高血压或糖尿病者,应详细进行眼底检查,一旦出现高血压性或糖尿病性视网膜病变,即应进行积极治疗。

四、青光眼

 例题

关于闭角型青光眼的治疗,不正确的是(D)

A. 镇静   B. 滴 1% 毛果芸香碱眼药水

C. 严重者可口服乙酰唑胺   D. 滴 1% 阿托品散瞳

E. 注意休息,避免劳累

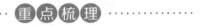

(一) 闭角型青光眼

1. **概述**　闭角型青光眼是由于周边虹膜阻塞了小梁网,使房水外流受阻,引起眼压升高。

2. **诊断**

(1) 多见于 50 岁以上的老年人,以女性居多,冬春季节好发。情绪激动或过度劳累可诱发本病。

(2) 急性发作时,患者出现剧烈眼痛、畏光、流泪,伴同侧头痛、恶心或呕吐等症状。

(3) 视力急剧下降,可降至眼前指数或手动,并伴虹视现象。

(4) 眼睑水肿,结膜混合充血,角膜呈雾状或磨砂玻璃状水肿,前房变浅和瞳孔散大。

(5) 眼压明显升高,常在 50 mmHg 以上,个别可达 80 mmHg 以上。

（6）闭角型青光眼在急性期可不出现视野改变,但视野检查可用于观察疗效和判断预后。

（7）急性闭角型青光眼临床上分为临床前期、前驱期、急性发作期、间歇期、慢性期、绝对期。

3. 治疗

（1）急性闭角型青光眼的处理以手术治疗为主,但在急性发作期以药物降眼压为主。

（2）首选 1%～2% 毛果芸香碱眼药水滴眼。合用 β 受体阻滞剂。

（3）眼压急性升高时,可选碳酸酐酶抑制剂抑制房水生成,如乙酰唑胺。

（4）急性期眼压较高者,可选用高渗脱水剂降低眼压。

（5）给予镇静、止吐或安眠药物辅助治疗。

（6）待眼压下降或症状缓解后,根据病情选择手术治疗,以防复发。

4. 健康指导

（1）明确诊断后,立即转诊至专科医院诊治。

（2）本病发作与情绪波动、过度疲劳等因素有关;平时应注意生活规律,勿暴饮暴食,避免情绪波动,劳逸结合,注意休息。避免长时间在暗室内工作或看电影;晚间看电视时,建议不要关闭室内所有照明灯。

（3）如果一眼发病并接受手术时,另一眼可行预防性 YAG 激光周边虹膜切除术。

（4）青光眼手术后的患者,应定期到医院复查,以防手术效果不佳导致眼压又有升高,继续造成视力损害。

（5）青光眼好发于冬春两季,有青光眼家族史者应注意季节变化。

（6）有闭角型青光眼发作史或家族史者应禁用或慎用阿托品、莨菪碱和颠茄等扩瞳药物。

（7）建议 40 岁以上的成年人,尤其有青光眼家族史者或经常在傍晚出现眼胀、头痛、虹视等自觉症状者,应定期到医院接受眼压和眼底检查,排除青光眼可能。

（二）开角型青光眼

1. **概述** 原发性开角型青光眼常见于 40 岁以上的中、老年人,男性略多。常为双眼发病,起病慢,眼压逐渐升高,房角始终保持开放。

2. **诊断**

（1）症状:早期无任何症状;病情进展到一定阶段可有轻微眼胀、头痛或视力疲劳。

（2）视力视野改变:早期中心视力不受影响,视野改变明显,旁中心暗点和鼻侧阶梯,然后扩大形成弓形暗点;周边视野逐渐缩小,严重者呈管状视野。

（3）眼压异常:早期眼压升高不明显,24 小时眼压波动较大。病变后期眼压中度升高。

（4）眼瞳孔检查:早期无改变,晚期有瞳孔开大,对光反应迟钝。

（5）眼底检查:视神经乳头凹陷扩大变深,视神经乳头旁有线状出血等。

3. **治疗**

（1）先用药物治疗,首选前列腺素衍生物滴眼液。

（2）最大剂量药物无效者,可选择激光小梁成形术。眼压持续不降或视功能继续恶化者,可选择手术治疗,如滤过性手术。

4. 健康指导

(1) 保持心胸开朗,避免情绪过度激动和紧张。要睡眠充足,生活规律。

(2) 不宜多喝咖啡或浓茶,不宜空腹大量饮水。

(3) 告诫患者必须定期到医院检查眼压、视力、视野及眼底情况,以便及时调整治疗方案。

五、屈光不正

 例题

近视眼表现为(B)

A. 视近不清

B. 视远不清

C. 圆锥角膜

D. 眼位易发生内斜

E. 无立体视觉

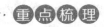 重点梳理

(一) 近视

1. **病因** 主要与遗传因素、环境因素和营养因素等有关。

2. **诊断**

(1) 视力:近视力正常,远视力减退。近视度数愈高,远视力愈差。

(2) 视疲劳:眼睛易于疲劳,低度近视者视物时常有眯眼动作,高度近视者眼睛略有外突感,也可有眼前黑影飘动等玻璃体混浊症状。

(3) 眼位:近视眼患者视近时不需调节,易发生外隐斜或外斜视。

(4) 眼球改变:眼球前后轴伸长,表现为眼球突出,前房较深,瞳孔大和光反射较迟钝。

(5) 眼底改变:低度近视者一般不发生眼底改变;高度近视者可引起眼底退行性改变,表现有豹纹状眼底、近视性弧形斑、黄斑出血或裂孔等。

3. **主要并发症** 高度近视者常并发有晶状体混浊、巩膜后葡萄肿、玻璃体混浊、玻璃体液化或后脱离、周边部视网膜变性、视网膜裂孔或视网膜脱离等。

4. **治疗** 包括验光配镜、配戴角膜接触镜、望远镜式眼镜。手术治疗多采用准分子激光手术、角膜磨削术、表层角膜镜片术、眼内晶状体植入术等。

5. **健康指导**

(1) 青少年要注意用眼卫生,坚持正确的读写姿势,阅读距离应>33 cm。

(2) 中、小学生不要在极强光线或极弱光线下读书,连续阅读或写作时间不要超过1小时,中间应休息10~15分钟,以缓解视疲劳。课间休息时应极目远眺。经常做眼保健操,以缓解视疲劳。

(3) 青少年应加强身体锻炼,注意平衡营养,多摄入含锌或钙的食物,少看电视,不玩电子游戏机。

(4) 不要躺在床上看书,不在走路和开动的车厢里看书,更不能在近距离下长时间看电视

节目,以免引起视疲劳和眼睛调节紧张。

（5）定期检查视力。建议自幼儿园起每年进行 1～2 次视力检查,或至少应在上小学前进行一次视力检查和眼部检查。在校学生应定期检查视力,建立学生视力档案,发现视力降低者,应立即查找原因,及时进行验光检查和矫治。

（6）阅读或写字时,光线应从左侧或左前方射来,写字时不要让手的阴影遮住照明光线。

（7）配戴眼镜后应注意用眼卫生,否则有可能使眼镜度数继续加深。

（8）15 周岁以下儿童应散瞳验光,以获得准确的屈光度数。

（二）远视

1. 概述 远视是指眼睛在不使用调节时,平行光线通过眼的屈光系统屈折后,焦点落在视网膜后的一种屈光状态,在视网膜上不能形成一个清晰的影像。根据远视的性质不同,可分为轴性远视、屈光性远视、指数性远视。

2. 诊断

（1）视力障碍:年轻人轻、中度远视者调节能力较强,可表现为远、近视力正常。随年龄增长,调节能力渐弱,表现为远视力正常,近视力异常。年龄较大者或高度远视者的远、近视力均不正常。

（2）视疲劳:眼痛或头痛等疲劳症状非常明显,甚者出现恶心、呕吐,尤其表现在看书或写字时间稍久就感视物模糊,休息后好转。少年儿童调节能力强,可无症状。随着年龄的增长,症状逐渐加重。

（3）眼位:高度远视者由于使用较强的调节能力,集合能力也较强,远视度数高的一眼易发生内隐斜或调节性内斜视。

（4）眼球:远视眼的眼球前后径较正视眼为短,晶状体体积相对较大,以致前房变浅,年长者易诱发闭角型青光眼。

（5）眼底检查:高度远视者视神经乳头较小,颜色略红,边界欠清晰,但无水肿。

（6）其他:老视出现的年龄比正视眼者早。

3. 治疗

（1）7 岁以下儿童有轻度远视时属于生理现象,不需配镜。青年人轻度远视者由于有较强的调节能力,看远和看近均很清楚,若不伴有视疲劳时也无需配镜。

（2）青少年人若远视度数较深,并伴视力减退或斜视者,必须验光配镜。配镜后应定期验光,度数不合适者应及时调整眼镜度数。对于单眼高度远视或无晶状体眼者,建议使用角膜接触镜矫正。

（3）手术治疗可采用准分子激光手术或表层角膜镜片术。

4. 健康指导 同近视。

（三）散光

1. 概述 散光是由于眼球各子午线屈折力不同,眼睛在不用调节时,平行光线进入眼睛后不能在视网膜上形成焦点和清晰的图像,因此远、近视力均不正常,并常有重影、视物模糊和视力疲劳感。

2. **诊断**

(1) 视力减退,低度散光时可无视力减退症状;高度散光时有视物模糊或视力减退,看远、看近都不清楚,在近距离工作时明显。

(2) 视力疲劳,常伴前额头痛或不适感。为能清晰视物,可出现头颈部倾斜或扭动现象。

(3) 幼儿时期的高度散光可引起弱视,尤其是混合散光者。

3. **处理**

(1) 验光配镜。对散光度数较低,视力较好者,可暂不配镜;若出现视力明显减退、视疲劳症状明显,均应配镜。规则散光检影验光后用合适度数的柱镜片加以矫正,非规则散光可用角膜接触镜矫正。

(2) 手术治疗,准分子激光手术、表层角膜镜片术可用于治疗高度散光。

4. **健康指导**　同近视。

（四）屈光参差

1. **病因**　主要与先天发育异常有关,如双眼生理性远视减退程度不平衡、双眼近视进展不平衡;后天因素常见于外伤或手术引起的单眼无晶状体。

2. **诊断**　无立体视觉;斜视或弱视。

3. **处理**　验光配镜。单眼高度近视者选择准分子激光手术治疗;单眼无晶状体眼者可考虑人工晶体植入手术。

4. **健康指导**　同近视。

（五）弱视

1. **病因**　引起弱视的原因很多,主要有斜视、屈光不正和屈光参差。

2. **诊断**　视力减退;视觉拥挤现象;弱视常有旁中心固视,使用中心凹以外的视网膜某一点注视目标;常有眼位偏斜。

3. **处理**　学龄前是治疗弱视的最好时期。治疗包括遮盖疗法、精细目力训练、弱视治疗仪、药物疗法等。

4. **健康指导**

(1) 早期诊断:早发现和早治疗是防治弱视的关键。弱视越早发现,治愈率越高,8岁以后治疗效果较差,12岁以后极少有效。

(2) 检查视力:凡视力低于小数记分0.9的儿童均应尽早到医院做基础屈光检查,尽早发现弱视。

(3) 配戴眼镜:大多数弱视是由于屈光不正引起,及时戴眼镜矫正是治疗弱视的基础。

(4) 定期随访:在弱视治疗过程中,要定期随访,及时调整治疗方案;尤其要防止过久地遮盖健眼,以免发生遮盖性弱视。

（六）斜视

1. **概述**　按照斜视的性质可分为共同性斜视、麻痹性斜视、隐斜。共同性斜视主要与眼的调节与集合作用异常、眼外肌发育异常、眼外肌附着点异常、眼眶发育异常等有关,也可能与遗传因素有关。麻痹性斜视多由颅内炎症、外伤或肿瘤引起。

2. 诊断

（1）共同性斜视：①眼球运动无障碍，两眼向各个方向转动时，偏斜的程度保持不变。②患者多无复视、头晕和代偿头位等，常因容貌问题而就医。

（2）麻痹性斜视：①眼球向某一方向运动障碍，两眼向各个方向转动时偏斜的程度不一。②有复视、头晕症状和代偿头位。

3. 治疗

（1）屈光矫正。

（2）对于斜视引起的视力减退或弱视，应及早进行弱视治疗。

（3）麻痹性斜视者应积极寻找病因进行治疗，早期给予针灸治疗或理疗，半年后仍斜视者可考虑手术治疗。

4. 健康指导

（1）幼儿斜视一经确诊，即应尽早治疗，以提高斜视眼的视力，恢复正常视网膜对应，增强融合能力。

（2）错过最佳视力矫正时机（5 岁以前），可造成终身弱视。

（七）老视眼

1. 概述　老视眼是人眼衰老的一种生理现象，依照原有屈光状态的不同，老视眼的开始时间也不尽相同。正视眼者发生老视眼的时间常始于 40 岁左右，远视者发生较早，近视者发生较晚。

2. 诊断

（1）患者早期主诉视近不清，需将书报放到较远处，才能看清楚。日久放远处也不清楚。

（2）阅读时间较长时易出现眼胀或头痛等视疲劳症状。

3. 处理

（1）老视眼患者通过验光检查后，配戴合适的老花眼镜予以矫正。

（2）若想同时看远和看近时，可配戴双焦点眼镜。

4. 健康指导　老视眼易发生视疲劳，应注意用眼时间和阅读时的光照。

六、中耳炎

例题

不属于急性化脓性中耳炎常见症状的是（B）

A. 耳痛　　　　　B. 面瘫　　　　　　C. 听力减退及耳鸣

D. 流脓　　　　　E. 发热

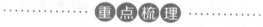
重点梳理

1. 概述　中耳炎是中耳鼓室的急性炎症。分泌性中耳炎是以鼓室积液及听力下降为主要特征的中耳非化脓性炎性疾病。急性化脓性中耳炎是中耳黏膜的急性化脓性炎症。病变主要位于鼓室。

2. 病因

（1）分泌性中耳炎的发病主要和咽鼓管功能障碍、细菌感染、免疫反应、气压损伤等有关。耳咽管阻塞时因负压而致鼓膜内陷，黏膜充血水肿、渗出，鼓室内出现漏出液、渗出液和分泌液的混合液。一般病程早期为浆液性，后期为黏液性。

（2）急性化脓性中耳炎常继发于上呼吸道感染；慢性化脓性中耳炎主要见于急性化脓性中耳炎未获彻底治疗致病程迁延、鼻和/或咽部存在慢性炎症病变、全身或局部抵抗力下降等致病程迁延。主要致病菌为肺炎链球菌、流感嗜血杆菌、溶血性链球菌、葡萄球菌、变形杆菌等，经耳咽管、外耳道鼓膜途径感染，耳咽管途径最常见。化脓性中耳炎时鼓室黏膜的渗出由浆液性转为脓性，鼓膜膨隆，易于穿孔。炎症严重的可波及乳突或引起颅内感染。

（3）中耳胆脂瘤属于非真性肿瘤，是由于鼓膜的上皮进入鼓室内生长，上皮的角化物脱落堆积形成，或中耳黏膜的上皮受到炎症刺激后化生为鳞状上皮继而形成胆脂瘤。

3. 诊断

（1）分泌性中耳炎：听力下降伴自声增强，急性发病时可有耳痛，耳内闭塞感或闷胀感，按压耳屏后可暂时减轻。急性者松弛部或全鼓膜充血、内陷。鼓室积液时，鼓膜失去正常光泽，呈淡黄、橙红或琥珀色，当积液未充满整个鼓室时，透过鼓膜可见到液平面，鼓室穿刺可抽出淡黄色液体。鼓气耳镜检查见鼓膜活动受限。音叉试验和纯音听力测试提示传导性听力下降。

（2）化脓性中耳炎

1）急性化脓性中耳炎：临床以耳痛、鼓膜充血、鼓膜穿孔、耳流脓为主要特点。患者有发热、畏寒，局部表现为耳痛、听力下降、耳鸣及流脓。乳突区可有轻微压痛。耳镜检查可见鼓膜充血、穿孔。听力检测为传导性听力下降。

2）慢性化脓性中耳炎：病变不仅位于鼓室，还侵犯鼓窦、乳突和咽鼓管。主要以耳内长期间断或持续性流脓、鼓膜穿孔和传导性听力下降为特点。耳镜检查可见鼓膜呈不同形态和大小的穿孔。

（3）中耳胆脂瘤：不伴感染者早期可无症状。伴慢性化脓性中耳炎者可有长期持续耳流脓，常伴恶臭。耳镜检查可见鼓膜松弛部或紧张部后上边缘性穿孔，自穿孔处可见鼓室内有灰白色或豆渣样无定形物质，奇臭。听力下降一般为较重的传导性听力损失。若毒素侵入内耳则可有混合性听力下降。

4. 治疗

（1）分泌性中耳炎：控制感染，清除中耳积液，改善咽鼓管通气引流，同时治疗相关疾病。

（2）化脓性中耳炎

1）急性化脓性中耳炎：镇痛、控制感染、通畅引流、去除病因。及早应用足量的广谱抗生素。鼓膜穿孔前用1%酚甘油滴耳、麻黄碱和含激素的抗生素滴鼻液滴鼻；穿孔后过氧化氢溶液清洗外耳道、氧氟沙星滴耳液等滴耳。

2）慢性化脓性中耳炎：消除病因，控制感染，清除病灶，畅通引流，尽可能恢复听力。引流通畅者，以局部滴药为主，炎症急性发作时，宜全身应用抗生素。中耳有肉芽或息肉影响引流、

CT 显示乳突内有软组织影、骨质损害、保守治疗无效者,应手术治疗。

（3）中耳胆脂瘤:一旦确诊,尽早手术治疗。

5. 健康指导

（1）加强身体锻炼,增强体质,防止上呼吸道感染,及时治疗邻近器官病灶,鼓膜外伤穿孔时禁止耳内滴药或进水及污物是防止急性化脓性中耳炎的重要措施。

（2）慢性化脓性中耳炎可引发严重的颅内外并发症（如耳后骨膜下脓肿、迷路炎、侧窦周围炎和脓肿、脑膜炎、脑脓肿等）,应及时适当的治疗。

七、鼻炎

 例题

下列不属于急性鼻炎诊断要点的是(E)

A. 鼻堵、嗅觉减退   B. 鼻痒、喷嚏、清水涕多

C. 全身不适、低热、头痛   D. 鼻甲肿大、黏膜充血

E. 发病 2 周、中鼻道有脓

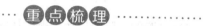 重点梳理

1. **概述** 鼻炎是指鼻腔的炎症,依据临床表现可分为急、慢性鼻炎;根据是否有变应原因素,分为变应性鼻炎和非变应性鼻炎。

2. **临床表现**

（1）急性鼻炎:鼻痒、喷嚏、鼻塞、水样涕、嗅觉减退和闭塞性鼻音。继发细菌感染后,鼻涕变为黏液性、黏脓性或脓性。可有发热、头痛、倦怠,小儿可出现高热、惊厥。鼻腔检查可见黏膜充血、肿胀、下鼻甲肿大,总鼻道或鼻底有较多分泌物,初为水样,后渐变为黏液性、黏脓性或脓性。

（2）慢性鼻炎:鼻塞、多涕,或伴闭塞性鼻音、嗅觉减退、耳鸣或耳闭塞感、咽干、咽痛等。鼻腔检查可见黏膜充血肿胀,以下鼻甲最明显。鼻腔分泌物为黏液性或黏脓性。

（3）变应性鼻炎:以鼻痒、喷嚏、鼻分泌亢进、鼻黏膜肿胀等为主要特点,发作时鼻痒、阵发性喷嚏、大量清水样涕、鼻塞,并有不同程度的嗅觉减退。鼻腔检查可见黏膜苍白、水肿,以下鼻甲变化最明显,鼻腔有大量清涕。

（4）萎缩性鼻炎:鼻黏膜萎缩、嗅觉减退或消失和鼻腔大量结痂形成。常有鼻及鼻咽部干燥、鼻塞、嗅觉减退或失嗅、鼻腔有恶臭异味、头痛和头昏等症状。鼻腔检查可见鼻腔宽大、鼻甲萎缩甚至不可辨,鼻黏膜明显干燥,鼻腔内有黄绿色或灰绿色痂,有恶臭味。

3. **治疗**

（1）一般治疗:①应卧床休息,宜多喝水,继发感染严重时用抗生素。②合理使用血管收缩剂滴鼻液,注意干燥性鼻炎勿用血管收缩剂。③慢性期注意增强全身抵抗力。④改善血液循环、消炎和改善通气功能。⑤对黏膜显著肥厚,或下鼻甲后端或下缘肥厚,治疗无效者考虑手术治疗。

（2）特殊治疗

1）急性鼻炎：以对症和支持治疗为主，同时预防并发症。

2）慢性鼻炎：根除病因，恢复鼻腔通气。

3）变应性鼻炎：避免与变应原接触、应用药物（如布地奈德）及进行免疫治疗。

4）萎缩性鼻炎：目前尚无特效治疗，可试用改善营养、鼻腔冲洗等方法，保守治疗无效、症状较重者可行手术缩窄鼻腔。

八、鼻窦炎

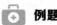例题

急性化脓性额窦炎头痛开始的时间是（A）

A．晨起　　　　　　　　　　B．夜间

C．傍晚　　　　　　　　　　D．下午

E．中午

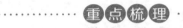重点梳理

1. **概述**　鼻窦炎是鼻窦黏膜的化脓性炎症。根据其发病急缓、病程长短等临床特征，分为急、慢性鼻窦炎。慢性化脓性鼻窦炎较急性者多见，以慢性上颌窦炎最多，常与慢性筛窦炎合并存在。

2. **病因和病理**　①全身抵抗力降低，变态反应体质。②鼻腔疾病，如鼻中隔偏曲、中鼻甲肥大、鼻息肉可引起鼻窦炎。③邻近病灶感染及其他，如鼻窦外伤骨折。④游泳时跳水姿势不当（如取立式跳水），或游泳后擤鼻不当等也能导致发病。

3. **临床表现**

（1）急性鼻窦炎：常见头痛或鼻局部疼痛，伴鼻塞、脓涕、嗅觉减退，有的患者有畏寒、发热等。重者可累及骨质。鼻黏膜充血、肿胀，鼻腔、鼻道内可见大量脓性或黏脓性涕，额窦、筛窦及上颌窦靠近体表处可有压痛。

（2）慢性鼻窦炎：常见鼻塞、脓涕，有的暂时性嗅觉减退或消失，头痛多不明显或为钝痛，偶有眼部并发症如视力减退或失明。鼻黏膜呈慢性充血、肿胀、肥厚，中鼻甲肥大或息肉样变，中鼻道狭窄、黏膜水肿或息肉形成。

（3）各组鼻窦炎头痛的特征：①前组鼻窦，接近头颅表面，其炎症发作时，头痛多在额部及患侧局部。②后组鼻窦，在头颅深处，其炎症发作时，头痛多在头顶部、颞部或后枕部。③上颌窦炎，为前额及颞部头痛，晨起轻，午后重。可有面颊肿胀、尖牙窝处压痛。④筛窦炎，头痛局限在内眦或鼻根部，也可放射至头顶部，前组筛窦炎有时与额窦炎相似，后组筛窦炎与蝶窦炎相似。⑤额窦炎，前额部呈周期性、定时性头痛。晨起即感头痛，逐渐加重，中午最重，午后开始减轻，晚间消失，次日再发作。⑥蝶窦炎，可放射到头顶部、后枕部头痛，并可反射到颈部和眼球后，出现早晨轻、午后重的枕部头痛。

4. 治疗

(1) 急性鼻窦炎:根除病因,解除鼻腔、鼻窦引流和通气障碍,控制感染和预防并发症。可给予抗生素,鼻腔局部用糖皮质激素和/或短期使用收敛剂及生理盐水鼻腔冲洗等方法治疗。

(2) 慢性鼻窦炎:①不伴鼻息肉者首选药物治疗,常采用鼻腔局部应用糖皮质激素、鼻腔冲洗,严重者可用耳鼻咽喉科上颌窦穿刺冲洗或鼻窦负压置换等方法,无效者可考虑手术治疗。②伴鼻息肉或鼻腔解剖结构异常者首选手术治疗,围手术期仍需药物治疗。③儿童鼻窦炎以药物保守治疗为主,慢性者保守治疗无效时,可考虑小范围功能性手术。

5. 健康指导

(1) 增强体质,改善生活工作环境,及时治疗急性鼻窦炎等上呼吸道感染,及时治疗鼻腔、咽部、牙齿的各种慢性疾病,保持鼻腔鼻窦的通气引流通畅。

(2) 及时积极地治疗急性鼻窦炎对防止迁延成慢性鼻窦炎尤为重要。慢性鼻窦炎可引起眶内和颅内并发症,临床应予重视。

九、咽炎

例题

关于急性咽炎临床特征的叙述,错误的是(B)

A. 口咽部黏膜呈急性弥漫性充血、肿胀　　B. 咽后壁表面可见片状白色伪膜

C. 腭弓和悬雍垂水肿　　D. 下颌淋巴结肿大、压痛

E. 咽部干燥、灼热

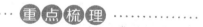

重点梳理

(一) 急性咽炎

1. 病因　病毒感染、细菌感染、环境因素。急性咽炎常因全身及局部抵抗力下降,溶血性链球菌、肺炎链球菌及病毒侵犯而引发。

2. 临床表现　起病急,咽部干燥、灼热,继之疼痛,吞咽时加重,放射至耳部。有时全身不适,不同程度的发热。检查口咽及鼻咽黏膜弥漫性充血、肿胀,腭弓及悬雍垂水肿,咽后壁淋巴滤泡和咽侧索红肿,表面有黄白色点状渗出物,下颌淋巴结增大并有压痛。

3. 治疗

(1) 无全身症状或症状较轻者,局部应用含漱液、各种含片及中成药,针对病因可适当应用口服抗病毒药或抗生素。

(2) 全身症状较重伴有高热者,除上述治疗外,应卧床休息,多饮水及进食流质,可经静脉途径应用抗病毒药或抗生素。

(二) 慢性咽炎

1. 病因

(1) 局部因素:①急性咽炎转成慢性。②周围器官病灶的刺激,如鼻炎、鼻窦炎、慢性扁桃

体炎、龋齿等。

(2) 全身因素:各种慢性疾病,如贫血、下呼吸道慢性炎症、心血管疾病后,或受到心理因素的刺激后,可继发本病。

(3) 环境习惯影响:如空气污染、烟酒嗜好。

2. 临床表现　咽部各种不适感觉,如异物感、发痒、灼热、干燥、微痛、干咳、痰多不易咳净,讲话易疲劳,或于刷牙漱口、讲话多时易恶心作呕。

(1) 慢性单纯性咽炎:黏膜弥漫性充血,小血管扩张,色暗红,附有少量黏稠分泌物。

(2) 慢性肥厚性咽炎:黏膜增厚,弥漫性充血,色暗红,咽后壁淋巴滤泡增生、充血、肿胀,呈点状分布或融合成块,咽侧索充血肥厚。

(3) 萎缩或干燥性咽炎:黏膜干燥,萎缩变薄,色苍白发亮如蜡纸,并有脓痂附着。咽部感觉及反射减退,鼻咽部也有黏稠分泌物或脓痂附着。若早期萎缩改变不明显,仅表现干燥者,称干燥性咽炎。

3. 治疗

(1) 消除各种病因:治疗局部和全身疾病,戒除烟酒等不良嗜好,改善心理状态,增强体质,提高心理素质。发热者根据具体病因和病情应用抗生素、抗病毒药及退热对症治疗。

(2) 局部治疗:①复方硼砂溶液漱口,含服碘含片、华素片、六神丸、西瓜霜等药物。②用硝酸银或电凝固法烧灼增生的淋巴组织。

十、扁桃体炎

 例题

下列最符合慢性扁桃体炎特征的是(A)

A. 平时多无明显自觉症状,反复急性发作

B. 经常有不明原因的低热

C. 扁桃体隐窝口有角化物

D. 单侧扁桃体肥大

E. 咽痛,吞咽时明显

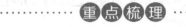

(一) 急性扁桃体炎

1. 病因　主要是身体抵抗力下降。致病因素为受凉、潮湿、过度疲劳、烟酒过度及存在上呼吸道慢性病灶。主要致病菌为乙型溶血性链球菌、葡萄球菌、肺炎链球菌。按病理改变分为卡他性、隐窝性及滤泡性扁桃体炎三型。

2. 临床表现　起病急、恶寒、高热。咽痛明显、吞咽时尤甚,剧烈者可放射至耳部,儿童若因扁桃体肥大影响呼吸时可妨碍其睡眠,夜间常惊醒不安。口有臭味,颈部淋巴结特别是下颌角处的淋巴结增大、触痛。

（1）卡他性扁桃体炎：扁桃体表面黏膜呈急性炎症变化，无破溃，无渗出。

（2）滤泡性扁桃体炎：扁桃体充血、肿胀，淋巴滤泡有炎症浸润，形成黄白色小脓点，但不超过扁桃体表面。

（3）隐窝性扁桃体炎：隐窝内有由脱落上皮细胞、白细胞、细菌等组成的脓栓突出于隐窝外，呈黄白色脓点，有时可融合成假膜，严重者可并发扁桃体周围脓肿。

3. 分度　扁桃体超出舌腭弓，但未遮盖咽腭弓者为Ⅰ度；已遮盖咽腭弓者为Ⅱ度；超出咽腭弓突向中线者为Ⅲ度。

4. 血常规　白细胞计数明显增多，中性粒细胞比例增高。

5. 并发症

（1）局部并发症：常见扁桃体周围炎和扁桃体周围脓肿，急性中耳炎，咽旁间隙感染、脓肿，急性淋巴结炎等。

（2）全身并发症：常见风湿热、急性关节炎、心肌炎及急性肾炎等。

6. 治疗

（1）多饮水、进流食，注意休息。

（2）全身用药，首选青霉素类抗生素；局部用复方硼砂溶液漱口。

（3）高热、咽痛剧烈者可用水杨酸类制剂解热、止痛。

7. 健康指导　平时锻炼身体，增强体质，提高机体抵抗力；发病后注意及时防治并发症。

（二）慢性扁桃体炎

1. 概述　慢性扁桃体炎多由急性扁桃体炎反复发作或因隐窝引流不畅，而致扁桃体隐窝及其实质发生慢性炎症病变。扁桃体隐窝内细菌、病毒及代谢产物进入体液后，可引起抗体形成，继之腺体内产生抗原抗体结合物，能起到一种复合免疫作用。

2. 临床表现　主要症状是急性扁桃体炎的反复发作。也有部分患者无明显急性发作史。表现为经常咽部不适、异物感、发干、痒、刺激性咳嗽、口臭等。

3. 诊断

（1）有反复发作急性扁桃体炎的病史。

（2）咽干、发痒、异物感、口臭等不适症状。

（3）扁桃体及舌弓充血，腺窝口黄、白色干酪样点状分泌物。

（4）扁桃体明显肥大者，可有呼吸、吞咽障碍，睡眠打鼾、憋气。

（5）颌下淋巴结肿大。

（6）可存在风湿性关节炎、风湿热、心脏病、肾炎、长期低热等并发症。

4. 治疗

（1）保守治疗：①锻炼身体。②用复方硼砂溶液等漱口，给碘含片，应用大佛喉露等消炎止痛剂。

（2）手术治疗：行扁桃体切除术。伴腺样体肥大、阻塞呼吸者，应同时行腺样体刮除。

5. 健康指导　慢性扁桃体炎是人体常见的感染病灶之一，也是常见自身免疫性疾病的变应原，应及时根治。

十一、喉炎

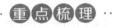

例题

急性喉炎的临床特点不包括（A）

A. 咯血　　　　　　　　　　　　B. 声嘶

C. 喉痛　　　　　　　　　　　　D. 吸气性呼吸困难

E. 咳嗽、多痰

················· 重点梳理 ·················

（一）急性喉炎

1. **病因**　感染；职业因素；用声不当或用声过度；异物或手术器械损伤等。常见致病菌有肺炎链球菌、流感嗜血杆菌、溶血性链球菌、葡萄球菌等。

2. **临床表现**　轻症者仅有声嘶，声音粗涩、低沉、沙哑，以后可逐渐加重，甚至可完全失音，喉部疼痛。小儿急性喉炎时容易发生喉水肿或反射性喉痉挛，咳嗽如犬吠声，呼吸困难，容易发生缺氧，有生命危险。

3. **诊断**　①继发于上呼吸道感染，发热、畏寒、全身不适。②声嘶，咽喉痛，发声时加重，咳嗽、痰多，痰黏不易咳出。③检查见喉黏膜充血、声带充血、声门下黏膜充血、声带边缘肿胀变厚等。

4. **治疗**　①一般治疗，最主要的是声带休息，防止用耳语代替发声，禁声是最有效的治疗措施。②蒸汽吸入或超声雾化吸入抗生素。③应用有效抗生素、激素，以控制感染，减轻声带水肿。④物理治疗，促进消散水肿与炎症。

5. **健康指导**　小儿急性喉炎较易发生呼吸困难，应引起重视。

（二）慢性喉炎

1. **病因**　用声过度；长期吸入有害气体或粉尘；鼻腔、鼻窦或咽部慢性炎症者；急性喉炎反复发作或迁延不愈；下呼吸道慢性炎症。

2. **临床表现**　声音嘶哑、喉部不适、分泌物增加，形成黏痰。声嘶的特点为上午轻、下午重；讲话少时轻，多时重。声嘶初期为间歇性，日久变为持续性。间接喉镜能发现上述病理改变。

3. **治疗**　①病因治疗，适当禁声，避免过度用嗓，戒除烟酒嗜好，积极治疗邻近器官病变。②局部蒸汽吸入、雾化吸入。③物理治疗，消除炎症。④息肉或时间较长的声带小结，可行手术治疗。

十二、神经性耳聋

1. **概述**　耳聋是指由于人体听觉系统中的传音、感音、听神经或/和各级中枢的任何结构或功能障碍所引起的不同程度的听力下降。

（1）分类：耳聋根据病变部位不同，分为传导性聋、感音神经性聋和混合性聋。

（2）感音神经性聋：内耳听毛细胞、血管纹、螺旋神经节、听神经或听觉中枢病变均可阻碍声音的感受、分析或影响声音信息传递，引发的听力减退或听力丧失称为感音神经性聋。感音神经性聋是本节重点介绍内容。

2. 感音性耳聋常见类型

（1）药物性聋：指误用某些药物或长期接触某些化学制品造成内耳损害所致的耳聋。常见的中毒药物有氨基糖苷类抗生素、多肽类抗生素、抗肿瘤药物、利尿剂、水杨酸类止痛药、抗疟药等。症状以耳鸣、耳聋和眩晕为主，可出现在用药过程中，也可发生于停药后数日、数周甚至数月。

（2）先天性聋和遗传性聋：先天性聋是由于妊娠期母体因素或分娩因素引起的听力障碍。遗传性聋是指基因或染色体异常等造成听觉器官发育缺陷而导致的耳聋。

（3）突发性聋：指突然发生的原因不明的感音神经性聋，多在 72 小时内听力急剧下降，无明显波动，多单耳发病，常伴耳鸣，可伴有眩晕。

（4）老年性聋：指伴随年龄老化（一般发生在 60 岁以上者）而发生的听觉系统退行性变导致的耳聋。表现为双耳同时或先后出现的双侧听觉障碍，常逐渐发生，两侧耳聋程度可相似，亦可轻重不一。

（5）噪声性聋：指急性或慢性强声刺激损伤听觉器官而引起的听力障碍。

（6）其他：听神经瘤，梅尼埃病，病毒或细菌感染，创伤因素，自身免疫性疾病，全身疾病如高血压、糖尿病、慢性肾炎、系统性红斑狼疮、甲状腺功能减退、多发性硬化均可引起耳聋。

3. 转诊 全科医师接诊耳聋患者时，要详细了解病史，常规体检，发现严重疾病应转诊专科。

十三、鼻出血

例题

女，16 岁。鼻堵，疼痛、流黄涕反复发作数月，查有鼻中隔糜烂，半小时前擤鼻后出血不止，并自口腔吐出。血液呈碱性反应。下列诊断最可能的是（E）

A. 呕血　　　　　　　　　B. 咯血　　　　　　　　　C. 口腔黏膜出血

D. 牙龈出血　　　　　　　E. 鼻出血

········· 重点梳理 ·········

1. 病因

（1）局部原因：外伤、气压性损伤、鼻中隔偏曲、炎症、肿瘤、鼻腔异物等。

（2）全身原因：血液疾病、急性传染病、心血管疾病、维生素缺乏、化学药品及药物中毒、内分泌失调、遗传性出血性毛细血管扩张症、肝肾慢性疾病及风湿热等。

2. 诊断

（1）出血可发生在鼻腔的任何部位，以鼻中隔前下区最为多见，有时可见喷射性或搏动性小动脉出血。鼻腔后部出血常迅速流入咽部,从口吐出。局部疾病引起的鼻出血,多限于一侧鼻腔;而全身疾病引起者,可能两侧鼻腔内交替出血。

(2) 前鼻镜检查不能发现出血部位,如出血不剧,可行后鼻镜或光导纤维鼻咽镜检查。鼻窦内出血,血液常自鼻道或嗅裂流出。必要时做全身检查。有时尚需与有关科室共同会诊,寻找病因。

3. 治疗

(1) 一般原则

1) 严重鼻出血可使大脑皮质供血不足,患者常出现烦躁不安,可注射镇静剂(一般为巴比妥类药物),老年人宜用地西泮或异丙嗪。心力衰竭及肺源性心脏病患者鼻出血时,忌用吗啡。

2) 已出现休克症状者,应注意保持呼吸道畅通,同时进行抗休克治疗。

(2) 局部止血方法:根据病因、病情,可选择指压法、收敛法、烧灼法、冷冻止血法、翼腭管注射法、填塞法等。

(3) 全身治疗

1) 半坐位休息。

2) 对老年人或出血较多者,注意有无失血性贫血、休克、心脏损害等情况,并及时处理。失血严重者,须予输血、输液。

3) 注意补充营养,给予高热量易消化饮食。给予足够的维生素 C、维生素 K、维生素 PP。

4) 适当应用止血剂、镇静剂。

5) 反复鼻腔填塞时间较长者,加用抗生素控制感染。

(4) 手术疗法。

4. 转诊指征

(1) 出血量大,渗血面广或出血部位不明者,应用各种填塞方法无效,需转送上级医院进一步止血。

(2) 出血量不大,但疑为肿瘤、异物或其他原因导致出血,需要治疗原发疾病者。

(3) 严重全身疾病所致的鼻出血。

(4) 病因不明的鼻出血。

第十二节　皮肤科疾病

一、湿疹

 例题

某患者,双前臂、双手背红斑基础上散在粟粒大小丘疹、丘疱疹及点状糜烂面,有明显浆液性渗出,边界不清,皮疹对称分布,自觉瘙痒剧烈。最可能的诊断是(D)

A. 药疹
C. 神经性皮炎
E. 脓疱疮

B. 慢性单纯性苔藓
D. 急性湿疹

···········重点梳理···········

1. 病因 内在因素如体内慢性感染病灶、神经精神因素、内分泌功能失调、遗传因素等;外部因素如食物、吸入物、动物皮毛、环境因素、各种化学物质。

2. 临床表现

(1) 急性湿疹:皮疹呈多形性,红斑基础上出现丘疹、丘疱疹、小水疱,糜烂,常融合成片,境界不清,有明显渗出倾向。皮疹常对称,多见于面、耳、手、足、前臂、小腿等部位。自觉瘙痒剧烈。搔抓、热水洗烫后可加重皮损。

(2) 亚急性湿疹:有急性湿疹病史,红肿及渗出减轻,仍可见丘疹,皮损呈暗红色,可有少许鳞屑。自觉剧烈瘙痒。

(3) 慢性湿疹:患部皮肤浸润性暗红斑上有丘疹,抓痕及鳞屑。局部皮肤肥厚,表面粗糙,有不同程度的苔藓样化、色素沉着或色素减退。好发于手足、小腿、肘窝、股部、乳房、外阴及肛门等处,多成对称性。自觉有明显瘙痒,常呈阵发性。

(4) 特殊类型的湿疹:手部湿疹、乳房湿疹、外阴肛门湿疹、钱币状湿疹等。

3. 鉴别诊断

(1) 急性湿疹与接触性皮炎相鉴别。接触性皮炎有明确的接触史,发生于接触部位,皮肤损伤境界清楚,多为急性经过,除去病因后易治愈。

(2) 慢性湿疹与神经性皮炎相鉴别。神经性皮炎好发于颈部、肘关节和膝关节伸侧及骶尾部,呈典型的苔藓样变,无渗出倾向,瘙痒呈阵发性。

4. 治疗

(1) 寻找病因,避免诱发加重因素。

(2) 全身治疗

1) 抗组胺药:第一代 H_1 受体拮抗剂如苯海拉明、氯苯那敏等;第二代 H_1 受体拮抗剂如西替利嗪、氯雷他定等。两种可联合应用。

2) 非特异性抗过敏治疗:10%葡萄糖酸钙、维生素 C、硫代硫酸钠等。

3) 糖皮质激素:一般不宜使用,仅在皮疹泛发、渗出显著者可考虑短期使用。

(3) 局部治疗:糖皮质激素局部封闭治疗、焦油类制剂外用等。

5. 转诊 皮疹广泛、渗出显著、炎症明显的泛发湿疹患者,突然加重或经系统治疗仍反复发作的湿疹患者,应及时转诊。

6. 健康指导

(1) 寻找发病因素或者诱发原因,详细了解病史、工作环境、生活习惯、思想情绪等。

(2) 避免外界的不良刺激,如热水洗烫、剧烈搔抓、用力搓擦。急性期避免外用刺激性药物。

二、接触性皮炎

 例题

诊断接触性皮炎最常用的试验是(C)

A. 皮肤划痕试验　　　　　　　　B. 皮内试验

C. 皮肤斑贴试验　　　　　　　　D. 被动转移试验

E. 食物排除试验

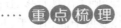

1. **概述**　接触性皮炎是皮肤或黏膜接触某些物质后,在接触部位发生的急性或慢性皮炎。分为原发刺激性及变态反应性两种。有些人接触某些物质后,在光照下引起皮肤反应,也属于接触性皮炎。

2. **诊断**

(1) 有接触史。如接触某些酸、碱,植物如漆树、荨麻,化学物如镍、铬、化妆品及药物等。

(2) 皮肤损害的部位及范围与接触物的接触部位一致,呈红斑、丘疹、丘疱疹、肿胀、水疱、大疱甚至坏死等。自觉症状可有瘙痒、烧灼或疼痛,少数有发热和全身不适等症状。

(3) 一般情况下,除去病因后,经适当治疗1~2周,可痊愈。

(4) 斑贴试验可证实致敏物或原发刺激物。

(5) 有时注意与湿疹、丹毒相鉴别。

3. **治疗**

(1) 停止接触致敏物或刺激物,避免用热水或热花椒水烫洗。

(2) 抗组胺药治疗,如氯苯那敏等。应用维生素C。重症者可用泼尼松、地塞米松。必要时可加用龙胆泻肝汤加减。局部可用1∶8 000高锰酸钾溶液冲洗或湿敷,外用保护剂氧化锌乳剂,严重时应用糖皮质激素乳剂或软膏。

4. **健康指导**

(1) 尽量以斑贴试验方法了解清楚致敏物质及其结构。

(2) 避免接触致敏物及类似结构的刺激物,以防复发。

三、药疹

 例题

关于药疹的治疗,错误的是(C)

A. 感染者可用抗生素　　　　　　B. 立即停用可疑药物

C. 所有药疹都必须加用糖皮质激素　　D. 可用抗组胺药

E. 可用维生素

．．．．．．．．．．． 重点梳理 ．．．．．．．．．．．．．

1. **概述** 药疹指药物通过各种途径如口服、注射、吸入、栓剂等方式进入人体后引起的皮肤黏膜的炎症性反应,严重者可累及内脏。

2. **诊断**

(1) 发病前有用药史。

(2) 首次用药后,经一定的潜伏期,再次用药引起皮炎反应。

(3) 皮疹呈多种类型,有固定红斑型药疹、荨麻疹型药疹、麻疹猩红热样药疹、多形红斑型药疹、紫癜型药疹、湿疹型药疹、大疱性表皮松解坏死型药疹和剥脱性皮炎等,甚至危及生命。

(4) 少数严重药疹可伴有发热等全身症状或伴有肝、肾、造血系统等重要脏器损害。

(5) 自觉症状多有瘙痒或不痒。

3. **治疗**

(1) 立即停用一切可疑药物。

(2) 多饮水,静脉输液,促使体内药物排泄。

(3) 轻症者给抗组胺药,也可加用维生素 C;重症者除上述治疗外,加用糖皮质激素。

(4) 有发热、感染者加用抗生素。有肝肾损害者注意保肝和对症处理。

(5) 局部使用湿敷、保护剂、乳剂等;有黏膜损害者应注意保护黏膜及对症处理。

四、荨麻疹

例题

关于人工荨麻疹的叙述,正确的是(A)

A. 皮肤划痕症阳性
B. 被动转移试验阳性
C. 以小冰块置患者前臂屈面做激发试验阳性
D. 运动后发生
E. 接触热水后发生

．．．．．．．．．．． 重点梳理 ．．．．．．．．．．．．．

1. **病因** 病因复杂,常见病因包括食物、呼吸道吸入物及皮肤接触物、药物、感染、物理因素、精神因素及内分泌因素、系统性疾病等。依病程分为急性荨麻疹和慢性荨麻疹,后者病程常超过 6 周以上。

2. **诊断**

(1) 多数患者发病突然,开始皮肤发痒,很快出现大小不一、数目不定、形态各异的鲜红色或苍白色风团,散在或融合成片,此起彼伏,单个风团持续数分钟至几小时,一般很少超过 24 小时,消退后不留痕迹,反复复发,自觉剧烈瘙痒。

(2) 消化道受累可有腹痛、腹泻、里急后重及黏液样稀便;喉部受累可有呼吸困难,甚至窒息;病情严重者可伴过敏性休克症状;如伴高热、寒战、脉速等全身中毒症状,应警惕感染或败血症可能。

（3）特殊类型荨麻疹

1）人工荨麻疹：又称皮肤划痕症，指用手搔抓或用钝器划过皮肤后，沿划痕发生条状风团，伴有瘙痒，不久后消退。多呈慢性反复发作。

2）寒冷性荨麻疹：一种为遗传性，婴儿期发病，于受冷后数小时发生泛发性风团，同时可有发热、寒战、头痛、关节痛等症状，被动转移试验和冰块试验都为阴性；另一种为获得性，发生在任何年龄，在接触冷风、冷水等后数分钟，于外露部位或接触冷物部位出现瘙痒性水肿或风团，被动转移试验和冰块试验均为阳性。

3）胆碱能性荨麻疹：多见于青年，在遇热、出汗、情绪激动时，皮肤上出现 1～3 mm 的小风团，周围有红晕，自觉剧痒。

3. **治疗** 寻找并去除病因，避免各种诱发因素，对症处理。抗组胺药是治疗荨麻疹的一线药物。肾上腺素适用于伴有喉头水肿、过敏性休克等全身症状的严重急性荨麻疹。糖皮质激素一般不选用，适用于伴有全身症状的严重急性荨麻疹。有感染者可选用抗生素，腹痛明显者可选用山莨菪碱等解痉药物。

4. **转诊** 急性荨麻疹伴胸闷、气急、呕吐、腹痛、过敏性休克等全身症状者，给予对症治疗积极抢救的同时，应及时转诊。

5. **健康指导** 积极寻找并去除发病因素，对物理因素引起的荨麻疹，应注意避免冷、热、光与机械刺激。对呼吸困难、剧烈腹痛、高热不退的荨麻疹应尽快抓紧治疗。

五、银屑病

 例题

局限性脓疱型银屑病皮损常分布于(B)

A. 头皮　　　　B. 掌跖　　　　C. 躯干　　　　D. 四肢　　　　E. 腋下

·················· 重 点 梳 理 ··················

1. **概述** 银屑病俗称牛皮癣，是一种常见的红斑鳞屑性慢性复发性皮肤病。病情常有季节性，多数患者的病情冬天较重，夏天较轻。

2. **诊断**

（1）寻常型：①典型的皮肤损伤为红色丘疹，扩展为浸润斑块，表面覆盖多层干燥的银白色鳞屑，刮去鳞屑，可见一层淡红色发亮的薄膜，称薄膜现象。②刮除薄膜后，出现小出血点，称点状出血现象。③进行期在皮肤外伤处或注射针孔处，可出现银屑病皮肤损伤，称为同形反应现象。④皮肤损伤可累及皮肤任何部位，以头皮、躯干和四肢伸侧为主，常呈对称分布。⑤慢性病程，易复发。

（2）脓疱型：基本损害为红斑上出现粟粒大小黄色浅表性无菌性脓疱，严重者可急性、全身性出现密集脓疱，脓疱可融合成脓糊，常伴发热等全身症状。病情好转后，可出现典型银屑病皮肤损伤;局限性者主要发生于掌跖部,常出现反复发作的脓疱及脱屑。

(3)关节病型:有银屑病皮肤损伤,关节症状与皮肤损伤同时加重或减轻。手、足、腕、踝、肘及膝等关节肿胀、疼痛,重者可造成关节强直变形。

(4)红皮病型:常因寻常型银屑病治疗不当,在急性进行期用刺激性外用药或服用药物不当,引起皮肤损伤泛发融合形成剥脱性皮炎样表现。

3. 治疗

(1)一般治疗

1)较严重的银屑病可内服糖皮质激素或其他免疫抑制剂,能较快缓解病情,但停药后复发,使用时应慎重选择适应证。

2)去除诱因,如有扁桃体感染,应给予有效抗生素治疗;慢性扁桃体炎,扁桃体明显肿大者,宜行扁桃体摘除术。

3)明显瘙痒者,可服用镇静药或抗组胺类药物。

4)补充各种维生素。

5)口服中成药或中药。

(2)局部治疗

1)进行期避免用刺激性强的外用药物,可用5%水杨酸软膏或5%硼酸软膏或5%黑豆馏油软膏外用;皮肤损伤较少者,可用糖皮质激素类霜剂。

2)静止期皮肤损伤浸润较显著者可用较强的外用药,如10%水杨酸软膏,5%～10%白降汞软膏,10%黑豆馏油软膏等。

3)光疗、药浴等物理治疗。

4)生物制剂治疗在目前为初期阶段。

4. 健康指导

(1)要解除思想顾虑,避免精神创伤、过度紧张和过劳。

(2)寻找并除去各种诱发因素,防止感染及皮肤外伤。

六、皮肤真菌感染

例题

快速鉴别头癣类型的方法是(C)

A. 病理检查　　　　　B. 视诊　　　　　C. Wood 灯检查
D. 镜检　　　　　　　E. 血常规

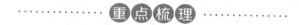
重点梳理

(一)头癣

1. 概述　头癣是由皮肤癣菌引起的头皮和头发感染。分为黄癣、白癣、黑点癣、脓癣4种类型。

2. 临床表现

(1) 黄癣:典型皮疹为圆形碟状黄癣痂,中央微凹,界限明显,伴难闻的鼠臭味。黄癣形成永久性秃发,愈后头皮遗留萎缩性瘢痕。自觉轻度瘙痒。

(2) 白癣:皮疹为白色鳞屑斑,病发四周形成白鞘,长出头皮 2~4 mm 折断,若无继发感染,不形成瘢痕,愈后不影响头发生长,青春期自愈。自觉轻度瘙痒。

(3) 黑点癣:皮疹早期为点状鳞屑斑,逐渐扩大,病发刚长出头皮即折断,残根留在毛孔内,外观呈黑点状,愈后遗留点状瘢痕及永久性秃发斑。自觉不同程度瘙痒。

(4) 脓癣:多由白癣或黑点癣发展而来,皮疹炎症明显,呈群集性毛囊丘疹、毛囊性脓疱,可有脓液溢出,病发松动,易拔除,愈后遗留瘢痕及永久性秃发斑。自觉轻度疼痛。

3. 辅助检查

分类	直接镜检	Wood 灯检查
黄癣	病发内可见菌丝,黄癣痂可见菌丝和孢子	呈暗绿色荧光
白癣	可见病发外成堆的孢子	呈亮绿色荧光
黑点癣	可见病发内链状排列的孢子	无荧光
脓癣	可见病发内或病发外孢子	呈亮绿色荧光或无荧光

4. **治疗** 综合治疗,服药(灰黄霉素、伊曲康唑、特比萘芬等)、搽药、洗头、剪发、消毒联合治疗。脓癣不宜切开。注意患者隔离,防止传播。

5. 健康指导

(1) 对与患者密切接触者,特别是儿童,进行检查。

(2) 对家中患病动物应及时处理或治疗。

(3) 注意个人卫生,经常洗头。对托儿所、幼儿园、学校、理发店等场所要加强卫生宣传和管理。

(4) 对患者污染的帽、枕、被等,应采取晒、烫、煮等灭菌措施。

(二) 体癣与股癣

1. **概述** 体癣、股癣主要致病真菌为红色毛癣菌,通过直接接触或间接接触传染,或自身的手癣、足癣、甲真菌病等感染蔓延而致。

2. 临床表现

(1) 体癣:好发于春夏季,冬季减轻。皮损好发于面部、躯干及四肢近端。皮疹初为红色丘疹、丘疱疹或小水疱,融合成片,表面有鳞屑,不断扩展,中央趋于消退,形成环状或多环状,边缘清楚,似堤状隆起,有丘疹、丘疱疹、小水疱和鳞屑。自觉瘙痒。

(2) 股癣:在单侧或双侧腹股沟、臀部等处形成半环形皮疹,其余特征同体癣。由于患处潮湿温暖,易摩擦,使得皮疹炎症明显,瘙痒较重。

3. **辅助检查** 体癣、股癣的活动性皮疹边缘鳞屑直接镜检可见菌丝。

4. **治疗** 局部外用抗真菌药(如咪康唑、酮康唑、克霉唑等软膏或霜剂)为主,若并存手癣、足癣、甲真菌病则同时治疗。

（三）手癣与足癣

1. **概述** 手癣、足癣主要致病真菌为红色毛癣菌,通过直接接触或间接接触传染,手癣患者多为先患足癣,经搔抓传染到手部。

2. **临床表现**

（1）手癣、足癣的分型

分型	好发部位	瘙痒程度	其他表现
浸渍糜烂型	指/趾缝,足癣以第3、4趾间多见	自觉瘙痒	局部皮肤浸渍发白,表皮易破溃露出糜烂面,伴臭味。易继发细菌感染,出现红肿、淋巴管炎、丹毒等
水疱鳞屑型	指/趾间、掌心、足底、足侧部	明显	皮损初期为水疱,水疱数天后干涸,呈领圈状脱屑。继发感染者可形成局部脓疱
角化过度型	掌跖部及足跟	不明显	病程长,局部角质增厚,粗糙、干燥、脱屑,易出现皲裂

（2）足癣发病多累及双侧,往往由一侧传播至对侧,易继发细菌感染,出现脓疱、溃疡、急性淋巴管炎、淋巴结炎、蜂窝织炎或丹毒。手癣多单侧发病。

3. **辅助检查** 手、足癣皮疹处鳞屑或疱壁直接镜检可见菌丝。

4. **鉴别诊断** 应与湿疹相鉴别。湿疹多对称分布,多发生在手足背侧、踝部,指(趾)端及掌(跖)处;真菌直接镜检阴性。

5. **治疗原则** ①局部外用抗真菌药为主,治疗时间一般1~2个月。②足癣治疗注意根据皮疹类型选择适当外用药剂型。继发细菌感染者如足癣诱发小腿丹毒,应首先抗细菌治疗,待炎症缓解后再治疗真菌感染。

6. **健康指导** 手足癣愈后不会引发其他疾病。预防手足癣应注意个人卫生,每日洗脚、换袜子,不穿公共拖鞋,不用他人毛巾及脸盆洗脚。

（四）甲真菌病

1. **概述** 甲真菌病是指皮肤癣菌、酵母菌、霉菌感染甲板或甲下组织所致,多由手癣、足癣传染而来。

2. **临床表现** 发病多从甲前缘或侧缘开始逐渐蔓延,使部分甲或整个甲板混浊失去光泽,呈灰白色或污褐色,甲表面凹凸不平、肥厚、变形、变脆、与甲床分离,受累甲逐渐增多。一般无自觉症状。

3. **辅助检查** 病甲碎屑直接镜检可见菌丝或孢子。

4. **治疗**

（1）局部治疗:小刀或指甲锉刮除或锉磨病甲,然后涂以抗真菌外用药,不断反复直至新甲完全长出为止。或用40%尿素软膏封包病甲使其软化剥离,再外用抗真菌药物如阿莫罗芬甲涂剂。

（2）全身治疗:口服抗真菌药物,如特比萘芬、伊曲康唑、氟康唑等。比较方便,效果确切,但应在医师指导下进行。伊曲康唑间歇冲击疗法,用药前和用药期间需检查肝功能。

5. **健康指导** 积极治疗手癣、足癣。甲真菌病治疗时间长,一般在 3~6 个月,应坚持治疗。

七、带状疱疹

 例题

带状疱疹的病原微生物为(A)

A. 水痘-带状疱疹病毒　　　　　B. 麻疹病毒

C. 人乳头瘤病毒　　　　　　　　D. 单纯疱疹病毒

E. 梅毒螺旋体

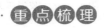

1. **概述** 带状疱疹由水痘-带状疱疹病毒感染所致。

2. **诊断**

(1)皮肤损伤特点:初为红斑,在红斑上出现群集分布的小水疱,粟粒至绿豆大小,疱壁厚。疱液清,也可渐变浑浊,偶为血疱。严重时可有大疱或局部坏死。皮肤损伤沿单侧神经走行呈带状分布。

(2)好发部位:胸背、腹腰、头面。

(3)自觉症状:伴阵发性、针刺样或烧灼样神经痛,年龄越大疼痛越重。疼痛可发生在皮肤损伤出现之前的 1~2 周,也可与皮肤损伤同时出现,皮肤损伤消退后部分老年患者留有后遗神经痛,持续数月甚至更长时间。

(4)病程与预后:病程有自限性,年轻人常 2 周左右消退,老年人可在 3~4 周内消退。

(5)特殊类型的带状疱疹:①眼带状疱疹,发生在三叉神经区分布的带状疱疹,可累及眼结膜、角膜,出现疱疹或角膜溃疡,严重者或处理不当者可形成角膜瘢痕,造成失明。偶尔可继发脑炎,甚至造成死亡。②带状疱疹面瘫综合征,指膝状神经节受累时侵犯面神经的运动和感觉神经时,可出现面瘫、耳痛和外耳道疱疹。

3. **治疗** ①首选核苷类抗病毒药物,也可服中药,如板蓝根冲剂。②口服止痛药。③维生素口服或肌内注射,如维生素 B_1、维生素 B_{12} 等。④外用药保护局部,防止继发细菌感染。

4. **健康指导** 带状疱疹是单侧沿神经分布的皮肤病,不对称。对某些肿瘤患者或免疫功能低下者,带状疱疹的皮疹可出现在对侧,较泛发,应注意及时治疗。早期诊断,应用抗病毒药物,对预防疱疹后疼痛及皮疹扩散都有意义。

八、寻常性脓疱疮

 例题

有关脓疱疮的描述,不正确的是(E)

A. 易发于学龄期儿童　　　　　　B. 患者有高热,淋巴结肿大

C. 接触传染造成流行

D. 皮损表现为脓疱,疱破后露红色糜烂面

E. 常发生于冬春季节

······· 重点梳理 ·······

1. **概述**　脓疱疮是夏秋季最常见的皮肤病之一。病原菌多数为金黄色葡萄球菌,亦可由乙型溶血性链球菌或两者混合感染引起。可通过直接接触或自身接种传播。

2. **诊断**　①多见于夏秋季,好发于儿童。②以颜面、四肢、臀部多见。③黄豆大小脓疱,疱壁薄,易破裂,破溃后结黄痂,疱周有红晕。④重者邻近淋巴结肿大,有发热,血白细胞计数增高。

3. **治疗**　①局部用抗生素外用药,如1％新霉素乳膏、莫匹罗星乳膏等。②病情较重者加用口服抗生素。③中药治疗。

4. **健康指导**

(1) 注意个人卫生,保持清洁。

(2) 做好消毒隔离,预防传染。

九、疣

🔁 **例题**

同形反应可见于(D)

A. 寻常狼疮

B. 寻常疣

C. 跖疣

D. 扁平疣

E. 尖锐湿疣

······· 重点梳理 ·······

1. **概述**　疣是人乳头瘤病毒感染引起的表皮良性赘生物。常见的有寻常疣、扁平疣、跖疣、尖锐湿疣。

2. **诊断**

(1) 寻常疣:好发于手、足背和指(趾)、头面颈部、上肢等处,黄豆或豌豆大小,灰白色或乌褐色,表面角化粗糙呈乳头状,触之坚硬,数目不等,一个至数个。一般无自觉症状,有自行消退倾向。疣体也可长期存在。

(2) 扁平疣:青少年多见。好发于面部、手背及上肢,为米粒大、绿豆大的扁平淡褐色丘疹,表面光滑,搔抓后有明显的同形反应现象。一般无自觉症状,或有轻度瘙痒。病程较长,有自行消退倾向,也可长期存在。

(3) 跖疣:发生在足底,境界清楚、表面粗糙的污灰色皮疹,刮去表面粗糙的角质物,可见出血点。跖疣有时可以数个融合形成较大皮疹。皮疹常伴触痛及压痛。

3. **治疗**　①局部物理治疗:可激光、液氮、电灼或手术切除。②外用药治疗:5％的5-氟尿

嘧啶软膏、10%水杨酸软膏、水晶膏等。③全身治疗：抗病毒或增强机体免疫力。

4. 健康指导 不要用手搔抓或抠掉疣体以企图治愈,这样既能引起继发感染,又能造成病毒的自身接种,出现同形现象。

十、性传播性疾病

例题

尖锐湿疣的病原体是(C)

A. 水痘−带状疱疹病毒　　　　　　　B. 单纯疱疹病毒

C. 人乳头瘤病毒　　　　　　　　　　D. 柯萨奇病毒

E. HIV

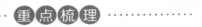

(一) 梅毒

1. 概述 梅毒是由梅毒螺旋体通过性交、血液、胎盘等途径感染引起的一种全身性慢性传染病。

2. 临床表现

(1) 获得性梅毒

分期	表现
一期梅毒	潜伏期2~4周,主要表现为硬下疳,可在3~8周内自然消退。硬下疳出现1~2周后,可出现一侧腹股沟或患处附近淋巴结肿大,较硬,不融合,无疼痛及压痛,表面无红热
二期梅毒	发生于感染后7~10周,掌跖部、躯干、四肢可见斑疹、丘疹、斑丘疹、脓疱及肛周扁平湿疣等。掌跖部铜红色鳞屑斑丘疹具有特征性
晚期梅毒	发生于感染后2年以上,表现为结节性梅毒疹、树胶肿等及全身各系统受累

(2) 胎传性梅毒:早期胎传性梅毒,2岁以内发病,患儿多早产,发育不良,皮肤干燥,老人貌等。晚期胎传性梅毒,2岁以后发病,损害与晚期获得性梅毒相似,可表现有哈钦森三联征,即哈钦森齿、神经性耳聋和间质性角膜炎。

(3) 潜伏梅毒(隐性梅毒):感染梅毒,梅毒血清反应阳性但无临床症状和体征。感染在2年以内者为早期潜伏梅毒,感染在2年以上者为晚期潜伏梅毒。

3. 辅助检查 非梅毒螺旋体血清试验适用于人群筛查,可做定量试验,用于观察疗效、复发及再感染。常用快速血浆反应素环状卡片试验(RPR)、性病研究实验室试验(VDRL)等。梅毒螺旋体血清试验属于确诊试验。常用梅毒螺旋体被动颗粒凝聚试验(TPPA)、荧光螺旋体抗体吸收试验(FTA−ABS)、梅毒螺旋体血凝试验(TPHA)等。

4. 治疗 早期、足量、规则用药,定期随访,性伴侣同时治疗。青霉素类为首选药物。四环素类和红霉素类作为青霉素过敏者的替代治疗药物,妊娠梅毒禁用四环素类药物。

5. 转诊 重症患者或无条件进行诊断及治疗的,应尽早转诊至上级医疗机构诊治。

（二）淋病

1. **概述** 淋病是由淋病奈瑟菌(淋球菌)感染引起的泌尿生殖系统化脓性炎症性性传播疾病。潜伏期短,传染性强,并发症多。

2. **临床表现** 潜伏期2～10天,平均3～5天。

（1）男性淋病:急性期主要表现为尿道炎,尿道口红肿,尿痛,尿道口流脓,偶有尿频、尿急及全身不适。慢性淋病,可有终末血尿、尿痛等症状,尿中偶见淋丝,晨起排尿前常可见尿道口有糊口现象。可合并前列腺炎、精囊腺炎、附睾炎等合并症。

（2）女性淋病:自觉症状多数轻微,可表现为白带增多、脓性白带或有轻度尿道炎等症状。可发生前庭大腺炎、输卵管炎、盆腔炎等合并症,并可造成不育症。

（3）儿童淋病:特别是女童可能接触被淋球菌污染的物品而间接感染;偶尔有直接感染可能。主要表现为外阴阴道炎,外阴皮肤、黏膜红肿,有脓性分泌物。

（4）其他淋病:常见淋菌性结膜炎,主要表现为结膜充血、水肿,有大量脓性分泌物;重者可发生角膜炎,甚至角膜穿孔,导致失明。口淫可引起咽喉淋病,肛交可引起直肠淋病。

（5）无症状淋病:感染淋病后,无临床症状,但有传染性,多见于女性,是造成淋病蔓延的重要原因之一。

3. **实验室检查**

（1）涂片:多形核白细胞内查到革兰阴性的淋病奈瑟菌,则诊断成立。有条件者应做淋球菌培养。

（2）培养:淋球菌培养为阳性,可以确诊。

4. **治疗** 早期、足量、规则用药,定期随访,性伴侣同时治疗。常用药物可选择头孢曲松、大观霉素、喹诺酮类药物等。

5. **转诊** 如无条件进行诊断及治疗,应尽早转诊至上级医疗机构诊治。

（三）生殖器疱疹

1. **概述** 生殖器疱疹是由生殖器疱疹病毒感染引起的一种常见慢性复发性疱疹性疾病。

2. **临床表现** 青年患者多见。男性包皮、龟头、冠状沟、阴茎体,女性大小阴唇、阴阜、阴蒂、宫颈等处出现成簇或散在的丘疱疹、水疱,疱破后形成糜烂或浅溃疡。自觉疼痛、瘙痒、灼热,可伴腹股沟淋巴结肿痛及全身发热、乏力等。

3. **治疗**

（1）全身抗病毒治疗,如选用阿昔洛韦,局部用阿昔洛韦软膏。复发患者最好在出现前驱症状或损害出现24小时内进行治疗,频繁复发者需连续治疗4个月至1年。

（2）保持患处清洁、干燥。皮肤损伤处可外涂3%阿昔洛韦霜、1%喷昔洛韦乳膏和酞丁胺霜等。

4. **转诊** 如无条件进行诊断及治疗,应尽早转诊至上级医疗机构诊治。

（四）尖锐湿疣

1. **概述** 尖锐湿疣是由人乳头瘤病毒感染引起的疣状增生性性传播疾病,主要发生在生殖器、会阴及肛门等部位。

    2. 临床表现　潜伏期一般 1～8 个月,平均 3 个月。男性冠状沟、龟头、包皮、尿道口、肛门,女性大小阴唇、宫颈、阴道、尿道等部位出现大小不等的疣状赘生物,可呈乳头状、鸡冠状、菜花状、一般无症状。巨大尖锐湿疣有可能继发癌变。

    3. 治疗　根治尖锐湿疣,消除症状,防止感染。可外用 0.5% 鬼臼毒素酊、50% 三氯醋酸液等,也可使用激光、冷冻等物理治疗,同时患者全身可给予干扰素等进行免疫治疗。

    4. 转诊　如无条件进行诊断及治疗,应尽早转诊至上级医疗机构诊治。

十一、日光性皮炎

例题

    女孩,12 岁。7 月某天随父母至海滨辽阔的沙滩参加户外亲子游戏,当晚颜面、颈、手臂等暴露部位出现皮疹,伴瘙痒、灼痛。查体可见上述暴露部位红斑、丘疹、丘疱疹,边界清楚。皮疹最可能的诊断为(B)

A. 多形性日光疹　　　　　　　　　B. 日光性皮炎

C. 接触性皮炎　　　　　　　　　　D. 湿疹

E. 盘状红斑狼疮

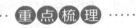

    1. 概述　日光性皮炎是一种主要由中波紫外线照射局部皮肤引起的急性光毒性皮肤反应。红斑是由于真皮吸收紫外线后血管周围蛋白的氧化产物所致。

    2. 临床表现

    (1) 受到强烈日光暴晒后数小时内发生在暴露部位皮肤。

    (2) 表现为局部皮肤弥漫性红斑,可伴水肿,严重时可发生水疱。轻症者皮疹在 1～2 天由鲜红逐渐转变暗红,继而脱屑、消退,遗留不同程度色素沉着。

    (3) 自觉患处灼热或刺痛。

    (4) 日晒面积广泛且病情较重者可伴全身不适、发热、恶心、心动过速等全身反应。

    (5) 有即刻性或迟发性色素沉着晒斑。

    3. 治疗

    (1) 预防关键是增强皮肤对光线耐受性。

    (2) 避免突然、长时间、大面积日光暴晒,外出时采用物理或化学防护措施,如 5% 二氧化钛霜。

    (3) 治疗以早期局部外用药物为主,以消炎、安抚、止痛为原则。可外用炉甘石洗剂和/或糖皮质激素,严重者可用 3% 硼酸溶液湿敷。有全身症状者可口服抗组胺药、维生素 C、非甾体抗炎药,严重者可系统应用糖皮质激素。

十二、痤疮

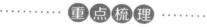

关于痤疮的叙述,不正确的是(A)

A. 只有青年人发病
B. 可造成多种形态的损害
C. 发病与多种因素有关
D. 常反复发作持续数年
E. 好发于面部

·············· 重点梳理 ··············

1. **概述**　痤疮由多种因素引起,主要由于雄激素分泌过盛而引起皮脂腺排泄皮脂增多,毛囊角化,造成毛孔阻塞,再加上局部痤疮杆菌感染等造成毛囊皮脂腺的慢性炎症。

2. **诊断**　①多为与毛囊一致的丘疹,有开放的黑色粉刺,有圆头的红丘疹及脓头丘疹。部分患者有结节、囊肿及瘢痕。几种皮肤损伤可同时存在,时轻时重。②好发于面部及胸背。③从青春期开始至25岁最常见。④伴面部毛孔开大,脂溢现象明显,并可伴有脂溢性皮炎。

3. **鉴别诊断**　主要与酒渣鼻相鉴别。酒渣鼻主要发生于中老年人,皮肤损伤以面部中心处为主,有红斑、毛细血管扩张症状,同时有红丘疹及脓头丘疹。

4. **治疗**

(1) 饮食清淡,保持大便通畅。

(2) 常用温水洗脸,不用含油脂、粉末较多的化妆品,保持毛囊口通畅。

(3) 如有月经不调到妇科治疗。

(4) 皮肤损伤较轻者可选用外用药局部治疗。外用消炎、去脂药物,如过氧化苯甲酰洗液,凝胶及硫磺膏、维A酸软膏等。采用倒模面膜,达到清洁、预防目的。对单纯粉刺可用挤压器将其挤出,炎症明显者不宜使用。

(5) 皮疹泛发或病程较长、反复发作者,应予全身治疗。包括抗生素类、维A酸类、锌制剂、中药。

5. **健康指导**

(1) 痤疮属青春期常见疾病,不必精神紧张,也不必过分医治,轻者可自愈。

(2) 尽量吃清淡食物,生活有规律。

(3) 不宜自行挤压,以免使炎症加重或往深部发展,以致形成瘢痕。

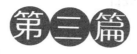

基 本 技 能

第七章

基本急救技能

第一节　急救理论

一、突发卫生事件的判断与处置

 例题

关于突发公共卫生事件的预警,"一般"使用的颜色是(B)

A. 绿色　　　　B. 蓝色　　　　C. 黄色　　　　D. 黑色　　　　E. 红色

·········· 重点梳理 ··········

1. **突发公共卫生事件的特点**　①事件发生突然、发生紧急,事先无预兆,不易预测。②患者数量多,病情严重或死亡率高。疾病传播速度快,给社会造成严重危害。

2. **突发公共卫生事件的预警**　突发公共卫生事件根据事件性质、危害程度、涉及范围划分为特别重大(Ⅰ级)、重大(Ⅱ级)、较大(Ⅲ级)、一般(Ⅳ级)。预警颜色:"特别重大"为红色,"重大"为橙色,"较大"为黄色,"一般"为蓝色。

3. **突发公共卫生事件的报告**　突发事件监测机构、医疗卫生机构和有关单位应当在2小时内向所在地县级人民政府卫生行政主管部门报告。

4. **现场处理原则**　突发公共卫生事件情况紧急,应立即将受害者脱离现场,送往有条件的专科医院,必要时立即隔离。最大限度地减少危险因素的扩散,对疑似受害者及其他有关高危人群,启动相应的医学观察程序,尽快查明事故原因。

二、常用急救药物的应用

1. **肾上腺素**　为α和β受体激动剂,是心肺复苏(CPR)的首选药物。CPR时推荐静脉注射肾上腺素1mg,每3～5分钟重复给予一次。

2. **胺碘酮**　是广谱的Ⅲ类抗心律失常药,同时具有钠、钾、钙离子通道阻断作用,并有α和β受体阻滞作用,对室上性和室性心律失常都有效。CPR时胺碘酮作为首选的抗心律失常药物,能够持续改善对除颤的反应。

3. **利多卡因**　是第Ⅰb类抗心律失常药,适用于室性心律失常,对室上性心律失常一般无效。

三、生命体征的观察与临床意义

1. 体温

（1）正常体温

1）口腔温度：36.3～37.2℃。

2）直肠温度：36.5～37.7℃。

3）腋下温度：36.0～37.0℃。

（2）体温过高

1）发热程度（以口腔温度为标准）：①低热，37.3～38.0℃。②中等度热，38.1～39.0℃。③高热，39.1～41.0℃。④超高热，41.0℃以上。

2）发热分期：体温上升期、高热持续期、退热期。

（3）热型

1）稽留热：常见于伤寒、肺炎链球菌肺炎等。

2）弛张热：常见于败血症等。

3）间歇热：常见于疟疾等。

4）不规则热：常见于流行性感冒、癌性发热等。

（4）体温过低：体温在35℃以下，常见于早产儿及全身衰竭的危重患者。患者表现为躁动、嗜睡，甚至昏迷，心跳呼吸减慢、血压降低、轻度颤抖、皮肤苍白、四肢冰冷。

2. 脉搏

（1）正常脉搏：在安静状态下，正常成人的脉率为60～100次/分。

（2）异常脉搏

1）频率异常

分类	成人安静脉率	常见病
速脉	>100次/分	发热、甲状腺功能亢进症、休克、大出血前期等
缓脉	<60次/分	颅内压增高、房室传导阻滞、甲状腺功能减退症等

2）节律异常：①间歇脉常见于心脏病或洋地黄中毒。②交替脉常见于左心衰竭。③脉搏短绌常见于心房颤动。

3）脉搏强弱异常：①洪脉常见于高热、甲状腺功能亢进症。②丝脉常见于心功能不全、大出血、休克。

4）动脉管壁弹性异常：常见于动脉硬化患者。

3. 呼吸

（1）正常呼吸：在安静状态下，正常成人的呼吸频率为12～20次/分，正常呼吸表现为节律规则，均匀无声，不费力。

（2）异常呼吸

1）频率异常

分类	成人安静呼吸频率	常见病
呼吸增快	>20次/分	高热、缺氧等
呼吸缓慢	<12次/分	颅内压增高、巴比妥类药物中毒等

2）节律异常：①潮式呼吸常见于中枢神经系统疾病，如脑炎、颅内压增高、酸中毒、巴比妥类药物中毒。②间断呼吸常见于颅内病变、呼吸中枢衰竭。

3）深浅度异常：①深度呼吸常见于尿毒症、糖尿病等引起的代谢性酸中毒。②浮浅性呼吸常见于濒死患者。

4）音响异常：①蝉鸣样呼吸常见于喉头水肿、喉头有异物等。②鼾声呼吸常见于深昏迷患者。

5）呼吸困难

分类	常见病
吸气性呼吸困难	喉头水肿、喉头有异物等
呼气性呼吸困难	支气管哮喘、肺气肿等
混合性呼吸困难	肺部感染等

4. 血压

（1）血压正常值：在安静状态下，正常成人收缩压为 90～129 mmHg，舒张压为 60～79 mmHg，脉压为 30～40 mmHg。

（2）异常血压

1）高血压：多数是原发性高血压，部分继发于其他疾病，称为继发性高血压，如慢性肾炎、肾动脉狭窄等。

2）低血压：急性的持续低血压状态多见于严重病症，如休克、心肌梗死、急性心脏压塞等。

3）脉压改变：脉压增大见于主动脉瓣关闭不全、主动脉硬化等；脉压减小见于心包积液、缩窄性心包炎、主动脉瓣狭窄等。

四、院前急救流程

例题

男，65岁。突发急性左心衰竭，立即采取吸氧、监测、镇静、β受体阻滞剂等措施，治疗1小时后症状无缓解，呼吸困难进行性加重；查体：双肺满布干湿啰音，查体过程中突发意识丧失，呼之不应，触诊颈动脉搏动消失。此时最合理的处理措施是（A）

A. 立即心肺复苏并呼叫急救车转上级医院

B. 立即给予毛花苷丙

C. 立即寻找自动体外除颤器除颤

D. 立即做心电图明确心率、心律

E. 立即乘坐私家车转上级医院,避免耽误时间

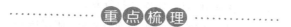

重点梳理

1. **脱离现场** 主要目的是除去威胁受伤者生命安全的因素,然后再采用其他抢救措施。

2. **时间就是生命** 通过患者的症状发现或预测可能出现的情况,采取紧急措施挽救和维持生命,而不应首先去明确疾病的诊断,寻找支持诊断的依据,然后再施以治疗。

3. **判断伤情** 一般根据伤情可分4类。应分别将红、黄、绿、黑4种不同的标记挂在伤员的胸前或绑在手腕上。

颜色	伤情	处理
绿色	生命体征正常,轻度损伤,能步行	就地处理,可留在社区医疗单位或家中观察、随访
黄色	中度损伤	初步现场急救后,尽快送往附近的专科或综合性医院治疗
红色	重度损伤,收缩压<60 mmHg,心率>120次/分,有呼吸困难及意识不清	初步现场急救后,尽快送往附近的专科或综合性医院治疗
黑色	遇难死亡伤员	—

4. **紧急处理** 现场急救的关键是心肺脑复苏,保持呼吸道通畅,包扎止血,骨折固定等。全科医师在现场应采取的措施:①确认现场环境安全。②简要、重点询问病史。③迅速判断有无威胁生命的征象。④防止窒息,保持气道通畅。⑤外出血时立即予以包扎、止血。⑥处理骨折:四肢长骨骨折可用小夹板、树枝及木棍、木板等固定。⑦保存断指:夏季为6~8小时,冬季为10~12小时,方法包括冰桶法、冰塑料袋法、包裹法等。

五、患者的转运与准备

例题

男,52岁。因"头晕、出汗伴全身乏力4小时"到社区就诊。在等候就诊的过程中大量呕鲜血,量约1000 mL,烦躁不安。查体:血压88/40 mmHg,急性病容。四肢湿冷,脉搏细速。诊断为消化道大出血、失血性休克,需立即转诊至上一级医院诊治。该休克患者转运注意事项不包括(E)

A. 开放两条以上静脉输液通道,及时补充血容量

B. 吸氧

C. 给予适当的血管活性药物

D. 注意保暖,密切观察生命体征

E. 尽可能坐位休息,避免再次呕血

·············· 重点梳理 ··············

1. 适时转诊

(1) 在地震、火灾、车祸等事故中,应按伤情分批转运。

(2) 因溺水、重度电击伤及因其他原因引起心搏骤停者,在现场经心肺复苏,生命体征平稳后,适时转诊。

(3) 休克、意识障碍、呼吸困难、急性冠脉综合征、严重的心脑血管病、大出血和重度烧、烫伤者。

(4) 多发性创伤及骨折者。

(5) 各种中毒者,经处理后症状好转,但仍需转院明确毒物的性质。中、重度一氧化碳中毒者,应送往专科医院进行高压氧治疗。

(6) 被毒蛇、毒虫咬伤者,现场进行伤口处理后,紧急转送至综合性医院进一步治疗。

(7) 对眼、气管、支气管异物,处理困难者需立即转入专科医院治疗。

(8) 原因不明的晕厥、癫痫、呕血、咯血、便血等经全科医师治疗后,症状缓解或消失,仍应转诊以明确诊断。

(9) 高热疑为重症感染、烈性传染病者,在给予降温的同时,应积极组织转院。

(10) 腹痛原因不明、症状未缓解者,随访过程中腹痛程度发生变化、病情有反复者。

2. 重危患者的运送方法 迅速、安全地运送伤员是成功的院前急救的重要环节。

(1) 途中要快速、平稳安全。一般伤者的头部应与车辆行驶的方向相反以保持脑部血供。

(2) 伤员在车内的体位要根据病情放置,并固定伤员的体位和担架,避免紧急刹车时加重病情。

(3) 腹内脏器脱出的伤员,应保持仰卧位,屈曲下肢,腹部保温。

(4) 骨盆损伤的伤员,应仰卧于硬板担架上,双膝略弯曲,其下加垫。

(5) 疑有脊柱骨折的伤员,应由 4 人同侧托住伤员的头、肩背、腰臀部及下肢,平放于硬板上。

(6) 疑有颈椎骨折及脱位,搬运患者时,应由一人扶持、固定头颈部,保持颈椎和胸椎线一致,切勿过屈、过伸或旋转。伤者应躺在硬板担架上,颈部两侧各放置一沙袋,使颈椎在运送过程中位于较固定的状态。

(7) 转运怀疑合并脊髓损伤者,要用手固定患者的头部,限制脊椎的运动。

(8) 昏迷、呕吐患者应取头低位且偏向一侧。

(9) 鼻腔异物者,应保持低头姿势。

(10) 若患者有休克表现,应取仰卧位,下肢抬高 15°～20°,头部和躯干抬高 20°～30°的特殊体位。

第二节　急救技能

一、徒手心肺复苏技术

📦 **例题**

成人心肺复苏抢救时胸外按压与人工呼吸通气的比例是(B)

A. 15 : 2　　　　　B. 30 : 2　　　　　C. 10 : 2

D. 5 : 2　　　　　E. 40 : 2

· · · · · · · · · ·●重●点●梳●理●· · · · · · · · · ·

1. **判断心搏骤停**　意识丧失同时伴颈动脉搏动小者应立即开始现场复苏抢救。检查脉搏的时间一般不能超过 10 秒,如 10 秒内仍不能确定有无脉搏,应立即实施胸外按压。

2. **安置复苏体位**　患者取仰卧位,背垫硬板。搬动患者应整体翻转,尤其有颈椎损伤者,应防止颈部扭曲。

3. **心肺复苏的 CAB 步骤**

(1) 胸外心脏按压(C):将一只手的掌根放在胸部中央(胸骨下半部分),另一只手的掌根重叠放在这只手背上,手掌根部横轴与胸骨长轴确保方向一致,两手平行,手指不要接触胸壁。按压时肘关节伸直,依靠肩部和背部的力量垂直向下按压,使胸骨按下幅度为 5～6 cm,放松时双手不要离开胸壁,按压和放松的时间大致相等,保证每次按压后胸廓回弹。按压频率为 100～120 次/分。尽可能减少胸外按压中断,若必须中断,也应将中断控制在 10 秒内。

(2) 开放气道(A):仰头抬颏法、仰头抬颈法(颈椎损伤者不宜使用)或双手托颌法。开放气道同时应用手指挖出患者口中异物或呕吐物,有假牙者应取出假牙。

(3) 口对口人工呼吸(B):1 或 2 名施术者均应采用 30 : 2 的按压和通气比例进行心肺复苏,即每 30 次胸外按压后连续给予 2 次人工呼吸,交替进行。

4. **心肺复苏的有效指标**　①可触摸到颈动脉搏动。②面色由发绀转为红润。③出现自主呼吸,瞳孔由大变小,对光反射恢复。

5. **终止抢救的标准**

(1) 心肺复苏成功。

(2) 脑死亡:①深昏迷,对痛无反应,无自主活动。②自主呼吸停止。③瞳孔散大、固定。④脑干反射消失。⑤脑电图平波。

(3) 经充分的心肺复苏 30 分钟以上,无心电活动者。

二、洗胃术

📷 **例题**

下列物品中毒抢救时,禁忌洗胃的是(B)

A. 有机磷农药   B. 浓硫酸   C. 杀鼠剂

D. 安眠药   E. 阿托品

·········· **重点梳理** ··········

1. **适应证** 口服毒物 1 小时以内者;吸收缓慢的毒物、胃蠕动功能减弱或消失者,可延长至 4～6 小时;对无特效解毒治疗的急性重度中毒,患者就诊时已超过 6 小时,仍可酌情考虑洗胃。

2. **禁忌证** 吞服强腐蚀性毒物、食管静脉曲张、惊厥或昏迷患者,不宜进行洗胃。

3. **洗胃方法**

(1) 洗胃时,患者头稍低并转向一侧。选用较大口径胃管,胃管头部涂液体石蜡润滑后经口腔将胃管向下送进 50 cm 左右。如能抽出胃液,证明胃管确在胃内;如不能肯定,可向胃管注入适量空气,在胃区听到"咕噜"声,确定在胃内。

(2) 首先吸出全部胃内容物,留送毒物分析。然后,每次向胃内注入 200～300 mL 温开水。注意出入液量平衡,一次注入量过多则易促使毒物进入肠腔内。反复灌洗,直至洗出液清亮为止。

(3) 拔胃管时,要先将胃管尾部夹住,以免拔胃管过程中管内液体反流入气管内。

4. **洗胃液选择** 最常用的洗胃液是温开水。

5. **洗胃并发症** 胃穿孔或出血,吸入性肺炎或窒息等。

三、创伤的止血、包扎和固定

📷 **例题**

若伤口出血不能立即停止,则止血带的间隔放松时间至多是(E)

A. 1.5 小时   B. 2.5 小时   C. 2 小时

D. 0.5 小时   E. 1 小时

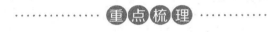

·········· **重点梳理** ··········

1. **止血**

(1) 指压法:用手指压迫动脉经过骨骼表面的部位,达到止血目的,属于应急措施。如头颈部大出血,可压迫一侧颈总动脉、颞动脉或颌动脉;上臂出血可根据伤部压迫腋动脉或肱动脉;下肢出血可压迫股动脉等。

(2) 加压包扎法:最为常用。一般小动脉和静脉损伤出血均可用此法止血。先将灭菌纱布或敷料填塞或置于伤口,外加纱布垫压,再以绷带加压包扎。包扎的压力要均匀,范围应够大。包扎后将伤肢抬高,以增加静脉回流和减少出血。

(3)填塞法:用于肌肉、骨端等渗血。先用1～2层大的无菌纱布铺盖伤口,以纱布条或绷带充填其中,再加压包扎。此法止血不够彻底,且可能增加感染机会。

(4)止血带法:一般用于四肢伤大出血,且加压包扎无法止血的情况。

1)使用止血带时,接触面积应较大,以免造成神经损伤。止血带的位置应靠近伤口的最近端。现场急救时可选用旋压式止血带,操作方便,效果确定;急诊室和院内救治时,以局部充气式止血带最好,副作用小。紧急情况下,可用橡皮管、三角巾或绷带等代替,但应在止血带下放好衬垫物。禁用细绳索或电线等充当止血带。

2)注意事项:①不必缚扎过紧,以能止住出血为度。②应每隔1小时放松1～2分钟,且使用时间一般不应超过4小时。③上止血带的伤员必须有显著标志,并注明启用时间,优先后送。④松解止血带之前,应先输液或输血,补充血容量,准备好止血用器材,然后再松止血带。⑤因止血带使用时间过长,远端肢体已发生坏死者,应在原止血带的近端加上新止血带,然后再行截肢术。

2. 包扎 目的是保护伤口、减少污染、压迫止血,固定骨折、关节和敷料并止痛。

(1)最常用的材料是绷带、三角巾和四头带。无上述物品时,可就地取材用干净毛巾、包袱布、手绢、衣服等替代。

(2)进行伤口包扎时,动作要轻巧,松紧要适宜、牢靠,既要保证敷料固定和压迫止血,又不影响肢体血液循环。

(3)包扎敷料应超出伤口边缘5～10cm。遇有外露污染的骨折断端或腹内脏器,不可轻易还纳。若系腹腔组织脱出,应先用干净器皿保护后再包扎,不要将敷料直接包扎在脱出的组织上面。对眼部损伤伤员,首先用硬质眼罩保护眼睛,然后再行包扎。

3. 固定

(1)骨关节损伤时必须固定制动,以减轻疼痛,避免骨折端损伤血管和神经,并有利于防治休克和搬运后送。较重的软组织损伤,也应局部固定制动。

(2)固定前应尽可能牵引伤肢和矫正畸形,然后将伤肢放在适当位置,固定于夹板或其他支持物上(可就地取材如用木板、竹竿、树枝等)。

(3)固定范围一般应包括骨折远端和近端的两个关节,既要牢靠不移,又不可过紧。

(4)急救中如缺乏固定材料,可行自体固定法,如将上肢固定于胸廓上,受伤的下肢固定于健肢上。

(5)伤口出血者,应先止血并包扎,然后再固定。

(6)开放性骨折固定时,外露的骨折端不要还纳伤口内,以免造成污染扩散。

(7)固定的夹板不可与皮肤直接接触,须垫以衬物,尤其是夹板两端、骨凸出部和悬空部位,以防止组织受压损伤。

(8)急救时的固定多为临时固定,在到达救治机构经处理后,应及时行治疗性固定。

| 第八章 |

专业基本技能

第一节 临床基本技能

一、物理诊断技能

1. 甲状腺

(1) 视诊:观察甲状腺的大小和对称性;嘱被检查者做吞咽动作,可见甲状腺随吞咽动作而向上移动。

(2) 触诊

1) 甲状腺峡部:站于受检者前面用拇指或站于受检者后面用示指从胸骨上切迹向上触摸,判断有无增厚;请受检者吞咽,判断有无肿大或肿块。

2) 甲状腺侧叶:①前面触诊,手拇指施压于一侧甲状软骨,将气管推向对侧,另一手示、中指在对侧胸锁乳突肌后缘向前推挤甲状腺侧叶,拇指在胸锁乳突肌前缘触诊,配合吞咽动作,重复检查。②后面触诊,一手示、中指施压于一侧甲状软骨,将气管推向对侧,另一手拇指在对侧胸锁乳突肌后缘向前推挤甲状腺,示、中指在其前缘触诊甲状腺,配合吞咽动作,重复检查。

(3) 听诊:当触到甲状腺肿大时,用钟型听诊器直接放在肿大的甲状腺上。如听到低调的连续性静脉"嗡鸣"音,对诊断甲状腺功能亢进症有帮助。

2. 淋巴结

(1) 检查方法

1) 视诊:注意局部征象(如皮肤是否隆起、有无皮疹等)和全身状态。

2) 触诊(主要方法):将示指、中指、环指三指并拢,其指腹平放于被检查部位的皮肤上进行滑动触诊。

(2) 检查顺序:①头颈部依次检查耳前、耳后、枕部、颌下、颏下、颈前、颈后、锁骨上淋巴结。②上肢依次检查腋窝、滑车上淋巴结。③腋窝依次检查腋尖群、中央群、胸肌群、肩胛下群和外侧群。④下肢依次检查腹股沟(先上群后下群)、腘窝淋巴结。

3. 乳房

(1) 视诊:包括对称性、皮肤改变、乳头、腋窝和锁骨上窝。

(2) 触诊

1) 方式:①先健侧,后患侧。②检查者的手指和手掌应平置在乳房上,用指腹轻施压力,以旋转或来回滑动的方式进行触诊。③左侧乳房从外上象限开始按顺时针方向,由浅入深触诊,右侧以同样方式沿逆时针方向进行。

2）内容：包括硬度和弹性、压痛、包块。

4. 脊柱

（1）脊柱弯曲度

1）生理性弯曲：正常人直立时侧面观有呈 S 状的四个生理弯曲，即颈段稍向前凸，胸段稍向后凸，腰椎明显向前凸，骶椎明显向后凸。

2）病理性变形：包括颈椎变形、脊柱后凸、脊柱前凸、脊柱侧凸。

（2）脊柱活动度：检查时，让被检者作前屈、后伸、侧弯、旋转等动作，以观察脊柱的活动情况及有无变形。已有脊柱外伤可疑骨折或关节脱位时，应避免脊柱活动。

（3）压痛：被检者取端坐位，身体稍向前倾，检查者以右手拇指从枕骨粗隆开始自上而下逐个按压脊椎棘突及椎旁肌肉。

（4）叩击痛

1）直接叩击法：用中指或叩诊锤垂直叩击各椎体的棘突，多用于检查胸椎与腰椎。

2）间接叩击法：被检者取坐位，检查者将左手掌置于其头部，右手半握拳以小鱼际肌部位叩击左手背。疼痛阳性见于脊柱结核、脊椎骨折及椎间盘突出等。

（5）特殊试验：①颈椎特殊试验，包括 Jackson 压头试验、前屈旋颈试验、颈静脉加压试验、旋颈试验。②腰骶椎特殊试验，包括摇摆试验、拾物试验、直腿抬高试验、屈颈试验、股神经牵拉试验。

5. 四肢与关节

（1）上肢

1）长度：①上臂长度，测量从肩峰至尺骨鹰嘴的距离。②前臂长度，测量从鹰嘴突至尺骨茎突的距离。

2）肩关节：包括外形、运动、压痛点。

3）肘关节：包括形态、运动、触诊。

4）腕关节及手：包括外形、局部肿胀与隆起、畸形、运动。

（2）下肢

1）髋关节：①步态，异常步态主要有跛行、鸭步、呆步。②畸形，包括内收畸形、外展畸形、旋转畸形。③肿胀及皮肤皱褶。④肿块、窦道及瘢痕。⑤压痛。⑥活动度。⑦其他，如以拳叩击足跟，髋部疼痛提示髋关节炎或骨折。

2）膝关节：①膝外翻。②膝内翻。③膝反张。④肿胀。⑤肌萎缩。⑥压痛。⑦肿块。⑧摩擦感。⑨活动度。⑩特殊试验，包括浮髌试验和侧方加压试验。

（3）踝关节与足

1）肿胀：分为匀称性肿胀和局限性肿胀。

2）局限性隆起。

3）畸形：①扁平足。②弓形足。③马蹄足。④跟足畸形。⑤足内翻。⑥足外翻。

4）压痛点。

5) 其他踝部触诊：如足背动脉搏动有无减弱等。

6) 活动度。

6. 胸部检查

(1) 体表标志

1) 骨骼标志：胸骨柄、胸骨上切迹、胸骨角、腹上角、剑突、肋骨、肋间隙、肩胛骨、脊柱棘突、肋脊角。

2) 垂直线标志：前正中线、锁骨中线、胸骨线、胸骨旁线、腋前线、腋后线、腋中线、肩胛线、后正中线。

3) 自然陷窝和解剖区域：腋窝、胸骨上窝、锁骨上窝、锁骨下窝、肩胛上区、肩胛下区、肩胛间区。

4) 肺和胸膜的界限：气管、肺尖、肺上界、肺外侧界、肺内侧界、肺下界、叶间肺界、胸膜。

(2) 胸壁、胸廓的检查

1) 胸壁：检查营养状态、皮肤、淋巴结、骨骼肌发育、静脉、皮下气肿、胸壁压痛、肋间隙。

2) 胸廓：常见外形改变有扁平胸、桶状胸、佝偻病胸、胸廓一侧变形、胸廓局部隆起、脊柱畸形引起的胸廓改变。

(3) 肺和胸膜

1) 视诊：包括呼吸运动、呼吸频率、呼吸节律。

2) 触诊：包括胸廓扩张度、语音震颤、胸膜摩擦感。

3) 叩诊：①叩诊音可分为清音、过清音、鼓音、浊音和实音。②肺界的叩诊包括肺上界、肺前界、肺下界。③肺下界的移动范围。

4) 听诊：①正常呼吸音，包括气管呼吸音、支气管呼吸音、支气管肺泡呼吸音、肺泡呼吸音。②异常肺泡呼吸音，包括肺泡呼吸音减弱或消失、肺泡呼吸音增强、呼气音延长、断续性呼吸音、粗糙性呼吸音。③异常支气管呼吸音，可由肺组织实变、肺内大空腔、压迫性肺不张引起。④异常支气管肺泡呼吸音，是指在正常肺泡呼吸音的区域听到的支气管肺泡呼吸音。⑤啰音，包括湿啰音和干啰音。⑥语音共振，包括支气管语音、胸语音、羊鸣音、耳语音。⑦胸膜摩擦音。

7. 腹部检查

(1) 体表标志：①肋弓下缘。②剑突。③腹上角。④脐。⑤髂前上棘。⑥腹直肌外缘。⑦腹中线。⑧腹股沟韧带。⑨耻骨联合。⑩肋脊角。

(2) 腹部分区

1) 四区分法：①右上腹部。②右下腹部。③左上腹部。④左下腹部。

2) 九区分法：①右上腹部(右季肋部)。②右侧腹部(右腰部)。③右下腹部(右髂部)。④上腹部。⑤中腹部(脐部)。⑥下腹部(耻骨上部)。⑦左上腹部(左季肋部)。⑧左侧腹部(左腰部)。⑨左下腹部(左髂部)。

(3) 视诊：①腹部外形，包括腹部膨隆和腹部凹陷。②呼吸运动。③腹壁静脉。④胃肠型和蠕动波。⑤腹壁其他情况，如皮疹、色素、腹纹等。

（4）听诊：①肠鸣音。②血管杂音。③摩擦音。④搔刮试验。

（5）叩诊：①腹部叩诊音。②肝脏及胆囊叩诊。③胃泡鼓音区及脾脏叩诊。④移动性浊音。⑤肋脊角叩击痛。⑥膀胱叩诊。

（6）触诊：①腹壁紧张度。②压痛及反跳痛。③脏器触诊，包括肝脏、脾脏、胆囊、肾脏、膀胱、胰腺。④腹部肿块。⑤液波震颤。⑥振水音。

8. 泌尿生殖器

（1）男性生殖器：①阴茎，包括包皮、阴茎头与阴茎颈、尿道口、阴茎大小与形态。②阴囊，包括阴囊皮肤及外形、精索、睾丸、附睾。③前列腺。④精囊。

（2）女性生殖器：①外生殖器，包括阴阜、大阴唇、小阴唇、阴蒂、阴道前庭。②内生殖器，包括阴道、子宫、输卵管、卵巢。

9. 肛门与直肠

（1）常用检查体位：肘膝位、左侧卧位、仰卧位或截石位、蹲位。

（2）视诊：①肛门闭锁与狭窄。②肛门瘢痕与红肿。③肛裂。④痔。⑤肛门直肠瘘。⑥直肠脱垂。

（3）触诊：①检查者右手示指戴指套或手套，并涂以润滑剂，将示指置于肛门外口轻轻按摩，等患者肛门括约肌适应放松后，再徐徐插入肛门、直肠内。②先检查肛门及括约肌的紧张度，再查肛管及直肠的内壁。

二、临床常用检验结果解读

例题

关于管型的叙述，正确的是（A）

A．红细胞管型，常见于急性肾小球肾炎　　B．白细胞管型，常见于急性肾功能不全

C．脂肪管型，常见于肾盂肾炎　　D．蜡样管型，常见于肾病综合征

E．上皮细胞管型，常见于慢性肾炎晚期

············ **重点梳理** ············

1. 血液学检查正常参考区间

（1）血红蛋白（Hb）：①成年男性，120～160 g/L。②成年女性，110～150 g/L。③新生儿，170～200 g/L。

（2）红细胞计数（RBC）：①成年男性，$(4.5～5.5)×10^{12}$/L。②成年女性，$(3.5～5.0)×10^{12}$/L。③新生儿，$(6～7)×10^{12}$/L。

（3）白细胞计数（WBC）：①成人，$(4～10)×10^9$/L。②儿童，$(5～12)×10^9$/L。③新生儿，$(15～20)×10^9$/L。

（4）血小板计数（PLT）：$(100～300)×10^9$/L。

（5）红细胞沉降率（ESR）检测：①成年男性，0～15 mm/h。②成年女性，0～20 mm/h。

2. 尿液检查

（1）尿量：成人尿量大于 2500 mL/d，称为多尿；少于 400 mL/d 或少于 17 mL/h，称为少尿；少于 100 mL/d，称为无尿。

（2）尿化学检查

1）尿蛋白：①生理性蛋白尿，多见于青少年，尿蛋白定性试验多不超过（+），定量检查不超过 500 mg/24 h。②病理性蛋白尿，包括肾小球性蛋白尿、肾小管性蛋白尿、混合性蛋白尿、组织性蛋白尿、溢出性蛋白尿。

2）尿糖：参考范围为阴性。

分类	常见病
血糖过高性糖尿	糖尿病、甲亢、脑垂体前叶功能亢进、肾上腺皮质功能亢进、颅内压增高、肝硬化等
血糖正常性糖尿	慢性肾小球肾炎、肾病综合征等
暂时性糖尿	食入过量糖类、情绪激动、妊娠后期、哺乳期等

3）尿酮体：参考范围为阴性。尿中出现酮体常见情况：①糖尿病性酮尿。②非糖尿病性酮尿，可见于中毒性休克、急性胃肠炎伴严重脱水、有机物中毒、严重呕吐、分娩后、严重高热、严重饥饿、营养不良、剧烈运动。高脂肪，高蛋白质饮食后也偶见酮体。

（3）尿沉渣检查

1）细胞临床意义：①红细胞超过正常值，为显微镜下血尿。②白细胞超过正常值，多见于泌尿系统炎症。成年妇女尿沉渣检查见成团脓细胞并伴大量扁平上皮细胞，常为生殖道炎症。大量淋巴细胞或单核细胞的出现，多见于肾移植术后及其排斥反应。③不同的上皮细胞，可见于尿道炎、急性肾小球肾炎、慢性肾病、膀胱炎及肾盂、输尿管或膀胱颈部等的炎症。

2）管型临床意义：①透明管型，剧烈运动后及高热、心力衰竭患者可见少量透明管型。大量透明管型见于肾小球肾炎、肾病综合征、肾盂肾炎、恶性高血压、药物中毒导致的肾实质性病变、肾出血等。②颗粒管型，少量可见于无肾脏疾病者运动后、发热或脱水时。大量出现见于肾小球肾炎、肾病综合征及药物毒性所致的肾小管损害。③细胞管型，见于肾小管损伤、肾单位出血、肾盂肾炎、间质性肾炎等肾实质感染性疾病，并可作为上尿路感染标志物。④蜡样管型，多提示有严重的肾小管变性坏死，预后不良。

3. 粪便检查

（1）显微镜检查：正常人粪便中无红细胞，偶可见到白细胞；一般无食物残渣。腹泻及消化吸收不良时，粪便中脂肪滴大量增多。每视野中脂肪滴 2 个以下为（±）；4～5 个为（+）；中等量为（++）；大量为（+++）。

（2）化学检查

1）隐血试验：急、慢性消化道出血均可见不同程度的阳性颜色反应。可作为消化道恶性肿瘤筛选的一个指标。

2）粪胆色素：①胆道梗阻时，粪胆色素减少或消失，不全梗阻时呈弱阳性，完全梗阻时呈阴性。②婴幼儿因正常肠道菌群尚未建立或成人因腹泻等导致肠蠕动加速,粪胆红素来不及被肠道细菌还原,粪胆红素为阳性。

4. 临床生化检查

（1）肝功能检查

1）酶学检查:包括丙氨酸氨基转移酶、谷草转氨酶、γ-谷氨酰转肽酶、碱性磷酸酶、血清5′-核苷酸酶、单胺氧化酶。

2）胆红素测定:包括总胆红素、直接胆红素、总胆汁酸。

3）蛋白质测定:体内许多蛋白质由肝脏合成,患有慢性肝脏疾病时,球蛋白也可增高。

（2）肾功能检查

1）血肌酐:肌酐是排泄功能检查较理想的内生性物质。

2）血尿素氮:①尿素产生增多,即肾前性氮质血症。糖尿病酸中毒、高热、饥饿、某些癌症和脓血症等使蛋白质分解代谢加快,尿素增加。②尿素产生排泄障碍:肾小球肾炎、肾盂肾炎、肾间质性肾炎、肾病综合征等肾实质损伤时;尿路结石、泌尿生殖肿瘤、前列腺增生等造成排尿受阻时;急性肠炎、烧伤、脱水、休克、心功能不全等引起肾供血不足时,均可引起尿素浓度升高。③重症肝病时,尿素产生量下降,尿素浓度降低。

3）尿酸:尿酸异常可见于痛风、低尿酸血症、高尿酸血症。

（3）血糖及其代谢产物

1）血清葡萄糖:参考范围是 3.9~6.1 mmol/L。

2）葡萄糖耐量试验:主要用于诊断症状不明显或血糖升高不明显的可疑糖尿病。

3）糖化血红蛋白测定:糖化血红蛋白反应速度主要取决于血糖浓度及血糖与血红蛋白的接触时间。

（4）心肌酶检查

1）肌酸激酶:是诊断急性心肌梗死较灵敏的血清酶。

2）肌酸激酶同工酶:正常人组织中常含有 3 种肌酸激酶的同工酶。肌酸激酶同工酶是急性心肌梗死的常用诊断指标。

3）乳酸脱氢酶:心肌梗死、肝脏疾病、骨骼肌损伤、白血病、淋巴瘤时会升高。

4）肌钙蛋白:是检测非 ST 段抬高型心肌梗死最佳的心肌标志物。

（5）淀粉酶检查:急性胰腺炎、慢性胰腺炎急性发作时淀粉酶升高;慢性胰腺炎时降低。

（6）血脂和脂蛋白测定

1）血脂

分类	增高	降低
血清总胆固醇	可见于动脉粥样硬化、肾病综合征、胆总管阻塞、黏液性水肿、糖尿病等	可见于严重贫血、甲状腺功能亢进等
甘油三酯	可见于糖尿病、肾病综合征、脂肪肝及其他肝病	可见于甲状腺功能亢进、肾上腺皮质功能降低和肝功能严重低下

2）脂蛋白：包括高密度脂蛋白胆固醇、低密度脂蛋白胆固醇、血清载脂蛋白 A_1 及 B。

（7）血清蛋白质及代谢测定

1）血清蛋白质：①总蛋白增高，常见于脱水、休克、慢性肾上腺皮质减退等造成的血液浓缩；减少常见于营养不良和消耗增加、合成障碍、蛋白质丢失，血浆中水分增加导致血液被稀释等。②白蛋白：肝功能损害时，肝脏合成白蛋白的量明显减少，并与肝脏病变的严重程度相平行。③白蛋白/球蛋白：比值降低或倒置最常见于严重的肝功能损害等。

2）血氨测定：①病理性增高，常见于严重肝损害、尿毒症、上消化道大出血、肝外门脉系统分流形成。②病理性降低，常见于低蛋白质饮食和严重贫血。③生理性增高，常见于过多高蛋白饮食和运动后。

（8）无机离子检查

分类	正常参考区间（单位：mmol/L）
钾	3.5～5.5
钠	130～150
氯	94～110
钙	总钙为 2.25～2.75；钙离子为 1.02～1.6
镁	0.6～1.4
磷	0.97～1.62

（9）血液 pH 及动脉血气分析

1）血液 pH：正常参考范围为 7.35～7.45。pH>7.45 为碱血症，pH<7.35 为酸血症。

2）氧分压：<60 mmHg 提示有呼吸衰竭。

3）氧饱和度：可作为判断机体是否缺氧的一个指标。

5. 临床免疫学检查

（1）病毒性肝炎标志物检查

1）甲型病毒性肝炎：①抗 HAV IgM 阳性说明机体正在感染 HAV，是早期诊断甲肝的特异性指标。②抗 HAV IgG 阳性出现于恢复期且持久存在，是获得免疫力的标志，提示既往感染。

2）乙型病毒性肝炎：①HBsAg 阳性见于急性乙肝的潜伏期，发病时达高峰。②抗 HBs 阳性提示机体对乙肝病毒有一定程度的免疫力。③HBeAg 阳性表明乙型肝炎处于活动期，并有较强的传染性。④抗 HBe 阳性表示大部分乙肝病毒被消除，复制减少，传染性减低，但并非无传染性。⑤HBcAg 阳性提示患者血清中有感染性的 HBV 存在，含量较多表示复制活跃，传染性强，预后较差。

3）丙型病毒性肝炎：①抗 HCV IgM 主要用于早期诊断，持续阳性常可作为转为慢性肝炎的指标，或提示病毒持续存在并有复制。②抗 HCV IgG 阳性表明已有 HCV 感染但不能作为感染的早期指标。

4）丁型病毒性肝炎：①抗 HDV IgG 阳性是诊断丁型肝炎的可靠指标。②抗 HDV IgM 出现较早,可用于丁型肝炎早期诊断。

5)戊型病毒性肝炎:①抗 HEV IgM 持续时间较短,可作为急性感染的诊断指标。②恢复期抗 HEV IgG 效价超过或等于急性期 4 倍,提示有 HEV 新近感染。③患者血清、胆汁和粪便中的 HEV RNA 阳性可诊断急性戊型肝炎。

(2)常用抗原抗体凝集反应

1)类风湿因子(RF):在类风湿关节炎患者的阳性率高。

2)抗链球菌溶血素"O":升高常见于感染性心内膜炎、扁桃体炎、风湿热以及链球菌感染后肾小球肾炎等。

3)C 反应蛋白:大手术、严重创伤、烧伤、心肌梗死等,常于发病后数小时迅速升高,病变好转时迅速下降。细菌感染特别是革兰阴性杆菌感染时,常可明显升高;病毒性感染,则升高不明显或轻度增高。风湿热活动期可明显升高。

(3)肿瘤标志物检查

1)甲胎蛋白:肝细胞癌发生时可明显增高。

2)癌胚抗原:升高见于结肠癌、直肠癌、乳腺癌、胃癌、肺癌、胰腺癌等。

3)前列腺特异性抗原:升高可见于前列腺癌;降低可见于前列腺切除术后。

(4)免疫球蛋白

1)IgG、IgA、IgM 均增高常见于各种慢性感染、慢性肝病、肝硬化、淋巴瘤和某些自身免疫性疾病。

2)单一免疫球蛋白增高主要见于免疫增殖性疾病,IgE 多见于 Ⅰ 型变态反应性疾病。

3)免疫球蛋白降低常见于各类先天性免疫缺陷病、获得性免疫缺陷病、联合性免疫缺陷病及长期使用免疫抑制剂的患者。单一的 IgA 降低常见于反复呼吸道感染患者。

三、影像诊断技能

1. X 线成像

(1)检查方法:①普通检查,包括透视、普通 X 线摄影。②特殊检查,包括软 X 线摄影、高电压摄影、体层摄影。③造影检查。

(2)临床应用:①中枢神经系统,包括脑、颅骨、脊髓、椎管。②头颈部,包括眼、耳、鼻与鼻窦、口咽、喉咽、唾液腺及甲状腺等重要结构。③胸部,包括肺、纵隔、心脏、大血管及乳腺等重要结构。④腹部,即膈肌以下、盆底以上的解剖范围,包括消化系统、泌尿系统、生殖系统、腹膜腔、腹膜后间隙及腹壁等结构。⑤肌骨系统,透视常用于观察四肢骨骼有无骨折、脱位等情况。

2. 计算机体层摄影（CT）

(1)图像特点:CT 图像是断层图像,与传统 X 线摄影相比,CT 图像的空间分辨力不如 X 线图像高。CT 图像以不同的灰度来表示,反映器官和组织对 X 线的吸收程度。在实际工作中,用 CT 值来说明组织密度的高低程度。

(2)检查方法:平扫、增强扫描、造影扫描、高分辨率 CT 扫描、图像后处理技术。

3. 磁共振成像（MRI）

（1）成像特点：MRI 是多参数成像，具有较高的软组织分辨力，可直接获得人体任何方向断面的图像，有利于病变的定位。MRI 具有流空效应，可利用液体的流动成像。血液的流空现象可使血管腔不使用对比剂即可显影，使 MRI 血管成像成为不需要对比剂、无射线辐射的真正无创性检查。

（2）常用检查技术：脂肪抑制、磁共振血管成像、MR 水成像、磁共振功能成像。

4. 核医学

（1）核医学显像属于放射性核素示踪方法的范畴，是利用放射性核素或其标记化合物作为示踪剂，引入人体后，以特异性或非特异方式浓聚于特定的正常脏器组织或病变组织。放射性核素显像可显示人体某一系统、脏器和组织的形态、功能、代谢的变化，达到定位、定性和定量诊断目的。

（2）放射性核素显像分为静态显像和动态显像、局部显像和全身显像、平面显像和断层显像、早期显像和延迟显像、阳性显像和阴性显像，以及静息显像和负荷显像。

5. 超声成像

（1）成像特点：声像图是根据探头所扫查的部位构成的断层图像，改变探头位置可获得任意方位的声像图。以明（白）暗（黑）之间不同灰度来反映回声的有无和强弱，从而分辨解剖结构的层次，显示脏器和病变的形态轮廓和大小，以及某些结构的物理特性。超声图像易受气体和皮下脂肪的干扰，影响图像的质量；显示范围小，不能同时显示多器官或结构的整体关系。

（2）适用范围

1）检查实质或空腔脏器的大小、形态。

2）鉴定脏器内占位病变的有无与数目，并判定肿块的大小与形态，确定肿块有无包膜，边界是否光滑。

3）判定脏器或肿物与周围器官的毗邻关系，了解有无压迫、移位、浸润或粘连，提供可否手术切除的信息。

4）检测心血管系统血流动力学状态。

5）测定脏器功能。

6）检查胸腔、腹腔、心包腔、脑室腔和睾丸鞘膜积液的存在，判定积液量。对于结石和妊娠的检出敏感性高。

7）在超声引导下，进行细针定位、穿刺、活检或引导导管置入引流、注药，并进行各种介入性手术治疗。

6. 心电学诊断

（1）检查技术

1）肢体导联：包括标准肢体导联 Ⅰ、Ⅱ、Ⅲ 及加压肢体导联 aVR、aVL、aVF。肢体导联的电极主要放置于右臂(R)、左臂(L)、左腿(F)。

2）胸导联

导联	位置	导联	位置
V_1	胸骨右缘第 4 肋间	V_6	左腋中线与 V_4 同一水平处
V_2	胸骨左缘第 4 肋间	V_7	左腋后线 V_4 水平处
V_3	V_2 与 V_4 两点连线的中点	V_8	左肩胛骨线 V_4 水平处
V_4	左锁骨中线与第 5 肋间相交处	V_9	左脊旁线 V_4 水平处
V_5	左腋前线与 V_4 同一水平处		

(2) 正常心电图各波、段、间期正常值

1) P 波:代表心房肌除极的电位变化。在 Ⅰ、Ⅱ、aVF、$V_4 \sim V_6$ 导联向上,aVR 导联向下,其余导联呈双向、倒置或低平均可。时间一般小于 0.12 秒。振幅在肢体导联一般小于 0.25 mV,胸导联一般小于 0.2 mV。

2) PR 间期:指从 P 波的起点至 QRS 波群的起点,代表心房开始除极至心室开始除极的时间。PR 间期为 0.12~0.20 秒。

3) QRS 波群:代表心室肌除极的电位变化。时间一般不超过 0.11 秒,多数在 0.06~0.10 秒。在胸导联,正常人 V_1、V_2 导联多呈 rS 型,V_1 的 R 波一般不超过 1.0 mV。V_5、V_6 导联 QRS 波群可呈 qR、qRs、Rs 或 R 型,且 R 波一般不超过 2.5 mV。

4) ST 段:指自 QRS 波群的终点至 T 波起点间的线段,代表心室缓慢复极过程。在任一导联,ST 段下移一般不超过 0.05 mV。成人 ST 段抬高在 V_2 和 V_3 导联较明显,可达 0.2 mV 或更高,男性抬高程度一般大于女性。在 $V_4 \sim V_6$ 导联及肢体导联,ST 段抬高的程度很少超过 0.1 mV。

5) T 波:代表心室快速复极时的电位变化。T 波的方向多与 QRS 主波的方向一致。在 Ⅰ、Ⅱ、$V_4 \sim V_6$ 导联向上,aVR 导联向下,Ⅲ、aVL、aVF、$V_1 \sim V_3$ 导联可以向上、双向或向下。除Ⅲ、aVL、aVF、$V_1 \sim V_3$ 导联外,其他导联 T 波振幅一般不应低于同导联 R 波的 1/10。

6) QT 间期:指 QRS 波群的起点至 T 波终点的间距,代表心室肌除极和复极全过程所需的时间。QT 间期长短与心率的快慢密切相关,心率越快,QT 间期越短。心率在 60~100 次/分时,QT 间期的正常范围为 0.32~0.44 秒。

四、临床操作技能

各科要求掌握的操作技能如下。

1. **内科** 系统查体和物理诊断、吸痰术、胸部 X 线读片、心电图机操作、书写心电图诊断报告、直肠指诊检查技术、临床常用检验正常值及临床意义。

2. **神经内科** 体格检查、头颅 CT 阅片。

3. **儿科** 小儿生长发育与评估、小儿查体方法、婴儿配奶方法、小儿用药特点和药物剂量计算方法。

4. **外科** 外科疾病的查体和物理诊断、无菌操作、小伤口清创缝合、各种伤口换药与拆线、体表肿物切除、浅表脓肿的切开引流、小夹板和石膏固定、疼痛封闭治疗、肛门指诊操作。

5. **妇产科**　围产期保健、更年期保健、计划生育。

6. **急诊科**　初级心肺复苏技术、电除颤术、简易呼吸器的使用;洗胃术操作方法及准备工作;创伤的包扎止血固定。

7. **眼科**　视力检查、眼底镜的使用及正常眼底的识别;眼冲洗治疗;外眼一般检查,结膜异物处理方法。

8. **耳鼻喉科**　外鼻、鼻腔、鼻窦、外耳、鼓膜及咽喉的检查方法;鼻镜、耳镜的使用方法。

9. **全科医疗服务技能**　健康档案的书写与使用、健康教育、家庭访视、规范管理高血压、规范管理糖尿病、管理家庭病床。

第二节　全科医疗服务技能

一、全科医疗接诊技能

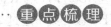

1. **全科医师的应诊任务**　①确认并处理现患问题。②对慢性活动性问题进行处理。③根据需要提供预防性照顾。④改善患者的就医和遵医行为。

2. **全科医师的接诊技巧**

(1) 程序化沟通:包括观察—询问、倾听—反馈、查体—辅助检查、解释—讨论、总结—约定5个环节。

(2) 改善遵医行为:医师在指导患者行为时,以能够使患者听懂的方式解释问题,最重要的内容最先提供,重要的内容必须强调2~3遍,每次给予的内容尽量少而要点集中,便于理解和记忆,较复杂的内容应写在纸上或让患者复述,以保证其正确理解。若发生患者不遵医,医师应引导其纠正不良行为。

二、全科医疗病历书写技能

例题

关于病历书写的说法,错误的是(B)

A. 门(急)诊电子病历记录以接诊医师录入确认即为归档,归档后不得修改

B. 归档后的电子病历由接诊医师负责保存

C. 病历书写要求字迹工整,签名清晰

D. 病历书写要求内容真实,书写及时

E. 病历书写要求具有法律意识,尊重权利

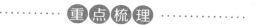

1. **病历书写的基本要求**　①内容真实,书写及时。②格式规范,项目完整。③表述准确,用词恰当。④字迹工整,签名清晰。⑤审阅严格,修改规范。⑥法律意识,尊重权利。

2. **住院病历内容**　包括住院病案首页、入院记录、病程记录、手术同意书、麻醉同意书、输血治疗知情同意书、特殊检查同意书、病危(重)通知书、医嘱单、辅助检查报告单、体温单、医学影像检查资料、病理资料等。

3. **电子病历的书写和管理**

(1)电子病历系统为操作人员提供专有的身份识别手段,并设置有相应权限,操作人员对本人身份标识的使用负责。

(2)门(急)诊电子病历记录以接诊医师录入确认即为归档,归档后不得修改。

(3)住院病历在患者出院时经上级医师审核后归档。归档后的电子病历由电子病历管理部门统一管理,必要时可打印纸质版本,打印的纸质版本需统一规格、字体、格式等。

(4)电子病历系统应具有严格的复制管理功能,不同患者的信息不得复制。

(5)患者诊疗活动过程中产生的非文字资料应纳入电子病历系统管理,确保随时调阅、内容完整。对于目前还不能电子化的知情同意书、植入材料条形码等医疗信息资料,可采取措施使之信息化后纳入电子病历并留存原件。

三、个体化患者教育技能

1. **患者个体化健康教育**　又称患者教育,是一种有计划的教育介入,是通过信息传播和行为干预,帮助不同个体(包括患病者、高危患者和健康人)掌握卫生保健知识、树立健康信念,自愿采纳有利于疾病康复、促进形成健康行为和生活方式的教育活动与过程。

2. **临床医师做患者教育的基本原则**　根据以下评价结果确定教育内容的优先顺序,根据患者个体化的特点,选择教育方式。

(1)患者对疾病的认识程度。

(2)对健康教育内容所能掌握的程度。

(3)对疾病有利及不利的习惯及行为。

(4)患者想知道什么。

(5)评价患者需要知道什么。

四、随访和家访技能

1. **随访**

(1)概念:随访是指由医师提出、患者认可的持续性观察,可以在诊室进行,亦可以在家中进行,先由医师与患者提前预约随访时间,随访频率依具体病情而定。

(2)随访的目的:验证诊断的正确性,回顾治疗是否得当,检查患者的遵医行为,预见和确认可能的并发症,评价患者在生理、心理、社会等各方面的功能状态,使之达到相对健康和生命质量的最佳状态。

2. 家访

（1）家访的适用范围：①某些急症患者。②行动不便者。③有心理社会问题的患者。④不明原因的不遵医嘱的患者。⑤初次接诊的新患者。⑥患多种慢性病的老人。⑦临终的患者及其家庭。⑧有新生儿的家庭。⑨需要做家庭结构和功能评价者。⑩需要实施家庭咨询与治疗者。

（2）家访的种类：评估性家访、连续性家访、急诊性家访、随机性随访。

五、社区调查和评估技能

1. 社区调查

（1）步骤：调查设计、实施、总结。

（2）调查计划

1）确定调查目的和调查指标。

2）确定调查对象和观察单位。

3）调查方法：包括普查、抽样调查、典型调查、病例对照研究和队列研究等。

4）搜集资料的方法。

5）确定调查项目和调查表。

6）调查的实施计划。

7）调查资料的整理计划。

8）调查资料的分析计划。

2. 社区需求评估 通过社会诊断、流行病学诊断与环境诊断等一系列手段，了解社区特点、社区人群的人口学特征、人群的生产、生活环境及其生活质量，了解影响社区居民健康问题的主要危险因素如吸烟、酗酒、肥胖、不运动、膳食不合理、生活和工作紧张度等。确定目标人群的主要健康问题。

六、社区常见疾病处理和管理技能

1. 社区常见健康问题

（1）呼吸和耳鼻喉系统：上呼吸道感染、过敏性鼻炎、哮喘、慢性阻塞性肺疾病、耳道炎、鼻窦炎。

（2）心脑血管系统：高血压、冠状动脉粥样硬化性心脏病、心力衰竭、脑血管意外。

（3）消化系统：胃肠炎、便秘、肠易激综合征、消化不良、结肠炎、痔疮。

（4）泌尿生殖系统：尿道感染、阴道炎、异常子宫出血、更年期综合征、良性前列腺增生症。

（5）神经系统：头痛、头晕或眩晕、压迫综合征。

（6）肌肉骨骼系统：肌肉及软组织损伤、关节炎、脊柱退行性疾病、肩部综合征、腱鞘炎。

（7）内分泌系统：糖尿病、甲状腺疾病、骨质疏松症。

（8）精神心理问题：抑郁、焦虑、依赖、精神病等。

（9）恶性肿瘤：胃癌、结肠癌、乳腺癌等。

（10）皮肤：皮肤感染、湿疹、过敏性皮肤疾病、痤疮。

2. 社区常见健康问题的诊断方法

（1）病因的初步诊断步骤：①耐心倾听患者陈述症状。②了解症状的性质和病程特点。③判断患者的症状是否危及生命或是紧急情况，是否需要正确处理后紧急转诊。④根据患者的症状和个人信息列出一系列可能会导致该症状的鉴别诊断。⑤根据对所列举的鉴别诊断的特定症状和体征的了解，进一步收集病史，进行适当的体格检查，以确认最可能的诊断和排除其他诊断。⑥当诊断不明或需要排除潜在的严重疾病时，需进一步选择实验室和辅助检查，必要时适时适当进行转诊。

（2）掌握基本的临床诊断思维方法：从症状入手、从疾病入手、从系统入手。

（3）实施临床推理的基本方法：包括穷极推理法和假设演绎推理等方法。

（4）学会运用疾病概率的方法来进行推理和判断。

（5）掌握对诊断假设进行验证的基本方法。